Philip M. Chancellor: Das große Handbuch der Bach-Blüten

Philip M. Chancellor:

Das große Handbuch der Bach-Blüten

Aquamarin Verlag

Titel der englischen Originalausgabe:
Illustrated Handbook of the Bach Flower Remedies

Übersetzung aus dem Englischen von
Karl Friedrich Hörner

Titelbild nach einem Entwurf von Ulrike Kübler und
Alfons Yogeshwara Bauernfeind

Voglherd 1 · D-8018 Grafing
Druck: Wiener Verlag · Himberg
Herstellung: P & P Lichtsatz GmbH · Grafing
ISBN 3-922936-67-9

HANDBUCH DER BACH-BLÜTEN

Dieses Buch widme ich in Ehrerbietung Nora Weeks und Victor Bullen, den getreuen Dienern im Tempel der Heilung, den Edward Bach ins Dasein gerufen hat. Mit ihrem hingebungsvollen Wirken haben sie zur Erfüllung von Dr. Bachs Verheißung beigetragen: „Diese Behandlungsmethode ist die Medizin der Zukunft, und sie wird sich in der ganzen Welt verbreiten." Möge diese wunderbare geistige Heilweise, die Edward Bach entdeckte und Nora Weeks und Victor Bullen bekannt machten, weiterhin unter dem Segen Gottes gedeihen, bis zu dem Tage, da der Baum des Lebens seine Blätter zur Heilung der Völker abschütteln wird.

INHALT

VORWORT

Dieses Handbuch ist eine Zusammenstellung von Material aus verschiedenen Quellen. Vieles davon ist direkt *The Bach Remedy News Letter* entnommen; dies geschah mit freundlicher Genehmigung von Nora Weeks, der Herausgeberin dieser Zeitschrift aus dem Dr. Edward Bach Healing Centre in England.
Der Verfasser erhielt darüber hinaus die Erlaubnis, das Material zu diesem Buch nach eigenem Gutdünken zu verwenden. Davon hat er reichlich Gebrauch gemacht, ohne im einzelnen den Text mit Quellenangaben zu unterbrechen, die deshalb nur dort vorkommen, wo wörtliche Zitate erscheinen. Der Autor übernimmt jedoch die volle Verantwortung für etwaige Fehler oder widersprüchliche Meinungen, die im Text zu finden sind.
Er möchte Nora Weeks nicht nur für ihre Großzügigkeit danken, das im *News Letter* publizierte Material zu verwenden, sondern besonders auch dafür, daß sie ihm eine große Zahl bisher unveröffentlichter Krankengeschichten aus dem Archiv des Dr. Edward Bach Healing Centre zugänglich machte. Obwohl sie ein vielbeschäftigter Mensch ist, war ihr doch keine Mühe zu groß, mit ihrem guten Rat beizustehen oder mit speziellen Informationen auszuhelfen. Ohne ihre uneingeschränkte und von Herzen kommende Mitwirkung wäre dieses Handbuch nie entstanden.

Auch Rosaleen Spiesse schuldet der Verfasser besonderen Dank. Sie stellte ihre Zeit sehr großzügig zur Verfügung und half nicht nur mit wertvollen redaktionellen Hinweisen, sondern korrigierte auch gewissenhaft die orthographischen Fehler im Manuskript.
Dieses Werk ist also die Frucht gemeinsamer Bemühungen. Die dazu beigetragen haben, hoffen, daß das Buch eine dem Andenken Dr. Edward Bachs und seiner Heilweise, die er während seines Erdenlebens entdeckte und vervollkommnete, angemessene Arbeit ist. Seit dem Tode Dr. Edward Bachs vor vierunddreißig Jahren ist sein Heilungswerk in die Welt hinausgegangen und gewachsen. Es hilft dem leiden-

den Menschen in fast allen zivilisierten Ländern – genau, wie er es vorausgesagt hatte.

Philip M. Chancellor

Ixtapan de la Sal
Mexiko, 1970

„Die Einfachheit dieser Methode soll Sie aber nicht abhalten, von ihr Gebrauch zu machen. Sie werden feststellen: Je weiter Ihre Forschungen gedeihen, desto tiefer werden Sie die grundsätzliche Einfachheit aller Schöpfung erkennen."
„Man schenke also dem Krankheitsbild keine Beachtung, sondern denke allein an die Lebenseinstellung und Stimmung des Erkrankten."
„Die höchste und umfassende Heilung wird von innen kommen, aus der Seele selbst, die dank Seiner Gnade die ganze Persönlichkeit mit Harmonie durchstrahlt, so es ihr gestattet ist."

Edward Bach

EINFÜHRUNG

Die Bach-Blütentherapie

Diese Behandlungsmethode und die 38 Heilmittel, die ihren Arzneimittelschatz bilden, wurden von Edward Bach entdeckt, einem bekannten Arzte, der über zwanzig Jahre lang in der Londoner Harley Street als Facharzt und Bakteriologe praktizierte. Sein Namen und Ruhm werden von den sieben, von ihm entdeckten, Bach- Nosoden in Erinnerung gehalten, die bis heute noch in Gebrauch sind. Edward Bach, M.B., B.S., M.R.C.S., L.R.C.P., D.P.H. (Camb.)[(1)] gab 1930 seine lukrative Praxis- und Forschungsarbeit auf, um seine ganze Zeit der Entdeckung seiner Heilmittel und der Vervollkommnung der Blütentherapie zu widmen. Er war auf der Suche nach Arzneien aus dem Reich der Pflanzen, die die Lebenskraft des Kranken und Leidenden wiederherstellen würden, so daß dieser seine Sorge, Angst und Niedergeschlagenheit überwinden könnte und auf diese Weise zu seiner eigenen Heilung beitrüge.

Die bei dieser Behandlungsmethode zum Einsatz gelangenden Arzneien sind alle aus den Blüten wildwachsender Blumen, Sträucher oder Bäume hergestellt. Keine dieser Arzneien ist schädlich oder suchtbildend. Sie werden nicht direkt für die körperlichen Beschwerden verordnet, sondern nach dem Gemütszustand des Leidenden, nach seiner Stimmung, Angst, Sorge, Wut oder Niedergeschlagenheit. Ein unharmonischer Gemütszustand verhindert nicht nur die Wiederherstellung der Gesundheit und verzögert die Genesung, sondern ist die Grundursache von Krankheit und Gebrechen.

Es ist allgemein bekannt, daß über lange Zeit vorherrschende Angst oder Sorge die Vitalität des Menschen schwächt; er fühlt sich verstimmt, nicht auf der Höhe oder nicht als sich selbst. Unter solchen Umständen verliert der Körper seine natürliche Widerstands- und Ab-

(1) M.B. = Bachelor of Medicine (Bakkalaureus der Medizin), B.S. = Bachelor of Surgery (Bakkalaureus der Chirurgie), M.R.C.S. = Member Royal College of Surgeons (Mitglied des Königlichen Kollegs der Chirurgen), L.R.C.P. = Licentiate Royal College of Physicians (Lizentiat des Königlichen Kollegs der Ärzte), D.P.H. (Camb.) = Diploma in Public Health (Diplom in Volksgesundheit, Cambridge); Anm.d.Ü.

wehrkraft gegen Erkrankung. Damit gelangt er in die Verfassung, in der er irgendeiner Infektion oder Krankheit leicht zum Opfer fällt – sei es nun eine Erkältung, Rheumatismus, Verdauungsstörungen oder irgendeine ernstere Erkrankung. Daraus ergibt sich, daß der Patient selbst behandelt werden muß, und nicht die Krankheit. Schon in alter Zeit existierte das weise Wort: „Es gibt keine Krankheiten, nur kranke Menschen!“ Wenn Frieden und Harmonie ins Gemüt zurückkehren, kommen auch Gesundheit und Kraft wieder in den Körper.
In Dr. Bachs eigener Schrift *The Twelve Healers and Other Remedies* sind 38 Heilmittel beschrieben – für jeden der häufigsten negativen Gemütszustände oder Stimmungen, die den Menschen befallen. Diese negativen Gemütszustände teilte Bach weiter in sieben Gruppen mit folgenden Überschriften auf: Angst, Unsicherheit, ungenügendes Interesse an der Gegenwartssituation, Einsamkeit, Überempfindlichkeit gegenüber Einflüssen und Ideen, Mutlosigkeit und Verzweiflung, übergroße Sorge um das Wohl anderer.

Unter der Überschrift ANGST finden sich beispielsweise fünf Heilmittel für fünf verschiedene Arten von Angst: panische Angst; Angst vor bekannten Dingen; vage Angst aus unbekanntem Grunde; Angst, den Verstand oder die Beherrschung zu verlieren; Angst vor anderen Menschen. Das Heilmittel für extreme Angst und Panik *(Rock Rose)* zum Beispiel wird gegeben, wenn der Patient oder die Menschen seiner Umgebung von Entsetzen schier erstarrt sind, wenn der Unfall oder die Krankheit so ernst scheinen, daß nur wenig Hoffnung auf Genesung besteht. Die Einzelheiten des gesundheitlichen Zustandes oder der Name der Krankheit spielen keine Rolle. Bei panischer Angst ist das entsprechende Heilmittel notwendig, für den Patienten ebenso wie für Angehörige und Freunde, die um ihn sind.
Die Bach-Blütenheilmittel sind absolut gutartig in ihrer Wirkungsweise, sie können unter keinen Umständen irgendwelche unangenehmen Reaktionen verursachen. Deshalb können sie mit Sicherheit von jedermann ausgewählt und eingenommen werden, und dies entsprach auch Dr. Bachs Absicht: Der Mensch soll seine Heilung selbst herbeiführen. Die Bach-Blütenheilmittel vertragen sich uneingeschränkt mit jeder anderen Art von Medizin; es besteht nicht die geringste Ge-

fahr abträglicher Wechselwirkungen oder einer Beeinträchtigung der Wirkung auf der einen oder anderen Seite.
Dieses Handbuch möge als begleitende Lektüre zu *The Twelve Healers and Other Remedies* dienen, in dem auch Hinweise zur Zubereitung und Dosierung gegeben werden. Man kann nicht deutlich genug dazu auffordern, die Original-Literatur bei der Lektüre dieses Buches immer zur Hand zu haben, denn das Verständnis von Dr. Bachs Publikation ist wesentliche Voraussetzung zum Verstehen und Vertrautwerden mit den 38 Blütenheilmitteln. Weitere Werke, die dem Interessierten und Praktiker der Bach-Blütentherapie dienlich sein werden, sind in der Bibliographie am Ende dieses Buches angegeben.

Zum Geleit

„Selbst glücklich und hoffnungsvoll zu sein, ist das größte Geschenk, das du anderen machen kannst; damit ziehst du sie aus ihrer Verzagtheit empor."

„Die Wirkung dieser Arzneien besteht darin, daß sie unsere Schwingungen anheben und unsere Gefäße für die Aufnahme unseres geistigen Selbst öffnen, daß sie unser Wesen mit der bestimmten Tugend erfüllen, derer wir bedürfen, und den Fehler hinauswaschen, der Schaden und Leid verursacht. Wie schöne Musik oder etwas anderes Erhebendes, das uns Inspiration schenkt, sind sie im Stande, unser innerstes Wesen zu erheben und uns unserer Seele näherzubringen. Dadurch bringen sie uns Frieden und lindern unser Leiden. – Sie heilen nicht durch einen Angriff auf die Krankheit, sondern indem sie unseren Körper mit den schönen Schwingungen unseres höheren, geistigen Wesens überfluten, in dessen Anwesenheit Krankheit hinwegschmilzt wie Schnee in der Sonne."

„Wahre Heilung kann es nicht geben ohne eine Veränderung der Einstellung, Frieden im Gemüt und innere Freude."

Edward Bach

ARZNEIMITTELWAHL

Kapitel 1

A – Arzneimittelwahl und diagnostisches Gespräch

Anmerkung: Der Autor bat Nora Weeks um ihre Hilfe bei der Darstellung der Methode und Vorgehensweise, der sie und Victor Bullen – und ohne Zweifel auch viele, viele andere Praktiker der Bach-Blütentherapie – beim diagnostischen Gespräch mit ihren Patienten folgen. Nora Weeks war so gütig, mit einer vollständigen Beschreibung ihrer Methode zu antworten, und dieses Kapitel wurde aus dem Inhalt ihres Briefes zusammengestellt:

Das folgende zeigt in knappen Worten, wie wir bei der Arzneimittelwahl vorgehen. Wir haben keine Standardliste von Fragen an den Patienten. Wir haben vielmehr das Gefühl, es sei besser, jeden Patienten als Individuum zu behandeln und damit auf eine Weise, die sich bei jedem einzelnen unterscheidet. Das bedeutet, daß das Gespräch mit jedem Patienten so zu führen ist, wie es dessen Verständnis, seiner Herkunft und seiner allgemeinen Lebenseinstellung entspricht. Am wichtigsten ist, daß der Patient sich wohl fühlt und entspannt. Er soll das Gefühl haben, daß du sein Freund bist und ihm aufrichtig helfen möchtest. Vermittle ihm die Sicherheit, daß er absolut vertrauensvoll über sich selbst mit dir sprechen kann. Nur wenn er ganz offen und ohne Zurückhaltung über sich zu sprechen vermag, wirst du ihm durch die Wahl des richtigen Heilmittels für seinen Zustand helfen können. Laß ihn die ganze Zeit wissen und spüren, daß er ein guter Mensch ist, und daß er nicht der einzige auf der Welt ist, der ein solches Problem hat. Versichere ihm allen Ernstes, daß seine Schwierigkeiten nur vorübergehend sind, und daß seine Ängste sich manifestieren, weil er dabei ist, den großen Mut zu entwickeln, der schon in ihm steckt – denn Angst ist schließlich nichts anderes als eine Mutprobe. Sage ihm auch, daß er Verständnis und Toleranz für andere besitzt, und daß dieses echte Einfühlungsvermögen nur vorübergehend von Ungeduld und Reizbarkeit überlagert ist. Versichere ihm abermals, daß er mit solchen Gefühlen nicht allein ist, und daß ebendie Emotionen, die ihm am meisten Probleme bereiten, ganz ausgemerzt werden können. Auf diese Weise wird er seine Freiheit gewinnen. Dr. Bach pflegte uns zu ermahnen: „Sagt ihnen, daß sie großartig sind! Hebt ihre positiven Eigenschaften hervor! Fordert sie auf, sich auf sie zu besinnen und zu konzentrieren!“ Denke schließlich immer daran, daß der Geist allgegenwärtig ist, in deinem Patienten ebenso wie in dir.

Achte darauf, daß jeder Patient herzlich willkommen geheißen wird, wenn er deine Praxis betritt. Teile ihm mit, wie sehr du dich freust, daß er sich dafür entschieden hat, die Bach-Blütenmittel zu nehmen, denn sie haben in den vergangenen vierzig Jahren schon so vielen Menschen Hilfe gebracht! Sieh zu, daß er bequem Platz nimmt, sich entspannnen und rundherum wohl fühlen kann.

Nun möchtest du das Gespräch etwa folgendermaßen beginnen: „Da Sie vielleicht nicht sehr viel über die Bach-Blütenheilmittel wissen, erzählen Sie mir, bitte, zuerst etwas über Ihre körperlichen Beschwerden; danach werde ich Ihnen einige Fragen über Sie stellen.“ Denke immer daran, daß der kluge Arzt oder Praktiker ein guter Zuhörer ist! Pflege die Fähigkeit zuzuhören und lasse den Patienten reden; achte aber darauf, aufmerksam zu lauschen! Wir sagen das aus folgendem Grunde: Indem der Patient uns seine körperlichen Beschwerden schildert, verrät er sehr viel mehr über sich selbst, und das sind die Informationen, die wir suchen. So wird der Patient beispielsweise unbeabsichtigt sagen, daß er *fürchte,* seine Beschwerden könnten sich verschlimmern *(Mimulus)*, oder daß er die *Hoffnung verloren* habe, je wieder gesund zu werden *(Gorse)*. Vielleicht sagt er: „Ich werde so *ungeduldig* oder so *angespannt,* daß meine Arbeit darunter zu leiden hat *(Impatiens)*.“ Möglicherweise bemerkt ein Patient indirekt, daß er „richtig *aufgebracht*“ sei über eine Person oder einen Zustand *(Willow)*. Alle diese auf den ersten Blick unauffälligen Bemerkungen sind für uns von größter Wichtigkeit, vor allem, da sie spontan geäußert werden.

Auch die Art und Weise, wie der Patient spricht, verrät so manches. Wie drückt er sich aus? Redet er gehetzt oder nervös, oder langsam und zögernd? Spricht er sehr entschlossen, mit gebieterischer Stimme – oder flüstert er unsicher und furchtsam? Beobachte auch genau den Gesichtsausdruck des Patienten, denn er spiegelt seine Gefühle wider. Blickt der Patient besorgt oder finster drein oder errötet er? Ist sein

Lächeln echt oder gezwungen; soll es tiefen Kummer oder Seelennot verdecken? Beobachte auch die Bewegungen und Gestik deines Gegenübers: Sitzt er ruhig auf seinem Platz oder wechselt er ständig die Stellung der Beine oder spielt mit den Händen oder Fingern herum? Rutscht er auf seinem Stuhl hin und her? Alle diese Einzelheiten sind Zeichen von großer Bedeutung, die dem viel verraten, der Augen hat, sie zu sehen!

Die Regel heißt also, ruhig zu lauschen und genau zu beobachten, während der Patient spricht. Stelle hin und wieder ein paar Fragen. Achte aber darauf, den Patienten nicht zu unterbrechen; warte also mit deiner Frage, bis eine geeignete Pause entsteht. Du könntest fragen: „Wie lange haben Sie schon dieses Problem? Steht es vielleicht in Zusammenhang mit einem körperlichen oder emotionalen *Schock*-Erlebnis *(Star of Bethlehem)?* Hatte es eine *Enttäuschung* gegeben? Machen Sie sich große *Sorgen* wegen dieser Sache, die Sie sehr belasten *(White Chestnut)?"* Beziehe auch Alter und allgemeine Situation, auch den Familienstand des Patienten mit in deine Überlegungen ein. Ist er verheiratet oder verwitwet etc.; *lebt* er mit seinen Gedanken viel *in der Vergangenheit (Honeysuckle)?*

Laß den Patienten das Reden übernehmen. Fordere ihn dazu auf, wenn es nötig ist, und bitte ihn um Klarstellung, wenn etwas nicht deutlich genug zur Sprache kommt. Bewege ihn zu einer weitergehenden Ausführung, wenn es berechtigt erscheint und die Angelegenheit offenbar eine direkte Auswirkung auf seinen Gefühlszustand hat. Wenn der Patient Züge wie *Groll,* oder sogar stärkere Emotionen wie *Haß, Neid, Mißgunst* oder *Eifersucht (Willow)* zeigt, reagiere nicht überrascht, empört oder entsetzt. Versichere dem Patienten, daß solche Gefühle die natürlichen Früchte eines verstörten Gemütes sind, das in sich uneinig ist – Spannung, die bald wieder zur Harmonie zurückgeführt werden wird –, und daß er bald wieder glücklich und seines Lebens froh sein werde. Freude am Leben ist nicht das Privileg einiger Weniger, sondern vielmehr das *Recht* jedes Menschen. Weise deinen Patienten darauf hin, daß negative Gedanken seinen Organismus vergiften und Krankheit und Unglückseligkeit nach sich ziehen, und daß solche Gedanken mit Gewißheit die Wirksamkeit jeder Behandlung beeinträchtigen. Versichere ihn abermals, daß er als menschliches Wesen zählt und zwischenmenschliche Beziehungen unter Kindern des gleichen Schöpfergeistes wichtig sind!

Versäume nicht, ihn wissen zu lassen, daß *du* dir seiner Probleme ganz bewußt bist, und daß negative Gedanken jeden hin und wieder heimsuchen. Manche Menschen haben gelernt, sich ihnen zu stellen, nachdem sie ihren Organismus und ihr Gemüt in Harmonie gebracht haben.
Das also wirst du mit deinem Patienten in Angriff nehmen, du brauchst dazu aber seine Kooperation. Denn nur so wirken die Bach-Blütenheilmittel. Sprich dann über seine mannigfachen positiven Eigenschaften; lobe ihn, daß er soviel Mut gezeigt hat und so weit gekommen ist, ohne die Hoffnung aufzugeben! Und sage ihm schließlich, daß es nichts zu fürchten gibt als die Angst, und daß ihm die Heilmittel, die du verordnen wirst, in jeder Hinsicht, an Körper und Gemüt, helfen werden. Sei positiv zu deinem Patienten, gib ihm jede Hoffnung. Natürlich kannst du seine Heilung nicht garantieren – denn das können nur Gott und Seine Kraft –, aber als Mensch und aufgrund deiner Erfahrung kannst du ihm versichern, daß er eine starke Besserung spüren wird, wenn er zuverlässig die Verordnung befolgt, die du ihm gibst. Erinnere ihn daran: er ist nicht der erste, der so zu leiden hat, und ganz gewiß auch nicht der letzte, daß er aber bestimmt glücklich sein werde, von seinen Problemen ein für allemal frei zu sein. Denke daran, daß dein Gespräch mit dem Patienten sehr viel dazu beitragen kann, daß diesem schon an Ort und Stelle geholfen wird. Es wird auch eine Vertrauensbasis zu dir als Praktiker schaffen, sowie zu den Blütenarzneien als Heilmitteln. Achte darauf, daß sich jeder Patient beim Verlassen deines Sprechzimmers besser fühlt als beim Eintreten. Wenn dies zum obersten Gebot in deiner Praxis wird, ist der Erfolg dir gewiß!

B – Arzneimittelwahl für sich selbst

Wenn es gilt, Heilmittel zur Selbstbehandlung zu finden, ist es hilfreich zu beobachten, wie man in bestimmten Situationen reagiert.

Achte auf deine Reaktionsweise, wenn du müde bist oder in einem schweren Ernstfall, oder wenn eine wichtige Entscheidung zu fällen ist, oder wenn das Wetter niederdrückend und düster ist! Unter solchen Umständen ist unsere Abwehrkraft geringer und unsere Reizschwelle niedriger, und unsere wahren – man könnte auch sagen: unsere unverbrämten, nackten – Gefühle kommen an die Oberfläche, bar jeder entschuldigenden Rechtfertigungen! (Siehe auch den Hinweis zur Selbstbehandlung im Abschnitt *Arzneimittelwahl für seelische Belastung)*
Wenn wir müde und reizbar sind, mürrisch und böse mit jedem, der uns in die Nähe oder Quere kommt, brauchen wir *Impatiens*. Wenn wir deprimiert sind und kein Licht, keine Freude mehr zu finden scheinen, brauchen wir *Gentian* oder *Mustard*. Manchmal lachen oder singen wir sogar, um heiter zu sein oder unsere Müdigkeit zu überspielen; in diesem Falle brauchen wir *Agrimony*. Wenn wir uns kopfüber in Selbstmitleid stürzen, brauchen wir *Chicory*, um uns wieder aufzuraffen. Wenn wir an allem das Interesse zu verlieren scheinen und auch gar nicht achtgeben, was um uns herum geschieht und gesprochen wird, ist *Clematis* angezeigt. Wenn wir aber das Gefühl haben, das Leben habe es nicht gut mit uns gemeint, und wir hätten zuviel zu tun, ist *Willow* das Heilmittel der Wahl.
Wenn wir noch kühl und gefaßt bleiben, wenn in der Küche ein Feuer ausbricht, gehören wir zum *Vine*–Typ. Wenn wir uns vor etwas ängstigen, brauchen wir *Mimulus*, und wenn wir geradezu panische Angst haben, hilft *Rock Rose*.
Nun wollen wir die wichtige Frage klären, wie wir zu einer Entscheidung gelangen, denn unser Verhalten in einer solchen Situation verrät uns mehr über unseren Charakter. Die Blütenmittel helfen uns dabei sehr, also wollen wir lernen, von ihren nützlichen Eigenschaften Gebrauch zu machen. Wenn wir zögernd und unentschlossen sind und uns immer wieder fragen: „Soll ich dies tun, oder sollte ich jenes tun?", ist das ein Zeichen für *Scleranthus*. Wenn wir uns dagegen auf der Stelle entscheiden, in der Regel sehr rasch ein Urteil bilden und das Gefühl haben, daß die anderen immer sehr lange brauchen, bis sie sich endlich zu etwas entschlossen haben, benötigen wir *Impatiens* – und sollten uns unsere Sache noch einmal überlegen! Wenn wir fürchten, daß

unsere Entscheidung vielleicht nicht die richtige ist, nehmen wir *Mimulus*, um diese Befürchtung loslassen und uns klaren Sinnes der Situation widmen zu können. Wenn wir das Bedürfnis spüren, zuerst jedermanns Meinung anzuhören – außer vielleicht der eines wirklich Sachkundigen –, brauchen wir ganz bestimmt *Cerato*, und nach Möglichkeit die Meinung eines Experten obendrein!

Darauf läuft die Sache also hinaus: Wenn wir unsere Schwierigkeiten einmal erkannt haben, nehmen wir das geeignete Heilmittel – oder mehrere –, und zwar auf der Stelle. Warte nicht, bis du darunter leiden mußt oder krank bist! Wir sollten die Kraft begrüßen, die uns diese Arzneien verleihen, um negative Gemütszustände zu überwinden. Wir dürfen glücklich darüber sein, daß wir ruhig und gelassen bleiben können, auch wenn wir müde und erschöpft sind, in einem Ernstfall außerordentlich gefordert werden, eine Entscheidung treffen müssen oder nur schon wieder einen neuen, grauen Tag vor uns haben.

C – Arzneimittelwahl für Schwangerschaft und Entbindung

Die Bach-Blütenmittel werden während Schwangerschaft, Wehen und Entbindung genau nach der gleichen Methode ausgewählt und eingenommen wie zu jeder anderen Gelegenheit und Zeit, denn es sind Stimmung und Gemütsverfassung – nicht der körperliche Zustand –, die behandelt werden. Die Blütenheilmittel sind während Schwangerschaft und Entbindung sogar besonders vorteilhaft. Beides sind völlig natürliche und normale Zustände, aber es gibt zuweilen Phasen, in denen Stimmung und Gemütszustand mehr wechseln als sonst. Da die Stimmungslagen in der Regel genau zu erkennen sind, können sie von der werdenden Mutter selbst oder von einem Menschen ihres Vertrauens diagnostiziert und behandelt werden. Eine ruhige, freudige Gemütsverfassung ist einer der wesentlichsten Faktoren, die eine schmerzlose und leichte Entbindung fördern, und viele werdende Mütter besuchen heute schon Gruppen und Kurse, um sich über das Geschehen in ihrem Körper zu informieren und mit gezielten Entspannungstechniken auf eine schmerzlosere Entbindung vorzuberei-

ten. Solche Vorbereitungsmaßnahmen werden noch wesentlich leichter und die Entspannung tiefer, wenn die werdende Mutter von den Blütenmitteln Hilfe bekommt, ihre Stimmungs- und Gefühlsschwankungen unter Kontrolle zu bringen.
Manche junge Frauen sind nervös und gespannt, wenn der Entbindungstermin näherrückt. Sie verspannen sich in Gemüt und Körper, selbst wenn sie die ganze Zeit vorher ruhig und glücklich gewesen sind. *Mimulus* hat sich in solchen Fällen als sehr hilfreich erwiesen. Wenn die Angst sehr groß ist, hilft auch *Rock Rose*. Um das Gemüt zu beruhigen und den Körper zu entspannen, kann man auch *Vervain* und *Impatiens* geben. Die Erfahrung hat gezeigt, daß *Rescue* (siehe Kapitel 40) auch sehr wohltuende Wirkungen entfaltet. Man beginnt es am besten schon einige Tage vor dem Entbindungstermin zu verabreichen. Mütter, die *Rescue* erhalten haben, erlebten in der Regel eine leichte, sanfte Geburt, von der sie sich sehr rasch erholten.
Ein Arzt, der schon seit vielen Jahren die Blütenmittel verwendete, gab uns folgenden Bericht über den Einsatz der Arzneien während einer Niederkunft:
„Frau W., 33 Jahre, fürchtete während dieser – ihrer ersten – Schwangerschaft, daß sie bei der Entbindung sterben werde. *Mimulus* und *Rock Rose* wurden verordnet, und diese beiden Mittel vermochten Angst und Panik auszuschalten. Die Geburt des Kindes war ungewöhnlich leicht und rasch. Abgesehen von einem kleinen Problem mit der Plazenta war der Zustand von Mutter und Kind glänzend. Am neunten Tage nach der Entbindung stieg die Körpertemperatur der Mutter auf 40,5° C. Die Patientin war unruhig und sagte, sie werde sterben, und sie fürchtete sich sehr vor dem Tode. Ihr Zustand war besorgniserregend, und auf Drängen ihrer Angehörigen wurde ein Spezialist zu Rate gezogen. Dieser konnte keine körperliche Ursache für die hohe Temperatur finden und verordnete ein Streptokokken-Serum. Am nächsten Morgen war ihre Temperatur nur auf 40° C zurückgegangen, und die Patientin fühlte sich noch sehr krank. Sie bemerkte: „Wenn ich nur diese nervöse Panik aus dem Kopf bekäme, ginge auch die Temperatur wieder herunter." Darauf erhielt sie *Aspen*, zunächst jede halbe Stunde einen Schluck; als die Temperatur zu sinken begann, nahm sie das Mittel nur noch stündlich ein. Die Tempera-

tur ging weiter zurück, und um 21 Uhr war sie normal, 37,0° C; ihr Puls hatte sich auf 74 stabilisiert. Der Wochenfluß, der bei dem plötzlichen Anstieg der Temperatur zum Stillstand gekommen war, begann von neuem, und die Patientin war in jeder Hinsicht wieder normal. Sie erhielt *Aspen* noch weiter (in größeren Abständen), da sie die nervösen Panikanfälle noch mehrere Male am Tage erlebte. Sie genas vollkommen. Seit damals ging es ihr gut, und sie hatte keine Panikzustände mehr."

D – Arzneimittelwahl für Kinder

Häufig erhebt sich die Frage nach der Arzneimittelwahl für Kinder, besonders für Babies und Kleinkinder, die ihren Gemütszustand noch nicht schildern können. Kinder haben unter wesentlich mehr Emotionen als nur Angst und Schrecken zu leiden, und alle diese Gefühle können sie sehr unglücklich machen. Wenn solche Schwierigkeiten schon in der frühen Kindheit überwunden werden, kann man dem Kind viel Leid und Krankheit im späteren Leben ersparen.

In der Regel verstecken Kinder ihre Gefühle nicht. Ihr Verhalten ist also im allgemeinen eine Widerspiegelung ihrer Empfindungen. Manche Babies sind meist mürrisch und beruhigen sich nur, wenn man ihnen Zuwendung schenkt. Sie sind die *Chicory*-Babies, die danach verlangen, daß die Menschen, die ihnen wichtig sind, und die für sie sorgen, *immer in ihrer Nähe* sind. Andere Babies sind regelrecht *ungeduldig* und schreien nach Aufmerksamkeit; sie sind die *Impatiens*-Babies. Manche Kinder sind immer glücklich und sonnig und melden sich nicht, wenn ihnen nicht *wirklich etwas fehlt;* sie sind die *Agrimony*-Kinder. Es gibt auch die nervösen Babies, die sich vor fast allem zu *fürchten* scheinen – die *Mimulus*-Kinder. Andere wiederum machen den Eindruck, 'alte Seelen' zu sein, die *in ihrer eigenen Welt leben;* sie scheinen von nichts und niemandem Notiz zu nehmen: die *Clematis*-Kinder. *Das Clematis*-Kind scheint fast zuviel zu schlafen und hat zuweilen nicht einmal an seiner Mahlzeit Interesse.

Andere Kinder dagegen versuchen, ihre Gefühle zu verbergen. Sie sagen ihren Eltern nicht, wenn sie in der Schule unglücklich sind oder von anderen gepiesackt werden. Kinder, die über ihre geheimen Schwierigkeiten *grübeln,* brauchen *White Chestnut* für die *immer wiederkehrenden Gedanken,* die ihnen im Kopf herumgehen. Andere, die nach außen hin fröhlich scheinen, trotzdem aber innerlich sehr leiden, brauchen *Agrimony,* um ihre *innere Qual* zu beenden. Kinder, die ihren *Groll und Haß* verbergen und heldenhaft versuchen, solche Emotionen zu überwinden, brauchen *Willow,* wenn sie das Gefühl haben, *eine so schwere Prüfung nicht verdient zu haben,* oder *Holly,* wenn sie unter *Eifersucht, Neid, Rachsucht oder Argwohn* leiden.

Jedes Kind, jedes Menschenwesen, ist eine eigenständige Persönlichkeit. Selbst in einer großen Familie mit vielen Kindern, die alle unter den gleichen Umständen leben, die gleichen Vorteile oder Nachteile erfahren, sind keine zwei Kinder mit dem gleichen Temperament zu finden. Jedes ist ein einzigartiges Wesen, ein Individuum mit seiner eigenen Persönlichkeit. Jedes wird sich dem Leben mit seinen Erschütterungen und Veränderungen, mit seinen Abenteuern und Enttäuschungen, auf seine Weise stellen; jedes wird – je nach Temperament – nach seiner Art reagieren.

Gefühle sind eine sehr wichtige, mächtige Sache im Leben eines Kindes, und jedes Kind kämpft tapfer mit ihnen – tapfer, weil es nicht verstehen kann, warum es Gefühle haben sollte, die traurig oder niedergeschlagen stimmen, anstatt glücklich und fröhlich zu machen. Das Kind versteht nicht, daß es die negativen Seiten der guten Eigenschaften erlebt, die es in sich trägt.

Dr. Bach sprach über die Behandlung von Kindern in einem Vortrag, in dem er sagte:

„Wir wissen alle, daß die gleiche Krankheit uns auf verschiedene Weise in ihren Griff bekommen kann. Wenn Tommy die Masern hat, wird er reizbar, Sissy dagegen wird vielleicht still und schläfrig, Johnny verlangt nach Zuwendung und Zärtlichkeit, Peter wird zum verängstigten Nervenbündel, Bobby möchte am liebsten allein gelassen werden, und so weiter.

Nun, wenn die Krankheit sich so unterschiedlich auswirken kann, dann liegt es auf der Hand, daß es keinen Sinn hat, allein die Krankheit zu behandeln. Dann ist es besser, Tommy, Sissy, Johnny, Peter und

Bobby zu behandeln und wiederherzustellen, und die Masern sind weg.
Was ich Ihnen damit vor Augen führen will: Es sind nicht die Masern, die uns als Schlüssel zur Heilung dienen, sondern die Art und Weise, wie der kleine Patient betroffen ist. Die Stimmung des Kindes ist der genaueste Hinweis darauf, was der kleine Patient braucht.
Wie die Stimmungen uns auf die Behandlungsweise einer Krankheit hinweisen, so können sie uns auch als frühzeitige Warnung vor drohenden Beschwerden dienen und damit die Möglichkeit geben, den Angriff zum Stillstand zu bringen.
Klein-Tommy kommt von der Schule nach Hause und ist ungewöhnlich müde, schläfrig, reizbar, verlangt nach Zuwendung oder will vielleicht in Ruhe gelassen werden usw. Er ist 'nicht ganz er selbst', wie wir das manchmal nennen. Dann kommen vielleicht nette Nachbarn vorbei und sagen: „Tommy brütet etwas aus, wartet es nur ab!" Aber warum abwarten? Wenn Tommy nach seiner Stimmung behandelt wird, ist er womöglich sehr bald nicht mehr 'nicht ganz er selbst', sondern 'ganz der alte', weil die Krankheit – welche auch immer –, die ihm drohte, nicht zum Ausbruch kommt, oder, falls sie tatsächlich ausbricht, in so leichter Form, daß sie kaum wahrnehmbar ist.
Das gilt für uns alle: Vor fast allen körperlichen Beschwerden steht eine Zeit, in der wir uns nicht ganz fit oder ein wenig erschöpft fühlen. Zu diesem Zeitpunkt gilt es, unseren Zustand zu behandeln, wieder fit zu werden und zu verhindern, daß es zu Schlimmerem kommt.
Vorbeugung ist besser als Heilung, und diese Heilmittel helfen uns wunderbar, wieder gesund zu werden und uns vor Angriffen von unangenehmen Dingen zu schützen."
Da die Bach-Blütenmittel sanft wirken und niemals eine abträgliche Reaktion auslösen, da sie aber auch keinen starken Eigengeschmack haben, kann man sie voll Vertrauen Babies und Kindern jeden Alters geben. Die Dosis ist die gleiche wie für Erwachsene – also vier Tropfen des Heilmittels, jedoch für Kleinkinder in abgekochtem Wasser –, und wird in die Milch, Fruchtsaft oder in Wasser gegeben. Wird das Baby noch gestillt, kann auch die Mutter das Heilmittel einnehmen. Im Normalfalle gibt man viermal täglich eine Dosis; in akuten Fällen kann bis zu halb- bis viertelstündlich eine Dosis verabreicht werden.

Die Arzneigaben setzt man fort, bis das Kind eine deutliche Besserung zeigt. Dann werden die Abstände zwischen den Gaben vergrößert, bis alle Gefahr vorüber und das Kind genesen ist. Denke daran: die Bach-Blütenmittel sind in keinem Falle schädlich, eine Überdosierung steigert jedoch nicht ihre Wirksamkeit. Es ist bestimmt gut, noch einige Zeit, nachdem das Kind ganz genesen ist, viermal täglich eine Dosis zu geben.

In schweren Fällen sollte das Mittel so gewechselt werden, wie die Stimmungen des Kindes wechseln. Zum Beispiel: Das anfängliche Entsetzen der Eltern, die die ersten Zeichen des Ausbruchs einer ernsten Erkrankung bemerken, verlangt nach *Rock Rose* (für Kind und Eltern!). Wenn sich der Zustand bessert, weicht die ursprüngliche Panik zurück, und Ängstlichkeit macht sich breit; dieser ist mit *Mimulus* abzuhelfen. Merke: In diesem Falle wird das Kind wegen des Gemütszustandes seiner Eltern behandelt. Das ist ein sehr wichtiges Prinzip, denn die Stimmung der Eltern ist bei schweren Erkrankungen kleiner Babies der entscheidende Hinweis für die Arzneimittelwahl. Wenn sich schließlich der Zustand des Kindes so weit gebessert hat, daß es nun selbst verdrießlich ist und nach Aufmerksamkeit und Zuwendung verlangt, zeigt uns dies, daß die Indikation sich jetzt von der Stimmung der Eltern auf den Gemütszustand des kleinen Patienten verschoben hat. Der Gemütszustand des Kindes, den es nun zu behandeln gilt, verlangt nach *Chicory*. Ist das Kind verträumt und nur schwer aufzuwecken, gilt das als Indikation für *Clematis*. Vielleicht zeigt das Kind aber auch Temperamentsausbrüche oder ist ungeduldig; in diesem Fall heißt das Mittel der Wahl *Impatiens*. Wird das Kind fordernd und beansprucht die Aufmerksamkeit der ganzen Familie für sich, handelt es sich deutlich um einen Fall für *Vine*.

Wir fassen zusammen: Wechsle die Arznei, wie die Stimmung oder der Gemütszustand des Kindes wechseln. Wenn die Veränderungen häufig kommen, stelle kleine Gläser mit Wasser bereit, in die Tropfen des gerade angezeigten Heilmittels gegeben werden, damit sie das Kind schluckweise einnehmen kann. Achte darauf, die Gläser mit der Angabe ihres Inhaltes richtig zu beschriften, damit du weißt, in welchem Glas Wasser welches Heilmittel ist. Die Verabreichung der Arzneien ist eine Kunst. Verbinde sie mit einem Gebet und liebevoller Fürsorge.

Wechsle die Heilmittel, wie ein guter Organist die Register seines Instrumentes zieht, um die genau abgestimmten Klangfarben und Tönungen zu erzielen, die Kennzeichen des Meisterinterpreten sind.

Fallbeispiele:

Mädchen, 6 Jahre. Sie sah zum erstenmal einen Leichenzug. Ihre Fragen wurden einfach und geradeheraus beantwortet, und der Vorgang des Todes wurde ihr erklärt. Trotzdem aber war sie plötzlich wie besessen von der Angst, daß ihre Mutter in Kürze sterben und mit einer ähnlichen Prozession von ihr gehen würde. Sie ließ die Mutter nicht mehr aus den Augen. Sie verlor ihren Appetit und hing den ganzen Tag schaurigen Gedanken nach; nachts quälten sie Alpträume. *Red Chestnut* wurde ihr wegen der krankhaften Angst um ihre Mutter verordnet, *Rock Rose* wegen ihrer Panik. Nachdem sie die Heilmittel sechs Wochen lang eingenommen hatte, war sie vollkommen genesen und wieder ein glückliches, normales Kind.
Mädchen, 9 Jahre. Seit sie in der Schule den ersten Biologie- Unterricht hatte, entwickelte sie eine zwanghafte Angst vor Schmutz. Sie wusch immer wieder die Hände, um sie von nicht-existierendem 'Schmutz' zu reinigen. Sie erhielt *Crab Apple* als läuterndes Heilmittel. Innerhalb eines Monats war sie von ihrer fixen Idee, unrein zu sein, völlig geheilt.
Mädchen, 12 Jahre. Sie war sehr empfindlich in bezug auf Pickel auf ihrer Stirn und Haut. Sie war ein hübsches Mädchen und ihrer Familie sehr zugetan, wenngleich zurückhaltend gegenüber Fremden. In der Schule konnte sie sich schlecht konzentrieren. Die meiste Zeit träumte sie vor sich hin, und was sie nicht interessierte, ignorierte sie vollkommen. Sie bekam *Clematis* für ihr Tagträumen und die Konzentrationsschwäche, sowie *Crab Apple*, um ihren Körper von den Makeln zu reinigen, die sie für so entstellend hielt. Sie sollte auch ein paar Tropfen *Crab Apple* in Milch geben und sich damit jeden Abend das Gesicht reinigen. Innerhalb von drei Monaten verschwanden die Pickel, und sie war wieder eine helle und wache junge Dame.
Knabe, 9 Monate. Während eines Fliegerangriffs im zweiten Welt-

kriege war das Kind von seiner Mutter in eine dunkle, enge Kammer mitgenommen worden. Lärm und Dunkelheit hatten den Kleinen sehr beängstigt, so daß es nach jenem Erlebnis nicht mehr möglich war, ihn in einem Raum alleinzulassen, vor allem nicht in einem kleinen Zimmer wie dem Bad. Als er sechs Jahre alt war, wurde er zu uns zur Behandlung gebracht. Er erhielt *Rock Rose* für den panischen Schrecken, und *Mimulus* für die Angst vor Lärm und geschlossenen Räumen. Er nahm die Medizin drei Monate lang regelmäßig ein. Danach hatte er nicht nur seine Ängste verloren, sondern galt auch unter seinen Schulkameraden als 'der Mutige'.

Frl. E.L.G. schrieb uns aus Deutschland: „Meine Nichte gebar kürzlich eine Tochter. Das Baby bekommt regelmäßig *Rescue,* das speziell mit abgekochtem Wasser zubereitet wurde. Sie ist goldrichtig. Wenn sie nachts anfängt zu schreien, bekommt sie ein paar Tropfen des Heilmittels auf einen Teelöffel Wasser, darauf schläft sie sofort wieder ein. Sie hat noch nie einen dieser gefürchteten Schreikrämpfe gehabt. Meine Nichte gibt auch etwas von den *Rescue*-Tropfen auf ihre Brüste, bevor sie die Kleine stillt, damit das Baby die Arznei mit der Milch bekommt. Wir sind sehr stolz auf das kleine Mädchen und lieben es über alles."

E – Arzneimittelwahl für seelische Belastung und emotionale Spannung

Wegen Anspannung und Druck des heutigen Lebens sehen sich viele Menschen einer großen Belastung ausgesetzt. Der Praktiker neigt dazu, im ersten Augenblick – und manchmal ausschließlich – an *Agrimony* für solche schwierigen und unangenehmen Situationen zu denken. Tatsächlich aber kann jeder der 38 Gemütszustände – in extremer Form – zu einer nervenzerreißenden Belastungsprobe werden. Zum Glück wird das richtige Heilmittel zur rechten Zeit die Spannung und das Leid lindern.

Es gibt Menschen, die pausenlos von traurigen, unangenehmen und unfreiwilligen *Gedanken* geplagt werden, *die ihnen immer wieder durch den Kopf gehen* und keine Ruhe lassen; das Heilmittel für die-

sen Zustand ist *White Chestnut.* Andere leiden unter *tiefster Verzweiflung und seelischer Qual,* daß sie zuweilen meinen, die Grenzen des für Menschen Erträglichen erreicht zu haben; ihnen hilft *Sweet Chestnut.* Vielen Menschen kommen immer wieder Gedanken von *Eifersucht, Mißgunst, Neid oder Haß* in den Sinn; solche Gefühle sind Indikation für *Holly.* Manche Menschen stürzen in so *tiefe Schwermut* – ohne daß dafür ein erkennbarer Anlaß oder Grund besteht –, daß ihr Leben weder Hoffnung noch Freude mehr kennt, nur noch *düstere, hoffnungslose Melancholie;* das Mittel der Wahl heißt hier *Mustard.* Seelische Belastung kann auch von *Unentschlossenheit und Unsicherheit* herrühren, die den Menschen davon abhalten, einen klaren Entschluß zu fassen; unter diesen Umständen braucht man *Scleranthus.* Gefährlich ist auch die *abgrundtiefe Verzweiflung,* die zu Gedanken an *Selbstmord* und andere gewaltsame Handlungen Anlaß gibt; diesen schrecklichen Zustand kann *Cherry Plum* lindern. Unter gewissen Umständen können auch *Schock (Star of Bethlehem), Selbstvorwürfe (Pine)* oder *mangelndes Selbstvertrauen (Larch)* zu schweren, seelischen Belastungen werden.
Der Praktiker – aber auch der Laie, der für sich selbst Heilmittel aussucht – sollte wachen Sinnes auf die geringste Veränderung der Stimmung achten. Häufig ist ein Stimmungsumschwung das erste Vorzeichen eines drohenden, viel ernsteren Zustandes. Die Veränderung der Gemütsverfassung ist wie ein hoch erhobenes, rotes Warnsignal. Es lohnt sich, das zu beachten!

F – Arzneimittelwahl für Tiere

Viele Verwender der Bach-Blütenmittel haben festgestellt, daß diese auch für Tiere und Pflanzen höchst nützlich sind. Das ist nicht verwunderlich, wenn wir daran denken, daß Tiere und Pflanzen die gleichen Temperaments-Probleme haben wie wir! Auch sie können verängstigt sein, nervös, zornig, ungeduldig, verträumt; auch sie wünschen zuweilen, alleingelassen zu werden – oder, im Gegenteil, sie verlangen nach ununterbrochener Aufmerksamkeit. Jede Katze und jeder Hund – oder, in unserem Zusammenhang: jedes Tier und jede Pflanze – ist ein eigenständiges Wesen, und wir alle sind aus dem gleichen Stoff. Deshalb überrascht es nicht, daß auch die weniger entwickelten Geschöpfe und Pflanzen ihre eigene Persönlichkeit mit ihren eigenen Charakteristika besitzen. Wenn wir sie genau beobachten, ist es gar nicht zu schwer, Heilmittel für sie auszuwählen.

Fallbeispiele:

„Mein Chihuahua war durch einen harten Schlag an den Kopf schwer verletzt, und der Tierarzt dachte, der Hund würde vielleicht ein Auge verlieren. Ich machte auf der Stelle von *Rescue* Gebrauch, und als vier Tage später der Verband entfernt wurde, war das Auge intakt. Seitdem hat es sich ständig gebessert."

„Kälber, die von Ringelflechte befallen waren, sprachen gut auf *Crab Apple* und *Agrimony* an; letzteres gaben wir ihnen, weil sie sehr unter dem Juckreiz zu leiden hatten."

Der folgende ist ein Fall von Dr. Bach. Er sah, wie ein Mann ein großes, tiefes Loch auf der Wiese grub, ein Pony stand in seiner Nähe. Als Dr. Bach fragte, wozu das Loch sei, antwortete der Mann: „Für das Pferd. Sie ist am Sterben." – „Schütte das Loch wieder zu", erwiderte Dr. Bach, „das Pony wird leben." Dann behandelte er das Tier mit *Rock Rose,* und binnen weniger Tage war es wieder wohlauf und bei Kräften.

„Unser Kater wurde von einem Auto angefahren, und beide Beine waren schwer verletzt. Er befand sich in einem entsetzlichen Zustand. Ich gab ihm *Rock Rose* für den Schock, *Impatiens* für die Schmerzen und *Crab Apple*, um seinen Organismus von einer etwaigen Blutvergiftung durch die Verletzung zu reinigen. Ich konnte die Tropfen nur im Kopfbereich und um den Mund herum auftragen; ich traute mich nicht, die Beine zu berühren. Am nächsten Tage gab ich noch *Star of Bethlehem* dazu und befeuchtete das Kissen damit, auf dem das Tier lag. Nach ungefähr einer Woche zeigte er deutliche Zeichen der Genesung, und jetzt sind sogar schon die überfahrenen Zehen besser."

„Meine letzte Lieferung *Rescue* wurde mit sehr guten Resultaten für einen Star aufgebraucht. Der arme Vogel hatte sich hinter meinem offenen Kamin verfangen und mußte da ungefähr drei Tage lang gesteckt haben; als ich ihn barg, war er mehr tot als lebendig. Ich gab ihm einige Tropfen *Rescue* zu trinken und auch ins Bad. Er erholte sich prächtig und flog in die Freiheit davon."

„Es mag Sie interessieren zu erfahren, wie *Rescue* einem herrlichen Pfau das Leben rettete. Ein Fuchs, der die Pfauhenne getötet hatte, biß den Pfau in den Hals und riß ihm alle Schwanzfedern aus. Das arme Tier war wirklich schrecklich zugerichtet. Ich gab dem Besitzer des Vogel etwas *Rescue,* das er dem Vogel ins Essen mischte. Der Erfolg war ganz erstaunlich: der Pfau erholte sich bald, und wenn seine Schwanzfedern nachgewachsen sind, wird er wieder ganz normal sein."

„Unsere kleine Chihuahua erlitt einen schlimmen Sturz und war danach sehr krank, obwohl der Tierarzt nichts an ihr feststellen konnte. Bereits die erste Dosis *Rescue* bewirkte eine große Veränderung. Das Tier sprang überraschend auf, und binnen kurzer Zeit war es völlig wiederhergestellt. *Rescue* war ihr auch eine große Hilfe, als sie warf. Ich weiß nicht, wie wir ohne dieses Heilmittel auskämen. Immer, wenn einer der Hunde irgendwie verletzt ist, tupfe ich ein paar Tropfen auf die wunde Stelle, und sie lecken sich die Arznei dann selbst auf. Manchmal schlecken sie mir das Mittel sogar vom Finger."

Nun sei noch der umfassende und detaillierte Bericht von Mrs. Guy von den Scilly-Inseln zitiert. Wir sind ihr sehr dankbar, daß sie ihn uns geschickt hat. Ihr Siamkater war mit einem Hinterbein in eine tiefe Pfanne voll heißen Fetts gerutscht; das arme Tier heulte vor Schmerz und Schrecken. Mrs. Guy schreibt: „Ich spritzte ihm sofort Wasser mit *Rescue*-Tropfen über Bein und Fuß und gab ihm auch etwas in den Mund, so gut ich konnte. Sein Schreien hörte bald auf. Der Tierarzt war gerade nicht auf der Insel, und so behandelte ich den Kater selbst mit *Agrimony* für seine Schmerzen und Pein, und mit *Crab Apple* zur Reinigung und Heilung. Ich gab ihm immer wieder von den Tropfen auf die Pfote, deren Sohlenballen gesprungen waren. Da ich glaube, daß alle heilenden Maßnahmen sanft sein sollten, plagte ich ihn in diesem Stadium noch nicht mit einer Untersuchung der Verletzung, sondern verließ mich darauf, daß die Blütenmittel ihn heilen würden. Am nächsten Morgen war die Pfote stark angeschwollen und roch übel, aber das Tier aß und trank gut und konnte sich friedlich ausruhen. Bis Ende der Woche hatte er die abgestorbene Haut abgezogen, und der schlimme Geruch war damit verschwunden. Da zeigte sich erst das ganze Ausmaß der Verletzung: offene Wunden und große, kahle Stellen. Die Pfote aber, um die ich mich am meisten gekümmert hatte, war geheilt, und sie war ja auch ganz in das heiße Fett eingetaucht gewesen. Die ganze Zeit waren die Augen des Katers strahlend, die körperlichen Funktionen ungestört, sein Appetit war gut, und er zeigte keine Symptome eines Schocks. Sein Gaumen war sehr geschwollen; er hatte versucht, sich das kochende Fett von der Pfote zu lecken. Jetzt, sechs Wochen danach, ist nur noch eine kleine Wunde übrig, und das Fell ist überall schön nachgewachsen; damit hatten wir nicht gerechnet. Die verletzte Pfote ist ganz normal. Nach Bedarf wurden auch andere Blütenmittel gegeben, darunter zur Stärkung auch: *Centaury, Olive* und *Hornbeam.* Als er sehr viel Zuwendung verlangte, bekam er *Chicory;* als er versuchte, sich selbst zuviel abzufordern, erhielt er *Vervain.* Bald nach dem Unfall gab ich ihm *Mimulus,* weil er sich fürchtete, mit dem verbrühten Fuß aufzutreten.

G – Arzneimittelwahl für Pflanzen

Bei der Behandlung von Bäumen und kleineren Vertretern des Pflanzenreichs muß man sich in sie hineinversetzen und sich vorzustellen versuchen, wie sie sich fühlen. Wenn eine Pflanze von Blattläusen heimgesucht wird, eignet sich *Crab Apple* zur Reinigung und *Agrimony* für ihr Leiden. Wird ein Baum oder eine Pflanze umgesetzt, kann sie einen Schock erleiden; hier hilft ihr *Star of Bethlehem.* Wenn ihr die Kraft zu fehlen scheint, sich von der Verpflanzung zu erholen, sollte man ihr *Hornbeam* oder *Olive* geben. *Rescue* hat sich ebenfalls als sehr hilfreich erwiesen, wenn Pflanzen zu leiden hatten oder verletzt wurden. Eine schwache Pflanze, die Blüten und Blätter hängen läßt, braucht vielleicht die kräftigenden Eigenschaften von *Centaury, Hornbeam* oder *Olive.* Einen ausgelaugten Boden kann man mit den lebenspendenden Heilmitteln *Olive, Vine* oder *Wild Oat* im Gießwasser aufwerten.

Die Heilmittel für Pflanzen und Bäume bereiten wir folgendermaßen vor: Wir füllen eine 30ml-Flasche für die benötigten Blütenmittel mit Regenwasser und geben zwei Tropfen jedes Blütenmittels dazu. Einen Teelöffel dieser Mischung geben wir in ca. 5 l Regenwasser, mit dem wir dann Zweige und Blätter besprühen oder den Wurzelstock begießen können. Wenn wir Bäume gießen, sollten wir darauf achten, die Erde so weit um den Stamm herum zu befeuchten, wie die längsten Zweige von ihm ausgehen; auf diese Weise können wir sicher sein, alle Wurzeln zu erreichen. Hier in Mount Vernon haben wir fast zuviel zu tun, um noch in unserem eigenen Garten zu experimentieren, aber einen guten Fall können wir doch berichten: Wir hatten einen alten Apfelbaum, der eines Sommers über und über mit einer Art Mehltau bedeckt war. Wir besprühten Stamm und Zweige mit einer Mischung aus *Crab Apple* und *Agrimony,* da wir annahmen, der alte Baum fühle sich derart verunreinigt nicht wohl, sondern geplagt. Wir besprühten ihn eine Woche lang immer wieder und gossen dabei auch die Wurzeln. Der Mehltau verschwand bald, und der Baum wurde nie wieder davon befallen!

Fallbeispiele:

„Mein Nektarinen-Bäumchen, das innerhalb von sieben Monaten aus einem Kern wunderbar gerade emporgewachsen war, fing plötzlich an zu welken und zu kränkeln. Ich fand heraus, daß unsere Katze das Stämmchen ca. 6-7 cm über der Erde angenagt hatte. Ich goß das Bäumchen fleißig mit *Rescue* und *Hornbeam* und schützte es vor weiteren Übergriffen. Als der Frühling kam, wuchs es buchstäblich wie verrückt! Es entwickelte drei vollendete Seitentriebe und drei oder vier Fruchtansätze!“
Der nächste, recht bemerkenswerte Bericht stammt von einer Freundin der Blütenmittel, die so lieb war, uns über ihre Erlebnis zu schreiben: „Als unser Kater krank war, gab ich ihm ins Trinkwasser die Heilmittel , die wir für ihn ausgewählt hatten. Seinen Trinknapf aber leerte ich jeden Tag an der gleichen Stelle im Garten aus. Letztes Jahr hatte ich dort einige billige Hyazinthenzwiebeln eingegraben. Als diese jetzt

im Frühjahr aufgingen, hatten sich zu unserer großen Überraschung alle Zwiebeln geteilt und statt drei kräftigen Blumen hatten wir einen regelrechten kleinen Teppich erstklassiger Blüten, die wirklich herrlich waren. Die Zwiebeln auf beiden Seiten des Gartenweges, die nichts von den Blütenmitteln abbekommen hatten, trieben nur einzelne Pflanzen. Seither spüle ich die leeren Blütenarznei- Fläschchen immer über den Zwiebeln längs des Weges aus. Jetzt, da sie wieder austreiben, haben sich die Zwiebeln auch hier geteilt, und die Pflanzen kommen bündelweise daraus hervor!"

H – Die prophylaktischen Aspekte der Bach-Blüten

Ein Freund des Dr. Edward Bach Heilungszentrums, der die Blütenmittel schon seit vielen Jahren verwendet hatte, schrieb uns und stellte folgende Frage: „Wieviele Menschen kommen denn auf den Gedanken, die Bach-Blüten auch zu verwenden, wenn sie nicht krank sind? Sie sind doch gewiß auch zur Charakterbildung und Persönlichkeitsentwicklung zu gebrauchen und bauen eine besonders gute Gesundheit auf?"

Die Antwort auf diese Frage ist ein uneingeschränktes Ja; die Bach-Blüten sind gewiß nicht nur zu gebrauchen, um eine glänzende Gesundheit herbeizuführen, sondern auch, um sie aufrechtzuerhalten. Die Heilmittel wirken auf die Gefühle, die Gefühle wiederum auf die physische Gesundheit des Körpers. Die Emotionen dienen auch als Anzeiger des physischen Wohlbefindens; jede Störung des emotionalen Gleichgewichts, jede Disharmonie der Gefühle, ist als Warnsignal zu verstehen, das auf drohende körperliche Störungen hinweist. Korrigierst du die Emotionen, dann hast du eine Störung im Körperlichen beseitigt, bevor sie sich noch als Krankheit manifestieren konnte. Vorbeugung ist zweifellos besser als Heilung, und es ist ein Jammer, daß die meisten Menschen nicht genug auf die einfachen, aber unmißverständlichen, emotionalen Warnsignale achten, die eine Veränderung in Stimmmung oder Gemüt widerspiegeln. Wären sie nur aufmerksamer, ließen sich soviel Unglück und Krankheit vermeiden!

Dr. Bachs Geschenk an die Welt ist aber noch nutzbringender zu würdigen, wenn man sich vor Augen hält, daß diese Heilweise so sicher und zuverlässig ist, daß jeder 'mitfühlende und intelligente' Mensch sie auf der Stelle mit absoluter Sicherheit und der Empfehlung unzähliger bewiesener Erfolge anwenden kann. Selbst wenn bei der Wahl eines Heilmittel ein Irrtum vorgekommen ist, mag dies schlimmstenfalls zu einem geringeren Erfolg führen. Ein falsches Blütenmittel kann dem Körper *auf keine Weise schaden oder eine abträgliche Reaktion auslösen.*

Ganz gewiß sollte die Vorbeugung von Krankheiten eines der wichtigsten Ziele der Therapie Dr. Bachs sein. Krankheit ist die körperliche Manifestierung negativer Eigenschaften, die der Entfaltung des wahren Charakters im Wege stehen, und diese Charakterbildung ist das Ziel unseres Erdendaseins. Die Blütenmittel sind für jene bestimmt, die den aufrichtigen Wunsch hegen, die Hindernisse zu überwinden, die ihrem Weiterkommen im Wege stehen. Sie müssen bezwungen werden, bevor wünschenswerte Eigenschaften wie Mut, Toleranz, Freundlichkeit, Verständnis und Seelenfrieden zu gewinnen sind. Hindernisse gibt es immer, und nur durch ihre Überwindung gelangen wir weiter; je weiter wir aber fortschreiten, desto subtiler und feiner werden die Hindernisse. Nach der gleichen Gesetzmäßigkeit aber wirken die Bach- Blütenmittel. Auf der eher praktischen, materiellen Ebene der alltäglichen, zwischenmenschlichen Beziehungen zu unseren Nächsten tragen die Mittel dazu bei, auch unter erschwerten Umständen ausgeglichen zu bleiben. Manchmal festigen sie Beziehungen sogar, die schon am Zerbröckeln waren und zur Quelle von Unglückseligkeit und Einsamkeit geworden sind.

Die Person, von der der zuletzt zitierte Brief stammt, schrieb weiter: „Ich finde diesen Aspekt der Arzneimittelfindung wesentlich schwieriger als die Heilmittelwahl für jemanden, der körperlich krank ist, denn wenn ein Mensch gesund *scheint,* ist jedes Charakteristikum etwas weniger auffällig."

Das ist eine treffende Beobachtung. Wenn aber das Verlangen, einen negativen Gemütszustand zu überwinden, stark genug ist, gestaltet sich auch die Arzneimittelwahl nicht so schwierig – sei es für uns selbst oder für einen anderen Menschen, der unsere Hilfe sucht –, wenn wir die für den disharmonischen Zustand verantwortlichen

Emotionen identifizieren. Damit uns dies gelingt, müssen wir den Charakter des betreffenden Menschen als Ganzes erfassen und einschätzen. Unser Urteil muß absolut ehrlich sein, und wir dürfen uns weder durch das viel entschuldigende Wunschdenken, noch von der falschen Maske der Persönlichkeit täuschen lassen.

Tief im Innern der meisten Menschen liegen Charakterzüge, derer wir uns nicht zu rühmen vermögen – und wir gäben viel dafür, von ihnen frei zu werden! Oft aber fehlt uns der Mut, diese unangenehmen Züge zutage zu bringen und uns ihnen ein für allemal zu stellen. Die Folge ist, daß wir uns über Jahre hinweg selbst täuschen und glauben, daß solche Elemente ein fester und unveränderlicher Bestandteil unseres Wesens wären. Diese Falschheit akzeptieren wir auch noch, statt daß wir versuchen, sie richtigzustellen. Wir beugen uns dem, was unausweichlich scheint, und hoffen insgeheim, daß es verschwinden und uns verlassen würde! Sei gewiß: beides wird es nicht tun; solange wir es aber nicht unter Kontrolle bringen, wird es *uns* beherrschen! Die Blütenmittel erweisen sich unter solchen Umständen als von unschätzbarer Hilfe. Sie geben uns die Kraft, die unerwünschten Züge unseres Charakters an die Oberfläche zu bringen, sie zu konfrontieren und uns ein für allemal von ihrem Regiment zu befreien.

Es gibt – abgesehen von den wichtigen Wesenszügen, die uns so stark beeinflussen – auch vorübergehende, zeitweilige Stimmungen, die auch ihre Auswirkung haben, wenngleich in geringerem Maße. Manchmal sprechen wir davon, 'mit dem falschen Fuß aus dem Bett gestiegen' zu scin, dann sind wir beim Frühstück reizbar und schlecht gelaunt. Solche Stimmungen gilt es, unverzüglich zu behandeln! *Impatiens* beispielsweise, gleich nach dem Aufwachen und noch vor dem falschen Schritt aus dem Bett eingenommen, sollte ein glückliches Frühstück und einen guten Anfang des neuen Tages sichern.

Indem wir einen unangenehmen Gemütszustand sofort behandeln, können wir Krankheit und auch schlechter Laune vorbeugen, denn, wie Dr. Bach sagte: „Krankheit ist nur die Verfestigung einer Gemütshaltung." Wie klar ist dies doch, wenn wir an die tiefen Linien denken, die sich in die Stirn und seitlich der Mundwinkel bei einem Menschen eingraben, der sich gewohnheitsmäßig Sorgen macht! Oder die steifen Gelenke derer, die hochmütig, stolz und starr (unbeugsam) in ihrem

Denken sind! Es ist doch so lohnend, sich selbst zu betrachten und seine eigenen mentalen und emotionalen Schwierigkeiten zu überwinden! Dies gilt nicht nur aus der Sicht des körperlichen Wohlbefindens, sondern auch vom – wichtigeren – Standpunkt unseres geistigen Wachsens aus! Es lohnt sich doch auch, einem Kinde zu helfen, Angst, Neid oder Ärger zu überwinden, und ihm zu ermöglichen, glücklich und voll Vertrauen durchs Leben zu gehen!
Dr. Bach verstand dies sehr wohl, als er schrieb: „Es sind da auch jene, die Hilfe brauchen, möglicherweise sogar mehr als solche mit körperlichen Schmerzen. Es gibt Menschen, die erst ganz wenig, vielleicht nicht einmal einen Tag lang Krankheit in ihrem Leben erfahren haben, und doch leiden sie stark im Gemüt, und die Qual der Gemütsschmerzen ist oft unerträglicher als körperliche Pein."

DIE 38 HEILMITTEL

Kapitel 2

Agrimony – Odermenning

Schlüssel: Seelenpein, Besorgnis (vor anderen verborgen)

Oberflächlich, nach außen hin, scheint der *Agrimony*-Typ sehr heiter und ausgelassen zu sein. Er gibt einen guten Gesellschafter ab und hat in der Regel einen ausgeprägten Sinn für Humor. Mit ihm zusammenzusein, ist ein Vergnügen. Aus diesen Gründen ist es zunächst vielleicht schwierig, das richtige Heilmittel für die in Frage stehende Person zu finden. Die *Agrimony*-Persönlichkeit aber trägt die Maske der Sorglosigkeit nur oberflächlich, während sie tief im Innern schwerer Pein ausgesetzt ist; die heitere Maske verbirgt nur ein tief aufgewühltes Gemüt. Die *Agrimony*-Persönlichkeiten sind friedliebende Menschen, die unter Streitigkeiten und Auseinandersetzungen leiden. Statt andere mit ihren Schwierigkeiten zu belasten, spielen sie diese lieber herunter. Abends, wenn sie schlafen gehen, sind sie meist unruhig, und ihre bewegten Gedanken lassen sie auch nicht zur Ruhe kommen, sondern sorgen für Schlaflosigkeit und -störungen. Die *Agrimony*-Persönlichkeit macht noch in der Krankheit und über das eigene Leiden Scherze gegenüber den Menschen, die um sie sind oder sie pflegen; sie hat die ausgeprägte Neigung, ihre Beschwerden herunterzuspielen und einen heiteren, glücklichen Eindruck zu machen. *Agrimony*-Kindern fällt es leicht, ihre Kümmernisse wieder zu vergessen, ihre Sorgen zu verwerfen und augenblicklich wieder eine fröhlich-heitere Haltung anzunehmen. Der *Agrimony*-Typ ist das genaue Gegenteil der *Heather*-Persönlichkeit, die nicht anders kann, als über ihre Symptome und Beschwerden zu sprechen. Beide sind nicht gerne allein, jedoch aus unterschiedlichen Gründen. Der *Agrimony*-Typ sucht die Gesellschaft, um im angenehmen Kreise von Zeitgenossen seine Sorgen zu vergessen und ihnen zu entfliehen; der *Heather*-Typ hat nichts anderes im Sinne, als seine egozentrische Persönlichkeit jedem vorzuführen und zur Schau zu stellen, der die Geduld aufbringt, ihm zuzuhören. Wenn *Agrimony*-Menschen unter schwerster Belastung stehen, suchen sie ihr Heil auch einmal in der Flucht in Alkohol oder Drogen, um die Seelenpein zu dämpfen, unter der sie leiden. Der positive Aspekt des *Agrimony*-Typs zeigt sich in den Personen, die über ihre eigenen Sorgen ehrlich lachen können, weil sie sich deren relativer Unwichtigkeit ganz bewußt sind. Sie sind die echten Optimisten und unverbesserliche Friedensstifter.

Fallbeispiele

Frau, 50 Jahre. Sie war heiter, lachte immer und schien ein glücklicher Mensch zu sein, der an allem etwas Lustiges entdecken konnte. Ein Jahr, bevor sie zur Behandlung kam, war ihr Mann gestorben und hatte ihr seine finanziellen Probleme und andere Sorgen hinterlassen. Tagsüber war sie durch vielseitige Interessen vollauf beschäftigt, nachts aber fand sie weder Ruhe noch Schlaf. Kummer und Sorgen suchten sie heim, und sie warf sich bis in die frühen Morgenstunden im Bett hin und her. So ging es nun schon seit dem Tode ihres Mannes. Ihr gesundheitlicher Allgemeinzustand war gut, aber sie fühlte sich müde und hatte zunehmend Schwierigkeiten, sich an Einzelheiten zu erinnern. Es fiel ihr auch schwer, ihre frühere gute Laune und Heiterkeit aufrechtzuerhalten. *Agrimony* wurde ihr verschrieben für die Belastung und Sorgen, die sie so tapfer vor Freunden und Verwandten verborgen hatte, aber auch für die innere Unruhe und Schlaflosigkeit. *Olive* bekam sie zusätzlich aufgrund ihrer Erschöpfung. Die guten Resultate stellten sich unverzüglich ein. In der ersten Woche schlief sie jede Nacht sieben Stunden und erwachte morgens entspannt und erquickt. Binnen sechs Wochen war sie wieder 'sie selbst' und konnte sich allen ihren Problemen stellen.

Mann, 40 Jahre. Er war ein mutiger Mensch, aber ruhelos, reizbar, und ängstlich. Er hatte viele Probleme im familiären Bereich und trank viel, um Abstand von seiner Seelenpein zu gewinnen. *Agrimony* wurde ihm als einziges Mittel verschrieben. Nach einer zweimonatigen Behandlung hatte er kein Verlangen nach Alkohol mehr und konnte seine zahlreichen Probleme analysieren und lösen. Er war wieder ein ausgeglichener Mensch geworden.

Knabe, 9 Jahre. Asthma seit Geburt. Ein heiteres, glückliches Kind, das sich selbst bei den schwersten Anfällen nicht beklagte und versuchte, aus seiner Behinderung das Beste zu machen. *Agrimony* wurde als einziges Mittel verordnet. Nach Beginn der Behandlung hatte er noch einmal einen Asthma-Anfall, danach aber nie mehr. Er war vollständig genesen.

Frau, 40 Jahre, ledig. Sie litt unter rheumatischen Beschwerden in Oberarm und Schulter der linken Seite. Die Schmerzen waren so schlimm, daß sie nicht mehr schlafen konnte. Als sie sich wegen einer Behandlung an uns wandte, sah sie krank und ausgelaugt aus, zeigte sich aber trotzdem heiter und fröhlich. Sie erhielt *Agrimony* als ihr Typenmittel, weil sie ihren Schmerz mit so heiterer Miene ertrug. *Impatiens* erhielt sie für ihre innere Spannung. Nach drei Tagen konnte sie berichten, daß es ihr viel besser gehe, obwohl die Schulter noch etwas steif sei. Sie bekam zusätzlich *Vervain,* weil sie versuchte, ihren linken Arm bei ihrer täglichen Arbeit zuviel zu bewegen und belasten, ungeachtet der Steifheit und Schmerzen. Nach weiteren zwei Tagen berichtete sie, daß die Steifheit ganz verschwunden sei und sie selbst sich allgemein wesentlich besser fühle. Die Behandlung wurde noch einige Wochen fortgesetzt, bis die Patientin meldete, sie fühle sich nun völlig geheilt.

Frau, 63 Jahre, ledig. Als sie zu uns zur Behandlung kam, war ihr ganzer Körper von einer Hautreizung betroffen, manchmal schwoll deshalb auch die Haut im Gesicht auf. Normalerweise war sie eine fröhliche und gesunde Frau. Ihr Haus in London war während des Krieges von Brandbomben schwer beschädigt worden, und sie selbst wurde damals wegen der späten Folgen des Schocks behandelt und erholte sich anscheinend. Die Behandlung wurde 1946 begonnen. Sie erhielt *Agrimony* wegen ihrer heiteren Veranlagung und als ihr Typenmittel. *Star of Bethlehem* bekam sie wegen des erlittenen Schocks, und *Holly,* nachdem sich herausstellte, daß sie die Vorstellung haßte, ihr Zuhause verloren zu haben, und in diesem Zusammenhang noch starken Groll hegte. Nach drei Wochen berichtete sie, daß der Ausschlag fast verschwunden sei. Die Arznei nahm sie weiterhin ein, und nach einem

Jahr schrieb sie abermals, um mitzuteilen, daß sie „völlig geheilt" sei – wenngleich ohne Angabe, seit welchem Zeitpunkt – und sich „wieder ganz wohl" fühle.

Mann, 42 Jahre. Er war Polizist und hatte nach häuslichen Schwierigkeiten einen Nervenzusammenbruch. Er schlief schlecht und fühlte sich allgemein „abgespannt", behielt aber seine Probleme für sich und zeigte der Welt ein gefaßtes, tapferes Gesicht. Ihm wurde allein *Agrimony*, sein Typenmittel, gegeben. Nach drei Wochen berichtete er, daß er sich wieder gut fühle und viel besser schlafe. Er setzte die Einnahme fort, und nach weiteren vier Wochen meldete er, daß es ihm weitaus besser gehe, und er nun auch kein Abführmittel gegen seine Verstopfung benötige. Zwei Monate nach Beginn der Behandlung schrieb er: „Wenn ich jetzt zurückblicke, erscheint mir meine Krankheit wie eine Art Alptraum. Inzwischen bin ich völlig geheilt."

Knabe, 6 Monate, gestillt. Die Mutter hatte wegen eines Abszesses an der Brust Penizillin erhalten, worauf das Baby mit einem Ausschlag im Gesicht reagierte. Das Kind war ein fröhliches, glückliches kleines Wesen. Es schlief gut und schien sich von dem Ausschlag nicht stören zu lassen. Der Knabe erhielt *Agrimony* als sein Typenmittel und *Crab Apple* zur Reinigung seines Körpers von den Auswirkungen des Penizillins. Binnen zwei Tagen war der Ausschlag verschwunden, und die Pusteln schuppten sich ab. Nach einer Woche waren alle Symptome des Auschlages fort und kehrten nie mehr zurück.

Auszug aus einem Brief, den wir von einer Patientin erhielten: „Ich mache mir Sorgen und Ängste, weil mein Gaumen so weich und schwammig ist, daß ich meine untere Zahnprothese schon seit vier Jahren nicht tragen konnte. Ich bin normalerweise eine glückliche Frau, aber dieser Kummer hat mich so belastet, und ich fürchte, daß mein Mund sich verschlimmern wird, so daß ich überhaupt nichts mehr essen kann." Sie bekam *Agrimony* für ihre Sorgen verordnet und für ihre Seelenpein. *Rock Rose* erhielt sie für ihre große Angst, die sich fast zu Panik steigerte. *Hornbeam* wurde hinzugegeben, um ihr Kraft zu vermitteln. Nach vier Wochen schrieb sie wieder um mitzuteilen, daß ihr Gaumen sich zu verfestigen beginne; sie erhielt die gleiche Blütenmittel-Mischung erneut. Kurz darauf kam es zu einem Rückfall, als sie von Groll und Ungeduld beherrscht wurde; ihre Ängste kehrten doppelt so stark zurück. Sie erhielt folgendes Rezept: *Agrimony* als Grundmittel, *Rock Rose* wie zuvor, *Willow* für ihren Groll, *Impatiens* für die Ungeduld, und *Gentian* für die durch den Rückschlag ausgelöste Entmutigung. Nach einem Monat schrieb sie und meldete, daß sie sich nun glücklicher fühle als seit langer Zeit. Es gehe ihr viel besser, und sie könne nun wieder ohne Beschwerden ihre Prothese tragen.

Kapitel 3

Aspen – Espe

Schlüssel: Vage Ängstlichkeiten unbekannten Ursprungs, Befürchtungen, Vorahnungen

Die *Aspen*-Ängste sind 'psychologische' Ängste. Sie überkommen uns – oft als böse Vorahnungen – ohne bekannten Grund bei Tag oder Nacht. Man wacht vielleicht plötzlich mitten aus dem Schlafe auf in panischem Entsetzen, ohne zu wissen, warum – vielleicht wegen eines schlimmen Traumes, der aber bereits wieder vergessen ist –, und fürchtet sich dann, wieder einzuschlafen, weil die Angst zurückkommen könnte. Häufig steht die *Aspen*-Angst in Zusammenhang mit Gedankenbildern der Themenkomplexe Tod und Religion. Die irrationale, unheimliche, Gänsehaut erregende, haarsträubende Angst vor etwas, das weder sicht- noch hörbar ist, gehört zum *Aspen*-Typ: Angst, die so plötzlich wie unerklärlich einsetzt. Sie kommt gleichsam aus heiterem Himmel angeflogen und überfällt ihr Opfer schlagartig, häufig gefolgt von starkem Entsetzen oder Panikgefühlen. Normalerweise packt einen diese Angst, wenn man allein ist; zuweilen aber fällt sie mit eiskalter Panik und unerklärlichem Entsetzen auf einen herab, wenn man im Kreise von Freunden ist und sich damit, um es so auszudrücken, in einer glücklich-entspannten, sicheren Situation befindet. Wer solche Zustände erlebt, spricht darüber kaum mit anderen Menschen, denn er weiß keinen bestimmten Grund dafür zu nennen und rechnet deshalb mit Ungläubigkeit oder Mißverständnis und dem Bescheid: „Das bildest du dir doch bloß ein!“ Dr. Bach schrieb: „Die Ängste vor einer Operation, dem Zahnarztbesuch, einem Gewitter, dem Feuer oder einem Unfall – das sind physische, gezielte Ängste, und sie sind schlimm genug. Sie sind aber nichts im Vergleich mit der grundlosen, tiefen Angst, die sich über einen senkt wie eine dunkle Wolke und Furcht, Entsetzen, Schrecken, schlimme Vorahnungen und sogar Panik mit sich bringt, ohne daß der geringste Anlaß dafür zu erkennen ist. Solche Zustände gehen oft mit Zittern und Schwitzen einher aus Angst vor etwas Unbekanntem. *Aspen* ist das Heilmittel für diese Art von Angst." Davon unterscheidet sich die Furcht des *Mimulus*-Typs deutlich: sie hat immer einen bekannten Grund, ein konkretes Ziel. Die *Aspen*-Angst dagegen ist dem schieren Entsetzen von *Rock Rose* verwandt, und beide führen oft zu emotionalen bis physischen Panikzuständen.

Dr. Bach sagte über die positiven Aspekte von *Aspen:* „Furchtlosigkeit aufgrund des Wissens, daß die universale Macht der Liebe hinter allem steht. Wenn wir diese Erkenntnis erst einmal erlangt haben, sind wir jenseits von Schmerz und Leiden, jenseits von Sorge, Kummer oder Angst. Dann haben wir alles hinter uns gelassen – außer der Freude am Leben, der Freude des Todes und der Freude über unsere Unsterblichkeit. [Diese Furchtlosigkeit] erzeugt in uns das Verlangen, Erfahrungen willkommen zu heißen, uns auf Abenteuer zu freuen in dem Wissen, daß sie uns zu unserer himmlischen Heimat führen werden, und daß wir unseren Weg ohne Angst durch alle Gefahren und Schwierigkeiten beschreiten können." Ein altes chinesisches Sprichwort lautet: „Angst klopfte an die Tür, Vertrauen öffnete – und niemand war draußen."

Fallbeispiele

Frau, 26 Jahre, ledig. Sie war von äußerst nervöser Veranlagung und fürchtete sich ständig vor etwas, ohne diese Ängstlichkeit erklären zu können. Wenn die Angst sie überkam, war ihr, als müßte sie in Ohnmacht fallen, was auch recht häufig passierte. Sie litt an Herzjagen und hatte das Gefühl, als fehle ihr die Kraft, sich den Problemen des Lebens zu stellen. Sie erhielt *Aspen* als das Typenmittel für die unerklärliche Angst. *Larch* wurde zusätzlich verordnet, um ihre Selbstvertrauen zu stärken. Nachdem sie die Medizin einen Monat lang eingenommen hatte, war kein großer Unterschied festzustellen – außer, daß sie inzwischen nicht mehr ohnmächtig geworden war. Am Ende des zweiten Monats berichtete sie, nur noch einen Angst-Anfall gehabt zu haben, und ihr Herzklopfen komme fast überhaupt nicht mehr vor. Allgemein fühle sie sich viel besser. Sie nahm die gleiche Arznei noch zwei weitere Monate ein, nach denen sie meldete, sie habe sich „körperlich noch nie zuvor so gut gefühlt“ und fürchte sich nun vor keiner Situation mehr. Sie hatte ihre Angst soweit verloren, daß ihre Bekannten sie fragten, welcher Art von Behandlung sie sich unterzogen habe, die so bemerkenswerte Besserungen bewirke.

Frau, 50 Jahre. Seit Kindheit hatte sie unter der unerklärlichen Furcht gelitten zu ersticken. Im Laufe der letzten beiden Jahre hatte diese Angst derart zugenommen, daß die Patientin nur unter Schwierigkeiten schlucken konnte, da sie ständig das Gefühl hatte, ein Band schnüre ihr die Kehle zu. Als sie sich wegen einer Behandlung an uns wandte, hatte sie bereits Gewicht verloren, und ihre Vitalität war sehr reduziert. Eine Röntgenuntersuchung konnte keinerlei körperliche Ursache für ihren Zustand ausfindig machen. Die Patientin bekam *Aspen* als ihr Typenmittel: für unerklärliche Angst. Darüber hinaus erhielt sie die Anweisung, die Tropfen nicht nur oral einzunehmen, sondern auch als Lotion dreimal täglich im Kehlbereich äußerlich anzuwenden. Die Resultate waren so rasch wie günstig. Nach drei Wochen berichtete sie, daß sie nun ohne Schwierigkeiten schlucken könne, und das lästige Gefühl, von einem Band um die Kehle erdrosselt zu werden, sei ganz verschwunden. Wir empfahlen ihr, die Medizin weiterhin anzuwenden. Einige Wochen danach schrieb sie: „Inzwischen habe ich ganz vergessen, daß ich jemals Angst vor Erstickung hatte.“

Frau, 60 Jahre. Seit ihrer Kindheit hatte sie unter unerklärlichen Angstzuständen zu leiden gehabt, an denen sie nachts aufwachte, zitternd, verängstigt, häufig mit Übelkeit und von kaltem Schweiß bedeckt. Sie erhielt *Aspen* als ihr Typenmittel. *Star of Bethlehem* wurde dazugegeben wegen eines Schocks, den sie als Teenager erlitten hatte. Nach einem Monat berichtete sie, sich wesentlich besser zu fühlen; sie litte aber immer noch an Verdauungsstörungen. Ihre Schwester hatte angedeutet, daß die Symptome möglicherweise auf Krebs hinwiesen, und dieser Gedanke erfüllte sie mit Schrecken. Sie erhielt zu den bereits verordneten Heilmitteln noch *Rock Rose,* um der Angst vor der eventuellen Krebserkrankung entgegenzuwirken. Von da an machte sie kontinuierlich Fortschritte; ihr Gesundheitszustand besserte sich beträchtlich, und die Ängste verschwanden allmählich. Die Behandlung wurde noch drei Monate lang fortgesetzt, danach meldete die Patientin, daß alle ihre Ängste verschwunden seien, und sie sich wieder sehr glücklich fühle.

Mann, 60 Jahre. Er war Pfarrer, und hatte im Jahr zuvor eine Koronarthrombose erlitten. Er kam zur Behandlung und sagte, er sei von Angst erfüllt. Er stellte sehr deutlich fest, daß es keine Angst wegen seines Herzleidens sei, sondern eine Furcht unbekannter Ursache, Angst ohne Grundlage oder Veranlassung. Er war sehr deprimiert und müde geworden und hatte das Interesse an der Arbeit für seine Gemeinde verloren. Seine Stimme klang schwach und versagte immer häufiger während des Gottesdienstes in der Kirche. Er erhielt *Aspen* als Typenmittel für unerklärliche Ängste, und *Olive* für seine Erschöpfung und daraus resultierende Niedergeschlagenheit. Die Behandlung dauerte drei Monate. Zunächst gewann er seine Kraft und das Interesse an der Arbeit in der Gemeinde wieder. Am Ende der Behandlung berichtete er, daß seine Stimme wieder normal und seine alte Begeisterung für die Arbeit zurückgekehrt seien; am wichtigsten war ihm aber, daß er nicht mehr von jenen unangenehmen Angstzuständen beherrscht wurde.

Mann, 80 Jahre. Während der letzten zwei Jahre hatte er unter einer unerklärlichen Angst gelitten, daß in seinem Haus Feuer ausbrechen könnte. Er wurde dadurch immer nervöser und begann sich irrational zu verhalten. Häufig stand er des Nachts auf, kleidete sich an und ging die Treppe hinunter, um sich davon zu überzeugen, ob alles in Ordnung sei. *Aspen* war offensichtlich das richtige Mittel für ihn und seine unbegründete Angst. Er erhielt auch *Crab Apple,* was sein furchterfülltes Gemüt klären sollte, das auch eine Stauung im Brustraum verursacht hatte. Nach dem ersten Monat der Behandlung schrieb seine Frau und teilte mit, daß sich sein Zustand sehr gebessert habe. Er ging nun nachts nicht mehr nach unten, und die Beschwerden im Brustkorb hatten auch stark nachgelassen. Die Heilmittel nahm er noch weitere zwei Monate ein, dann berichtete seine Frau, daß er „in Körper und Gemüt ein ganz anderer Mensch“ geworden sei.

Kapitel 4

Beech – Buche

Schlüssel: Intoleranz, Kritiksucht, Urteilssucht

Dr. Bach sagte über die *Beech*-Persönlichkeit: „Es liegt auf der Hand, daß keiner von uns in der Position ist, ein Urteil zu sprechen oder Kritik zu üben, denn selbst der Klügste unter uns sieht und kennt nur den geringsten Bruchteil des großen Planes aller Dinge, und da wir so wenig wissen, vermögen wir nicht zu beurteilen, wie der große Plan sich entfalten wird." Er schrieb auch: „[Wir sollten] toleranter, nachsichtiger und verständnisvoller gegenüber den verschiedenen Weisen sein, in denen jeder einzelne und alles sich seiner jeweiligen Vollendung nähert."[(2)] Der *Beech*-Typ ist ein intoleranter Charakter, der kein Verständnis für die Fehler und Unzulänglichkeiten anderer aufzubringen versucht. Anstatt sich zu bemühen, die guten Eigenschaften im anderen zu sehen, neigt der *Beech*-Typ dazu, nach ihren Fehlern auszuschauen und sie zu kritisieren. *Beech*-Menschen fehlt allgemein Bescheidenheit, aber auch das Vermögen, sich in die Position eines Mitmenschen zu versetzen. Häufig sind sie einfach unfähig, die Tatsache zu erkennen, daß der andere vielleicht nicht die gleichen Vorteile besitzt wie sie selbst, oder den Erfahrungsvorsprung, den sie bereits das Privileg hatten, sich zu verschaffen. Manchmal regen sie sich wegen unwichtiger Gewohnheiten, Gesten und Idiosynkrasien anderer Menschen über alle Maßen auf, und ihr Ärger steht dann in keinem Verhältnis zur Bedeutung dessen, das ihr Mißfallen erregt hat. Hier haben wir es mit einer klassischen Illustration der Aufforderung zu tun, zuerst den Balken im eigenen Auge zu suchen. Eine *Beech*-typische Äußerung lautet: „Ich habe eine starke, tief verwurzelte Aversion gegen Oberflächlichkeiten aller Art. Ich verlange und strebe nach Exaktheit, Ordnung und Disziplin in jeder Hinsicht." Diese Neigung zum Kritisieren macht sie zu recht einsamen Menschen, denn sie isolieren sich selbst von der freundlichen, toleranten Gemeinschaft ihrer Mit-

(2) Edward Bach: *Die zwölf Heiler und andere Helfer* (in: *Gesammelte Werke,* Kp. IV)

menschen. Der *Beech*-Typ unterscheidet sich vom *Water Violet*-Menschen, da dieser wirklich klug und verständig ist und sich deshalb vielleicht jenen überlegen fühlt, die nicht den gleichen Weg beschreiten. Diese Art von Überlegenheitsgefühl ist mit einer gewissen Zurückhaltung gegenüber dem normalen Sterblichen verbunden. Der *Water Violet*-Typ würde aber nie anfangen, andere zu korrigieren oder zu kritisieren, mit denen er nicht übereinstimmt – auch dann nicht, wenn er sich ihnen überlegen fühlt.
Über die positiven Aspekte des *Beech*-Typs sagte Dr. Bach: „[Ein Vorbild] an vollendeter Toleranz. Wir finden es in Christus, der zuließ, daß die Soldaten ihm die Dornenkrone aufs Haupt drückten und seine Hände und Füße mit Nägeln durchbohrten, ohne daß er dabei einen harten Gedanken hegte. Stattdessen betete er für sie: ‘Vater, vergib ihnen, denn sie wissen nicht, was sie tun.’“

Fallbeispiele

Mann, 54 Jahre. Er war Junggeselle und lebte bei seiner Mutter und seinen vier Schwestern. Er war dauernd sehr reizbar und ungeduldig; die Eigenheiten seiner Familie konnte er nicht ertragen. Um dieser Realität zu entfliehen, versuchte er, in einer selbstgeschaffenen Traumwelt zu leben. Sieben Wochen, bevor er zu uns zur Behandlung kam, begann er unter Ischiasbeschwerden zu leiden. *Beech* wurde ihm wegen seiner intoleranten Haltung als Typenmittel verordnet, dazu *Clematis* aufgrund seiner Versuche, sich in eine Traumwelt zu flüchten, um dem aus dem Wege zu gehen, was er für unangenehm hielt. Sein erster Bericht war ermutigend: Er teilte uns mit, daß er nun keine Ischialgien im Oberschenkel mehr habe; das Bein sei aber noch schwach und ‘unberechenbar’, wie er schrieb. Er bekam abermals die gleichen Mittel, und nach zwei weiteren Monaten schrieb er: „Die Beschwerden im Bein sind restlos verschwunden. Ich habe beschlossen, mich in einer anderen Stadt nach einer Arbeit umzusehen und einen eigenen Haushalt zu führen. Dann habe ich eine bessere Chance, etwas verständnisvoller über meine Familie nachzudenken.“

Mann, über 40 Jahre. Er war von Beruf Gebrauchsgraphiker. Seit über einem Jahr litt er unter einem Ausschlag im Gesicht, an Armen und Händen. Für seine Ärzte hatte er viel Kritik übrig und war recht verärgert, da es ihnen nicht gelungen war, ihn zu heilen. Er war allgemein gegen viele Dinge kritisch eingestellt, besonders gegen – wie er selbst es ausdrückte – „langweilige Dinge und langweilige Leute". In bezug auf den Ausschlag war er schon dabei zu kapitulieren, aber er fühlte sich unrein mit ihm. *Beech*, sein Typenmittel, wurde ihm wegen seiner Kritiksucht verordnet. Dazu bekam er *Crab Apple* zur Bereinigung seines Hautleidens. Sechzehn Tage danach war sein Ausschlag völlig verschwunden, aber er fürchtete noch, daß er von neuem erscheinen könne. Wegen seiner mutlosen Ansichten erhielt er *Gentian* als drittes Heilmittel. Danach bekamen wir nichts mehr von ihm zu hören, bis er zwei Jahre später schrieb: Der Hautausschlag sei nie mehr aufgetreten, nun litte er aber an einer Steifigkeit in beiden Schultergelenken. Er erhielt abermals *Beech* als Typenmittel, dazu *Crab Apple,* da er den Eindruck erweckte, an seiner kritischen, starren Einstellung festzuhalten. Im folgenden Monat schrieb er noch einmal und teilte mit, daß er nun völlig frei von Schmerzen und Steifigkeit sei.

Frau, 46 Jahre. Sie schrieb uns folgende Selbstdarstellung: „Ich bin eine überzeugte Reformerin. Ich liebe es, andere Menschen zu verändern, besitze aber nicht genug Demut, um als leuchtendes Vorbild voranzugehen. Ich bin zu intolerant. Ich leide unter starken Schmerzen wegen Stoffwechselgiften und Entzündungen aufgrund einer unheilbaren Magenverengung." Sie erhielt *Beech* als ihr Typenmittel wegen ihrer Intoleranz, *Vervain* für das Verlangen, die Menschen ihrer Umgebung zu bekehren, und *Crab Apple,* weil sie ihr Schreiben mit der Bemerkung schloß: „Ich kann mich selbst nicht leiden." Sie nahm die Mittel drei Monate lang ein. In dieser Zeit kam es zunächst nur zu einer leichten Besserung, aber dann ging es ihr plötzlich wirklich drastisch besser. In ihrem letzten Bericht hieß es, sie habe das Gefühl, ein anderer Mensch geworden zu sein und fühle sich nun richtig wohl.

Mann, 70 Jahre. Er war äußerst intolerant und kritisch gegenüber jedem, der nicht so dachte wie er. Er erschöpfte sich buchstäblich mit Bemerkungen wie: „Wie kann jemand nur so denken?" oder: „Ich kann nichts Gutes an diesem Menschen finden." Er war reizbar und mürrisch und kannte kaum eine Freude in seinem Leben. *Beech,* offensichtlich sein Typenmittel, wurde ihm allein verordnet. Nach einigen Wochen konnte er sagen: „Ich kann meinen eigenen Fehler erkennen." Er fuhr fort, das Mittel einzunehmen, wurde dabei allmählich regelrecht mit neuer Vitalität erfüllt und entwickelte einen außerordentlichen Sinn für Humor.

Frau, 69 Jahre. Sie war selbst ein ungeheuer tüchtiger Mensch, anderen gegenüber jedoch äußerst kritisch eingestellt. Sie konnte einfach nicht verstehen, warum andere nicht in der Lage zu sein schienen, bei ihrer Arbeit ebenso auf die Details zu achten wie sie selbst. Sie sprach diese Vorwürfe zwar den anderen gegenüber nie aus, fühlte sich diesen aber immer weit überlegen. Infolge ihrer Einstellung hatte sie unter einer Stauung im Brustkorb sowie unter Bronchitis zu leiden. Ihr Typenmittel *Beech* wurde für die Intoleranz verordnet, dazu *Crab Apple* zur Klärung ihrer Atemwege und Denkweisen. Sie nahm beide Mittel eine ganze Zeitlang ein, bevor sie zugab, daß ihre Haltung sich enorm veränderte. Sie sagte, nun viel mehr Verständnis für die Probleme und Schwierigkeiten anderer Menschen zu besitzen. Die Bronchitis und Verschleimung ihrer Atemwege war bereinigt, und nach vier Jahren schrieb sie uns, daß diese Symptome nie mehr wiedergekehrt seien.

Mann, 52 Jahre. Er war im Ruhestand und litt sehr unter einem Ekzem am Hodensack; die Haut war örtlich dunkel und lederartig verhärtet. Als er zur Behandlung zu uns kam, hatte er die Beschwerden schon über zwei Monate gehabt. Er war ein intoleranter, höchst kritischer Mensch, besonders wenn es um die Lebensweise anderer ging. Er bekam *Beech*, das Typenmittel für seine intolerante Einstellung gegenüber seinen Mitmenschen, sowie *Crab Apple,* zur Reinigung seines Organismus. Innerhalb eines Monats war das Ekzem verschwunden und die Hautveränderungen waren nicht mehr festzustellen. Die Blütenmittel nahm er noch einen Monat weiter ein. Danach berichtete er, seine Familie sage, er sei wesentlich toleranter, und das Zusammenleben mit ihm leichter geworden.

Frau, 55 Jahre. Sie hatte unter Leber- und Nierenbeschwerden gelitten, die, wie sie sagte, durch eine pflanzliche Therapie wesentlich gebessert wurden. Es kam jedoch zu einem Rückschlag, und so wandte sich wegen einer Behandlung an uns. Sie äußerte, eine überzeugte Reformerin zu sein, und liebend gerne *andere* zu verändern, die sie auf dem falschen Wege wähnte. Sie wollte, daß die anderen genauso dächten wie sie selbst, und wenn es ihr nicht gelang, dies zu erreichen, wurde sie sehr intolerant in Bezug auf deren Mangel an Verständnis. *Beech* war ihr Typenmittel, und sie erhielt auch *Crab Apple* zur Reinigung ihrer Denkweise, sowie *White Chestnut,* da sie sagte, daß es ihr unmöglich sei, Sorgen aus ihrem Gemüt zu verbannen. Nach dem ersten Monat der Behandlung berichtete sie eine Besserung, hatte aber nach eigenen Angaben immer noch nicht genügend Toleranz entwikkelt. Sie nahm die gleichen Heilmittel weiter, und zwei Monate danach meldete sie, daß ihre Gesundheit sich gewaltig verbessert habe, und ihr selbst sei schließlich klar geworden, daß sie andere Menschen ihren eigenen Weg gehen lassen müsse. Sie habe gelernt, daß es nicht ihre Aufgabe sei, sich in das Leben anderer einzumischen oder sie zu kritisieren.

Kapitel 5

Centaury – Tausendgüldenkraut

Schlüssel: willensschwach, leicht beeinflußbar, unterwürfig

Die *Centaury*-Menschen sind still, manchmal scheu, zeigen keine ausgeprägte Individualität, sie sind gefügig und immer willens, etwas für andere zu tun. Sie sind unterwürfig, leicht zu manipulieren, und so fallen sie häufig skrupellosen Menschen zum Opfer, die ihre Gutwilligkeit ausnützen. Sie sind die 'Fußabtreter', die von anderen sowohl überfordert als auch mißbraucht werden, weil sie nicht die Willensstärke besitzen, sich zu wehren. Auf diese Weise tragen sie zur Vorherrschaft der Rücksichtslosen bei. Sie ermüden leicht, und es scheint ihnen oft an Vitalität zu mangeln. Äußerlich sind sie meistens matt und farblos, obwohl sie in Wirklichkeit innerlich hellwach und aktiv sind. In dieser Hinsicht unterscheiden sie sich von den *Clematis*- Menschen, die sich leicht führen und beeinflussen lassen, weil sie mit ihren Gedanken häufig woanders sind und nur wenig Interesse an der Gegenwartssituation haben. Im Gegensatz zum *Hornbeam*-Typ ermüdet der *Centaury*–Mensch, weil seine Vitalität durch die überreichlichen Gefälligkeiten für andere und die Ausführung der Wünsche von anderen verausgabt wird – also nicht, weil er irgendwie abgeneigt ist, die Dinge zu tun. Der *Centaury*-Typ widerspricht nicht und lehnt sich auch nicht im eigenen Interesse auf; er ist immer rasch dabei, den Wünschen anderer nachzukommen. Sein Handeln und Denken ist häufig von den Forderungen und Vorstellungen seiner Umgebung, aber auch von Konventionen geprägt. Weil die *Centaury*-Menschen im Leben nicht ihren eigenen Zielen oder Ideen nachgehen, versäumen sie viel von der Freude, die ihnen unabhängige, eigene Unternehmungen und Erfahrungen bringen können. Sie verbringen ihr Leben oft ohne Notwendigkeit fest an ihre Familie (oder Eltern) gebunden und vernachlässigen dadurch ihre eigene Mission im Leben. Häufig treten sie in das Geschäft ihres Vaters ein, statt ihrer eigenen Veranlagung zu folgen, oder sie warten ergeben einem leidenden Elternteil auf. In beiden Fällen ruinieren sie sich das Leben durch die servile Haltung, die

sie an ein ungewolltes Loyalitätsverhältnis kettet. Das kann so weit gehen, daß sie eher von einer Heirat Abstand nehmen, als den zu verlassen, der sie versklavt hat. Sie sind in der Tat Sklaven anstatt willige Helfer. *Centaury* gibt Gemüt und Körper Kraft. Es ist äußerst nützlich bei Schwächezuständen nach einer langen Zeit der Krankheit, wenn der Patient sich zu erschöpft fühlt, um selbst irgendwelche Anstrengungen zu unternehmen, weil ihm einfach die Vitalität dazu fehlt.
Die entgegengesetzten Charakteristika des *Centaury*-Typs finden wir bei dem Menschen, der mit Klugheit dient, still und zurückhaltend. Er weiß, wann er zu geben und wann er zu verweigern hat. Ein solcher Mensch kann sich in die Gesellschaft und Gemeinschaft mit anderen wagen, ohne seine Individualität zu verlieren. Er ist ohne weiteres imstande, seine eigenen Meinungen zu äußern und den höheren Maßstäben und Geboten seines inneren Selbst zu folgen. Er kann seine Lebensaufgabe vollenden, ohne sich von den Meinungen anderer beeinflussen zu lassen.

Fallbeispiele

Aus einem Brief einer typischen *Centaury*-Persönlichkeit: „Mutter besitzt eine furchterregende Willenskraft. Manchmal fürchte ich mich fast, meinen Rat oder einen Vorschlag anzubieten. Ich traue mich nicht zu sagen, wie sehr ich mich danach sehne, irgendwohin zu gehen, und hätte ich auch nur einige wenige Stunden für mich allein; ich verzichte lieber darauf, als ihr die unausweichliche Aufregung zuzumuten. Ich fühle mich auch sehr müde, und obwohl ich mir wünsche, wieder mit dem Malen anzufangen, bringe ich weder die Zeit noch die Energie dazu auf. Ich würde gerne schlafen, ich fühle mich so müde. Ich sehne mich danach, für mich selbst planen zu können. Ich wünschte, ich könnte einmal für mich sein, um mich auszuruhen und nachzudenken und dann mit klarem Kopf etwas zu tun. Neulich kam ein Bekannter mit seiner Frau; sie bestanden darauf, mich auszuführen. Mutter wurde wütend und sagte, sie hätten nicht das Recht dazu; sie hätten sie ebenfalls einladen müssen. Wie anders war doch die Einstellung meines Mannes, der einfach sagte: „Wie freundlich von ihnen. Ich hoffe, es macht euch Freude." *Centaury* wurde als Typenmittel verordnet wegen ihrer Unfähigkeit, sich selbst zu behaupten und durchzusetzen; sie nahm die Tropfen drei Monate lang ein. Allmählich begann sie, ihr eigenes Leben zu führen. Sie bestand darauf, jeden Tag etwas Zeit für sich zu haben, um sich dem Malen und ihren Freunden zu widmen, die sie nun besuchte. Schließlich setzte sie sanft, aber entschlossen durch, ihre eigenen Wege zu gehen und stellte zu ihrer eigenen Überraschung fest, daß es ihrer Mutter sehr half, daß sie nicht mehr ihre Wünsche und Launen aus den Augen ablas und auf der Stelle erfüllte. Ihre Mutter wurde wesentlich rücksichtsvoller gegenüber anderen Menschen – möglicherweise zum erstenmal in ihrem Leben.

Frau, 41 Jahre. Sie war Mutter von zwei Kindern. Sie litt stark unter Schlaflosigkeit und hatte die zwölf Wochen vor der Konsultation praktisch nicht mehr geschlafen. Alle möglichen Arten von Behandlungen – einschließlich Elektroschocks – hatte sie bereits hinter sich, aber nichts hatte ihr geholfen. Als sie zu uns kam, war ihr Blutdruck niedrig, sie war blutarm und fühlte sich erschöpft; am schlimmsten aber war, daß sie jegliches Interesse an ihrer äußeren Erscheinung und am Leben allgemein verloren hatte. Ihre Kindheit war sehr schwierig gewesen. Ihr Vater beherrschte die ganze Familie, und die Kinder behandelte er wie seine Sklaven. Die Patientin hatte das Gefühl, ein Niemand zu sein, und so arbeitete sie hart und unermüdlich, um sich Anerkennung zu verdienen. Sie sprach sehr empfindlich auf die Meinungen anderer an und stand wie unter dem Zwang, „immer das Richtige zu tun". *Centaury* wurde ihr als Typenmittel verordnet, um sie von der Dominierung ihres Vaters sowie der sklavischen Unterwerfung gegenüber den Konventionen zu befreien. Zusätzlich erhielt sie *Honeysuckle,* um die Bande der Vergangenheit zu lösen, und *Olive,* um Körper und Gemüt nach ihrer Erschöpfung zu kräftigen. Nach dem ersten Monat sah es besser um sie aus. Sie schrieb, daß sie wieder begonnen habe, Golf zu spielen; ihr Schlaf habe sich allerdings nicht gebessert. Nun erhielt sie zusätzlich *Rock Water,* das ihr helfen sollte, zu entspannen und weniger streng mit sich selbst zu sein, damit sie die Freuden des Lebens wieder genießen könnte. Nach dem zweiten Monat berichtete sie, nun wieder besser zu schlafen. Nach weiteren zwei Monaten schrieb uns ihr Mann und teilte mit, sie spiele nun zweimal in der Woche Golf, interessierte sich wieder für ihre Kleider und genieße das Leben neu.

Knabe, 11 Jahre. Er war ständig von schlimmen Erkältungen und Grippe-Erkrankungen geplagt. So versäumte er viele Unterrichtstage in der Schule und hinkte hinter dem Stand der Klassenkameraden her. Der Hausarzt hatte zu einer Mandeloperation geraten. Der Junge war sehr zurückhaltend und ließ sich leicht von jedem Stärkeren manipulieren und dominieren. Ihm wurde das Typenmittel *Centaury* verordnet, zusammen mit *Hornbeam,* das ihm Stärke bringen sollte, denn die dauernden Erkältungen hatten an seinen Kräften gezehrt und sogar den Impuls verdrängt, sich selbst anzustrengen. Er nahm die Heilmittel zwei Monate lang und überstand den Winter ohne jede Erkältung. Seine Gesundheit hatte sich so weit gebessert, daß man den Gedanken an eine Entfernung der Mandeln wieder aufgab. Der junge Patient entwickelte eine feste, eigenständige Entschlossenheit und einen starken Willen.

Frau, 62 Jahre. Sie lebte bei ihrer 91jährigen Mutter. Diese besaß eine sehr starke Persönlichkeit und zog der Tochter wie ein Vampir alle Energie ab, bis diese sich in jeder Beziehung völlig erschöpft fühlte. Sie erhielt *Centaury* als Typenmittel, das ihr helfen sollte, sich aus der dominierenden Mutterbindung zu befreien. Weiterhin bekam sie *Hornbeam,* das ihr die Kraft geben sollte, ihre täglichen Pflichten zu bewältigen. Als sie zu uns kam, litt sie auch an Kopfschmerzen und Nebenhöhlenbeschwerden. Nach dem ersten Monat berichtete sie, daß sie sich nun viel besser fühle. Ihre Kopfschmerzen traten weniger häufig auf, sie fühlte sich nicht mehr so ausgelaugt und hatte viel mehr Energie zur Verfügung. Sie bekam wieder die gleichen Blütenmittel verordnet, zusätzlich jedoch *Holly,* da sie schrieb, sehr ablehnende Gedanken und Gefühle gegenüber ihrer Mutter zu hegen. Es wurde ihr auch geraten, ihr gesellschaftliches Leben auszuweiten und häufiger mit Freunden auszugehen – mit anderen Worten: zu versuchen, ein eigenes Leben zu führen. Ihr letzter Brief an uns – nach weiteren zwei Monaten – zeigte, daß es ihr gut ging. Kopfschmerzen und Nebenhöhlenbeschwerden gehörten nun der Vergangenheit an. Sie konnte auch die unangenehmen, ablehnenden Gedanken an ihre Mutter zügeln und sich schließlich ihr gegenüber behaupten. Sie führte nun auch ihr eigenes Leben und war zu einem in jeder Hinsicht glücklichen Menschen geworden.

Frau, 50 Jahre. Sie war von Beruf Köchin und schrieb uns: „Meine Mutter und Schwester sind in einer psychiatrischen Klinik. Mein Vater war sehr dominierend und brachte uns dazu, immer das zu tun, was er gerade wollte. Ich scheine mich heute noch von anderen Menschen beeinflussen zu lassen und tue einfach, was sie mich heißen. Ich werde so müde dabei, daß ich nicht einmal schlafen oder mich selbst behaupten kann." Ihr wurde das Typenmittel *Centaury* verordnet. Nachdem sie zwei Fläschchen der Arznei eingenommen hatte, schrieb sie wieder und teilte uns mit: „Es ist verblüffend! Ich fühle mich viel besser und kann nun sogar selbst Entscheidungen treffen, statt immer nur den Wünschen anderer nachzukommen."

Frau, 67 Jahre, verheiratet. Sie war sehr zierlich, blutarm und hatte sich zu Hause sehr überarbeitet. Nun war sie ängstlich geworden, deprimiert, elend und eifersüchtig, weil sie vernachlässigt wurde. Obwohl sie tat, was sie konnte, um der Familie zu helfen, wurde sie von dieser doch beherrscht und konnte sich nicht für ihre eigenen Rechte einsetzen. Sie erhielt als Typenmittel *Centaury*, um die Dominierung durch ihre eigene Familie zu überwinden, sowie *Holly* wegen der quälenden Gedanken, die ihre Gefühle mit sich brachten. Körperlich erlebte sie eine sofortige Besserung: ein blauer Fleck am Knie heilte auf der Stelle, der Muskelrheumatismus im Rücken verschwand auf Nimmerwiedersehen, die Niedergeschlagenheit aber blieb. Sie erhielt die gleichen Mittel noch weitere vier Monate, während derer sie sich körperlich und gefühlsmäßig allmählich erholte. Schließlich verschwanden auch die Depressionen und kehrten nicht wieder. Sie fühlte sich nun wohl imstande, sich gegen ihre Familie zur Wehr zu setzen und auf ihren eigenen Rechten zu bestehen. Laboruntersuchungen bestätigten, daß ihre anfängliche Blutarmut nun nicht mehr festzustellen war.

Kapitel 6

Cerato – Bleiwurz

Schlüssel: Zweifel an sich selbst und den eigenen Fähigkeiten, Torheit

Da gibt es Menschen, die viel Weisheit besitzen, die intuitiv sind, die berechtigte, eigene Meinungen haben – und trotzdem an ihrer eigenen Fähigkeit zweifeln. Sie sind allzu leicht imstande, törichte Dinge zu tun, indem sie dem Rat anderer folgen, statt auf ihr eigenes, gutes Urteil zu vertrauen. So ist der *Cerato*-Typ. Und wenn er dann entdeckt, daß der fremde Rat, dem er folgte, nichts wert war, sagt er sich: „Ich wußte es besser. Ich *wußte*, daß ich es soundso hätte tun sollen." Aber das ist nur ein schwacher Trost. Ein Patient, der die Neigung hatte, den Rat anderer zu suchen, schrieb uns: „Nachdem mir einige Freunde empfohlen hatten, Honig zu essen, stellte ich fest, daß dies alle meine früheren Symptome wieder hervorrief. Ich hätte das besser wissen müssen, denn Honig habe ich noch nie gemocht oder vertragen und deshalb auch jahrelang nicht gegessen." Manchmal – aber nur selten – wird der *Cerato*-Typ auch den Rat anderer einholen und dann selbst entscheiden, wie er sich verhält. Im Krankheitsfalle ist er sicher, daß eine bestimmte Arznei ihm helfen wird – bis jemand ihm ein anderes Medikament empfiehlt. So tendiert er dazu, ein Mittel nach dem anderen auszuprobieren, um jeweils auf dem Stand der letzten Empfehlungen zu bleiben. *Cerato*-Menschen sind gesprächig, denn sie haben immer Fragen zu stellen, und so ziehen sie anderen mit ihrer Hartnäckigkeit die Kraft ab. *Cerato* unterscheidet sich vom *Scleranthus*-Typ darin, daß dieser sich nicht zwischen zwei Alternativen entscheiden kann, aber letztlich doch selbst zu einem Entschluß kommt, ohne andere um Rat zu fragen – es sei denn, es handelte sich um eine Angelegenheit, die einer fachlichen Meinung bedarf. Weiterhin unterscheidet sich *Cerato* vom *Centaury*-Menschen – der schwach ist und sich deshalb leicht überreden läßt –, denn *Cerato* hat sein eigenes Denken und Wollen und – im Gegensatz wiederum zum *Larch*-Typ – genügend Selbstvertrauen, um zu seiner Entscheidung zu stehen, wenn er sie erst erreicht hat. *Cerato*-Menschen haben viel Bewunde-

rung übrig für solche, die selbstständig denken und rasch zu einem vernünftigen Entschluß gelangen können. Sie neigen sogar dazu, diese derart nachzuahmen, daß man bei manchen Gelegenheiten sogar sagen kann, mit wem sie zusammen waren – oder welchen Film sie zuletzt angeschaut haben!
Der positive Aspekt von *Cerato* ist die ruhige Gewißheit. Solche Menschen sind sehr intuitiv. Sie sind sich ihrer Fähigkeit, zwischen richtig und falsch zu unterscheiden, gewiß und trauen sich zu, unbeeinflußt von irgendwelchen gegenteiligen Ratschlägen oder Empfehlungen zu handeln.

Fallbeispiele

Frau, 68 Jahre, unverheiratet. Sie schrieb uns: „Ich weiß immer, was ich tun will, aber ich glaube, ich brauche immer erst die Bestätigung von mehreren anderen Menschen, und wenn sie nicht alle meiner Meinung sind, folge ich in der Regel der Mehrheit; meistens geht es dann nicht so aus, wie ich es ursprünglich beabsichtigte. Ich weiß, daß das töricht von mir ist, und die Leute sagen mir auch, daß ich ihnen mit meinem ständigen Fragen zur Last falle. Ich werde auch oft müde und habe häufig unter Nebenhöhlenbeschwerden zu leiden, manchmal sogar sehr schwer. Bei solchen Schmerzen könnte ich verzweifeln." *Cerato* war ihr Typenmittel, angezeigt durch ihr mangelndes Vertrauen in das eigene Urteilsvermögen. *Cherry Plum* wurde hinzugegeben, weil sie sich wegen der Nebenhöhlen-Schmerzen so verzweifelt fühlte. Nach drei Monaten war die Entzündung vorüber, und so wurde *Cherry Plum* nicht noch einmal verordnet. Nachdem die Patientin sechs Monate lang *Cerato* eingenommen hatte, schrieb sie uns: „Ich stelle fest, daß ich jetzt nicht mehr andere um Rat fragen muß. Das ist eine große Erleichterung. Ich kann auch glücklich melden, daß ich keine Schwierigkeiten und Schmerzen mit meinen Nebenhöhlen mehr habe."

Frau, 55 Jahre, unverheiratet. Sie hatte immer irgendwelche Beschwerden. Mal war es eine Erkältung, dann wieder Verdauungsstörungen, ein andermal Kopfschmerzen oder Rheumatismus; jedenfalls ging es ihr selten wirklich gut. Obgleich sie wohl in der Lage war, Entscheidungen zu treffen, traute sie diesen nicht. In bezug auf ihre Gesundheit bedeutete dies, daß sie von einer Behandlungsform zur nächsten wechselte, und keine brachte ihr viel Gewinn. Sie war eine talentierte Frau, die ihre Arbeit gut ausführte, und das wußte sie selbst. Als vielseitig interessierter Mensch machte sie dauernd Fehler, weil sie – anstatt sich auf ihr eigenes, gutes Urteil zu verlassen – immer wieder den Rat anderer einholte. Als sie zur Behandlung zu uns kam, war sie sehr entmutigt und deprimiert. Sie erhielt das Typenmittel *Cerato*, dazu auch *Gentian* wegen ihrer Entmutigung. Die Behandlung dauerte lange. Die körperlichen Beschwerden sprachen recht bald auf die Heilmittel an, aber es brauchte volle zwei Jahre, bis die Patientin schließlich imstande war, ihr Leben selbst zu führen und ihrem eigenen Urteil zu vertrauen.

Frau, 45 Jahre. Sie war Krankenschwester und besaß schon langjährige Berufserfahrung. Das Krankenhaus, in dem sie arbeitete, sollte geschlossen werden; ihr neuer Arbeitsplatz wäre im Kreiskrankenhaus. Sie spürte aber schon lange den starken Wunsch, als Gemeindeschwester tätig zu sein, Patienten zu Hause aufzusuchen und in den benachbarten Ortschaften. Sie hatte bereits die Fahrprüfung abgelegt und bestanden. Doch dann, sagte sie, habe sie plötzlich das Vertrauen in ihr eigenes Urteil verloren. Obwohl das Verlangen, als Gemeindeschwester zu arbeiten, sehr stark war, überkam sie doch auf einmal das Gefühl, sich in das große Krankenhaus versetzen zu lassen. Vor die Entscheidung gestellt, fing sie an, ihre Freunde um Rat zu fragen. Zu ihrem eigenen Glück hielten ihre Freunde (die offenbar sowohl intelligent als auch ehrlich waren) mit ihrer Meinung zurück und bestanden einmütig darauf, daß sie selbst zu entscheiden habe und das tun sollte, was sie wirklich wünsche. Hier war *Cerato* als Typenmittel angezeigt. Sie nahm die Tropfen ungefähr zwei Wochen lang ein. Am Ende dieser Frist beschloß sie, Gemeindeschwester zu werden. Sie schrieb uns: „Hätten meine Freunde mir geraten, ins Kreiskrankenhaus überzuwechseln, wäre ich bestimmt enttäuscht gewesen. Ich weiß, daß ich Patienten besuchen und selbständig arbeiten will."

Mann, 22 Jahre. Er war der Sohn eines erfolgreichen Arztes. Als er zu uns kam, stand er vor den medizinischen Abschlußexamen. Er war sehr unglücklich, weil er das Gefühl hatte, nicht zum Arzt berufen zu sein. Er wollte schon immer Elektroingenieur werden, aber aus Rücksicht auf den Rat des Vaters, den er selbst gesucht hatte, studierte er Medizin. Dabei handelte er leider gegen seine eigene, innere Überzeugung. Er erhielt *Cerato* als Typenmittel verordnet, um Vertrauen zu seinen eigenen Entscheidungen zu gewinnen, dazu *Impatiens,* weil er nervös und reizbar geworden war. Diese beiden Mittel halfen ihm einzusehen, daß er nicht seiner Berufung gefolgt war, aber er meinte, es fehle ihm noch der Mut, die notwendige Veränderung durchzuführen. *Mimulus* wurde gegeben wegen seiner Angst, eine Veränderung vorzunehmen, sowie *Larch* wegen seiner Minderwertigkeitsgefühle. Er nahm die Medizin weitere zwei Monate lang. Dann schrieb er uns und teilte mit, daß er sich zu dem Entschluß durchgerungen habe, das Medizinstudium aufzugeben. Er war nach London gegangen, „um die Arbeit aufzunehmen, die ich schon immer tun wollte". Allem Anschein nach war er sehr glücklich und hatte schon viele neue Freunde gefunden. Er sagte, daß er sich sehr wohl fühle und endlich sein Leben zu einem Erfolg mache.

Frau, 72 Jahre, verwitwet. Sie konnte ihrer eigenen Meinung noch nie Vertrauen entgegenbringen und fragte immer ihre Bekannten, was diese an ihrer Stelle tun würden, und was sie für ihre schwache Gesundheit unternehmen solle. In der Folge suchte sie einen Arzt nach dem anderen auf, fing erst die eine Behandlung an und ging dann zur nächsten weiter – immer so, wie man es ihr zuletzt geraten hatte und im allgemeinen ohne irgendeinen Nutzen für ihre Gesundheit. Eine große Geschwulst im Bauch bereitete ihr viel Sorgen, da sie fürchtete, es könne sich um etwas Bösartiges handeln; aber sie war nicht gewillt, es operativ entfernen zu lassen. Sie erhielt *Cerato* als ihr Typenmittel verordnet, weil sie ihren eigenen Entschlüssen nicht trauen konnte. *Rock Rose* bekam sie aufgrund des Schreckens, der mit den Gedanken an eine bösartige Erkrankung verbunden war, sowie *Hornbeam,* um ihr Kraft zu geben. Diese Mittel nahm sie drei Monate lang ein. Während dieser Zeit wurde die Geschwulst immer kleiner, bis sie schließlich ganz verschwand. Die Patientin wurde kräftiger, litt nun nicht mehr unter gesundheitlichen Probleme und – wie sie selbst sagte – brachte es fertig, energisch zu werden und ihre Entscheidungen selbst zu treffen.

Frau, 33 Jahre. Sie schrieb uns folgendes: „Ich weiß, was ich wirklich tun will, aber ich habe nicht genügend Selbstvertrauen. Die meiste Zeit meines Lebens folgte ich dem Rat meiner Eltern und Freunde, und ich bin mit meinem Leben und meiner Arbeit nicht glücklich oder zufrieden gewesen. Nun spüre ich den Impuls, das zu tun, was ich tun will. Können die Blütenmittel mir helfen, dabei zu bleiben und diesem Impuls zu folgen?" Sie erhielt ausschließlich ihr Typenmittel *Cerato* verordnet. Sie nahm die Medizin sechs Wochen lang ein, dann schrieb sie wieder und meldete: „Ich habe es geschafft! Jetzt spüre ich, daß ich mir vertrauen kann!"

Frau, 39 Jahre. Sie schrieb: „Ich heiratete einen guten und lieben Mann, aber ich liebte ihn nie. Jetzt habe ich das Gefühl, ihn verlassen zu müssen, in seinem und meinem eigenen Interesse. Ich habe meinen wirklichen Partner kennengelernt. Ich habe mich entschieden, bin aber voll Zweifel und Ängste wegen meines Entschlusses, und so frage ich alle und jeden um Rat. Meistens wird mir von meinem Vorhaben abgeraten, aber ich frage trotzdem weiter." Sie erhielt ihr Typenmittel *Cerato* und nahm es drei Monate lang ein. Danach erklärte sie ihrem Mann die Situation, und er zeigte sehr viel Verständnis. Er willigte in die Scheidung ein und wünschte ihr viel Glück für ihr künftiges Leben.

Anmerkung: In allen hier zitierten Fallbeispielen ermöglichte *Cerato* den betreffenden Patienten, *selbst* zu einer Entscheidung zu gelangen. Jeder entwickelte das Vertrauen gegenüber seiner oder ihrer eigenen Entscheidung und stützte sich auf sein eigenes Urteilsvermögen, ganz gleichgültig, was andere Menschen darüber dachten oder sagten. P.M.C.

Kapitel 7

Cherry Plum – Kirschpflaume

Schlüssel: Verzweiflung; Angst, die Kontrolle oder den Verstand zu verlieren und schlimme Dinge zu tun; Hysterie

Dieses Heilmittel ist für die Verzweiflung und tiefe Depression jener, die am Rande eines Nervenzusammenbruchs stehen. Es ist für jene, die in ihrer Hoffnungslosigkeit mit dem Gedanken spielen, Selbstmord als Ausweg zu wählen. Folgendes ist die typische Äußerung solcher Patienten: „Ich habe kürzlich meinen Mann verloren, und seitdem bin ich schrecklich deprimiert und habe Angst vor der Zukunft. Am schlimmsten aber ist meine schreckliche Sehnsucht, dem allen mit einer Überdosis ein Ende zu bereiten." Ein anderer Patient schrieb: „Ich habe das Gefühl, noch so den Verstand zu verlieren, daß ich mir das Leben nehme." Das ist die verzweifelte, depressive Haltung von Menschen, die sehr viel und lange anhaltende seelische Qual oder körperlichen Schmerz hinter sich haben. Die Ausweglosigkeit wird so deutlich, daß sie meinen, den Verstand zu verlieren unter dem Druck, der sie zermalmt. Sie haben das Gefühl, die Kontrolle über ihr Denken und Tun entgleite ihnen, und sie könnten soweit kommen, etwas Schreckliches zu tun oder anzurichten, an das sie in glücklicheren Zeiten keinen Gedanken verschwendet hätten. Eine Frau schrieb: „... Ich spüre manchmal den unwiderstehlichen Impuls, meinem Mann oder meinem Kind etwas anzutun." Andere wiederum befürchten, verrückt zu werden, den Verstand zu verlieren – z.B. der Patient, der dies schrieb: „...ein schrecklicher Zustand der Depression, das Gemüt ist verwirrt ... Ich weiß nicht, wie es weitergehen soll, und ich sehe auch keinen Ausweg mehr. Es wäre grauenhaft, in einer Anstalt eingesperrt zu sein." Jedoch auch: „Ich habe das Gefühl, ich würde noch wahnsinnig oder durchdrehen." Am traurigsten und gefährlichsten aber war die Situation des Patienten, der schrieb, er „spürte heftige, fast mörderische Impulse, die plötzlich mein Denken beherrschten. Das führt dazu, daß ich auf- und abgehe, laufe, in Gedanken schattenboxe, um eine alte Rechnung zu begleichen. Normalerweise kenne ich

solche Anwandlungen nicht."
Den positiven Aspekt erkennen wir im ruhigen, stillen Mut und Durchhaltevermögen, z.B. des Kriegsgefangenen, der innerlich und äußerlich zu leiden hat, aber dennoch geistig gesund bleibt.

Fallbeispiele

Frau, vorgerückten Alters. Sie erholte sich gerade von einer lange dauernden Krankheit und hatte eine Freundin eingeladen, bei ihr zu wohnen. Sie stellte aber bald fest, daß sie mit ihr nicht auskam und fing an, die Freundin übel zu behandeln. Sie schlug nach ihr oder begann sie hysterisch anzuschreien. Das entsprach ihrem normalen Verhalten nicht im geringsten, und die Freundin zog aus. Dieses Verhalten aber erstreckte sich nun auf alle Menschen, mit denen sie in Kontakt kam, und wurde sogar noch schlimmer. Die Patientin erhielt *Cherry Plum* wegen ihrer mangelnden Selbstbeherrschung. Der Erfolg zeigte sich überraschend bald, denn sie erlitt nur noch einen jener Anfälle. Wir empfahlen ihr, das Mittel noch zwei weitere Monate einzunehmen, um die Besserung ihres Gemütszustandes zu festigen.

Knabe, 3 1/2 Jahre. Das Kind war der Zwilling eines viel kräftigeren Bruders, und man hatte bei seiner Geburt nicht damit gerechnet, daß es am Leben bleiben werde, doch es wurde allmählich stärker und überlebte. Der Kleine hatte jedoch häufig Schreikrämpfe, warf sich auf die Erde, schlug mit dem Kopf auf den Fußboden und warf Gegenstände um sich. Immer wieder fing er sich irgendwie eine Erkältung ein, sein Appetit war schlecht, und häufig übergab er sich nach dem Essen. Er bekam *Cherry Plum* als Typenmittel verordnet, das ihm helfen sollte, die Kontrolle über seine Gefühle zu gewinnen, sowie *Scleranthus,* um seine Stimmungslage zu stabilisieren. Nach vier Monaten berichtete seine Mutter, daß er nun ein normales, ausgeglichenes Kind geworden sei. Sein gesundheitlicher Allgemeinzustand hatte sich gebessert, der Appetit war stärker; der Junge mußte sich nach dem Essen nicht mehr übergeben und bekam auch keine Schreikrämpfe mehr.

Mann, mittleren Alters. Er litt sehr unter seiner Nebenhöhlenentzündung und hatte oft starke Schmerzen. Es handelte sich um einen Menschen, der sich rasch bewegte, der ungeduldig und energisch war, und diese Charakteristika wurden durch die anfallweise auftretenden Schmerzen noch verstärkt. Er glaubte, den Verstand verlieren zu müssen, wenn er nicht bald Hilfe erhielte. *Cherry Plum* wurde ihm als Typenmittel verordnet wegen seiner verzweifelten Gemütslage, dazu *Impatiens* für seine extreme innere Spannung. Beide Mittel sollte er auch in Form heißer Dämpfe und Auflagen äußerlich anwenden. Zu seiner großen Überraschung konnte er schon in der ersten Nacht sehr gut schlafen, und als er am anderen Morgen erwachte, stellte er fest, daß die Schmerzen praktisch wie weggeblasen waren! Er nahm die Tropfen und äußeren Anwendungen noch einige Tage weiter, bis die Sache völlig geheilt war. Etliche Jahre danach berichtete er, daß es nie zu einem Rückfall der Attacken gekommen sei, daß er aber die Mittel nach wie vor einnehme. Er schrieb: „Ich nehme die Heilmittel hin und wieder, denn meine Geduld ist nun gewachsen, und ich wünsche, diesen Zustand aufrechtzuerhalten."

Mann, 30 Jahre. Er kam mit einer Bombenneurose aus dem zweiten Weltkrieg und war überempfindlich und reizbar. Er hatte den ganzen Krieg als Pilot der Luftwaffe mitgemacht, und diese Belastung war einfach zu viel für ihn gewesen. Medikamentöse und Schock-Therapien hatte er bereits hinter sich, ohne dadurch Hilfe zu erfahren. Als er sich wegen einer Behandlung an uns wandte, sagte er, er habe schreckliche Angst, sich das Leben zu nehmen, und spüre doch den fast unwiderstehlichen Drang, ein Messer oder irgendein geeignetes Werkzeug zu packen und „Schluß mit allem zu machen". Er schlief nur wenig, und wenn er in Schlaf fiel, plagten ihn Alpträume. Seinen Appetit hatte er verloren und war ruhelos, dünn und blaß geworden. Er bekam *Cherry Plum* als sein Typenmittel aufgrund des Impulses, Selbstmord zu begehen. Über zwei Monate lang nahm er die Tropfen ein. Im Laufe dieser Zeit wurde er allmählich ruhiger, und die Alpträume traten nicht mehr so häufig auf; auch sein Appetit wurde wieder besser. Zusätzlich zu *Cherry Plum* erhielt er nun *Rock Rose* wegen der Nachwirkungen des Schocks; er nahm diese Kombination weitere zwei Monate ein. Sein Zustand besserte sich stetig, und obwohl ein Fortschritt sich nur langsam einstellte, war er doch auch sicher, und so wurden die Blütenmittel insgesamt ungefähr neun Monate lang eingenommen. Die einzelnen Heilmittel wurden von Zeit zu Zeit gewechselt, wie es seinen Stimmungen entsprach; das Typenmittel *Cherry Plum* war jedoch Bestandteil jeder Kombination. Am Ende der Behandlung war aus unserem Patienten ein anderer Mensch geworden, der sich ruhig, ausgeglichen und vertrauensvoll zeigte. Er konnte seine Arbeit wieder aufnehmen, aß und schlief gut, hatte an Gewicht zugenommen und sah sehr gut in Form und gesund aus. Er heiratete, erhielt eine verantwortungsvolle Position und wurde ein höchst erfolgreicher Geschäftsmann. Das spielte sich vor fast 23 Jahren ab; inzwischen war es nie auch nur zum geringsten Anzeichen eines Rückfalls gekommen.

Frau, 42 Jahre. Als Kind und junge Frau war sie immer ein strahlender, heiterer Mensch gewesen. Von ihrem Mann lebte sie getrennt, er war recht gemein gewesen. Als sie zur Behandlung zu uns kam, äußerte sie, das Gefühl zu haben, als hätte das Leben ihr nichts mehr zu bieten und es lohne sich nicht, noch weiter zu kämpfen. Sie war sehr nervös und übererregbar. Konzentrieren konnte sie sich kaum noch. Ihr Denken schien im Kreise herum zu wirbeln, und von Zeit zu Zeit zitterte sie am ganzen Leibe. Sie sagte, sie fühle sich nur noch im Bett sicher; dort bleibe sie auch und machte sich Gedanken über ihren Selbstmord. Das Haus verließ sie nicht mehr, wenn es sich irgendwie vermeiden ließ. Sie erhielt *Cherry Plum* als ihr Typenmittel verschrieben, weil sie die Kontrolle über ihr Denken verloren hatte und von Selbstmordgedanken verfolgt wurde; *Clematis* wurde ihr gegeben wegen ihrer Konzentrationsschwäche, und da sie tatsächlich bereits in einer selbstgeschaffenen Traumwelt lebte. Zwei Monate danach fühlte sie sich gut genug, um das Haus zu verlassen und Bekannte zu besuchen. Aber die Besserung war nur von kurzer Dauer, und bald darauf meinte sie wieder, zusammenbrechen zu müssen und keine Energie mehr zu besitzen. Sie erhielt *Mimulus* zusätzlich zur letzten Verordnung als Mittel gegen ihre Angst und Nervosität, sowie *Hornbeam* zur Kräftigung von Gemüt und Körper. Ihre nächste Mitteilung besagte, daß die Heilmittel ihr sehr gut hälfen, und nachdem sie die Tropfen weitere zwei Monate lang eingenommen hatte, konnte sie uns schreiben, daß sie sich nun wieder wohl fühle. Sie hatte eine gute Arbeitsstelle gefunden und ihre frühere, glückliche und heitere Einstellung zum Leben wieder zurückgewonnen.

Frau, jung, verheiratet. Sie hatte einen Nervenzusammenbruch erlitten. Kurz vor der Hochzeit wurde der Stuhl, auf dem sie Platz nehmen wollte, unter ihr weggezogen – das sollte ein Spaß sein –, und sie fiel schwer zu Boden. Seit jenem Unfall wollte sie anderen wehtun, schreien und Gegenstände umherwerfen. Sie litt unter einer zwanghaften Angst vor einer bestimmten Person und war entsetzt bei dem Gedanken, allein das Haus zu verlassen, besonders zum Einkaufen. Als sie zu uns kam, war sie sehr angespannt und niedergeschlagen. Sie erhielt *Cherry Plum* als Typenmittel wegen ihres Impulses, andere zu verletzen und der Angst, etwas Schreckliches zu tun; weiterhin *Rock Rose* für ihre Angst, wenn sie allein ausging, sowie *White Chestnut,* um ihr Gemüt zu beruhigen und ihr zu helfen, die Kontrolle über ihr Denken zurückzugewinnen. Nach einem Monat berichtete sie, sich viel mehr wie sich selbst zu fühlen, und sie könne jetzt auch wieder allein zur Kirche gehen. Binnen drei Monaten war sie wieder imstande, sich aufs Stricken zu konzentrieren und sogar Freude daran zu empfinden; sie konnte lachen und lächeln, weil ihre Ängste nachließen. Dann erlitt sie einen Rückfall, und alle Ängste kamen noch einmal zum Vorschein. Da erhielt sie außer ihrem Typenmittel *Cherry Plum* noch *Gorse* für ihre Hoffnungslosigkeit und Entmutigung. Der Fortschritt in gesundheitlicher Hinsicht entwickelte sich weiter, und sie konnte im Kreise ihrer Familie ein glückliches Weihnachtsfest erleben. Die Medizin nahm sie weiterhin, insgesamt sieben Monate lang; danach war sie völlig wiederhergestellt. Zwei Jahre später schrieb sie, daß sie nun zu ihrer großen Freude ein prächtiges Baby geboren habe.

Kapitel 8

Chestnut Bud – Kastanienknospe

Schlüssel: unfähig, aus den eigenen Erfahrungen zu lernen; unaufmerksam in bezug auf die Lektionen des Lebens – deshalb Notwendigkeit von Wiederholungen.

Chestnut Bud ist das Heilmittel für jene, die dazu neigen, die gleichen Fehler immer wieder von neuem zu machen. Sie scheinen die Lektion, die mit einem Erlebnis verbunden ist, nicht zu lernen, aus dem Erfahrenen keine Erfahrung zu gewinnen. Der Grund mag Gleichgültigkeit sein, vielleicht auch eilige Unaufmerksamkeit oder mangelnde Beobachtung. Wie auch immer: diese Menschen scheinen die gleichen Fehler zu wiederholen und den gleichen Schwierigkeiten des öfteren zu begegnen. Am Ende gewinnen sie vielleicht genügend Klugheit, um zu lernen, wie mit solchen wiederholten Begebenheiten erfolgreich umzugehen ist, denn erst dann werden sie von dieser Notwendigkeit freiwerden können. Der *Chestnut Bud*-Typ versucht, die Vergangenheit zu vergessen, und in dieser Hinsicht ist er ganz das Gegenteil des *Honeysuckle*-Menschen, der stets bemüht ist, sich der Vergangenheit zu erinnern! Das Vergessen mag eine gute Sache sein, aber solange die Lektionen aus den Fehlern der Vergangenheit nicht gelernt sind, besitzt der *Chestnut Bud*-Mensch nichts, was ihn in der Zukunft halten kann, und nichts, was ihm in der Gegenwart nützlich ist.
Der positive Aspekt dieses Mittels zeigt sich bei den Menschen, die wachen Auges alles Geschehende beobachten – besonders die Fehler, die passieren. Sie halten ihre Aufmerksamkeit auf die Gegenwart konzentriert und gewinnen Wissen und Weisheit aus jedem Erlebnis. Sie beobachten auch andere und lernen aus deren Erfahrung. Dr. Bach schrieb über *Chestnut Bud:* „Diese Arznei soll uns helfen, den vollen Nutzen aus unseren täglichen Erlebnissen zu ziehen und uns selbst und unsere Fehler so zu sehen, wie andere es wahrnehmen."

Frau, 20 Jahre, ledig. Sie war Studentin an einer Hochschule. Alle zwei bis drei Monate litt sie unter einer sehr schweren Erkältung, die jeweils mindestens eine Woche dauerte. Im Gespräch mit ihr stellte sich heraus, daß ihr die Erkrankung in gewissem Sinne 'willkommen' war, da sie ihr eine Erleichterung im Vergleich mit dem Arbeitsdruck am College bot. Die Patientin war erfüllt von Selbstmitleid und konnte überhaupt nicht verstehen, warum diese Erkältungen so regelmäßig kamen, daß man sich wie an einem Kalender daran orientieren konnte. Zuerst bekam sie *Clematis* verordnet, weil ihr Interesse in Wirklichkeit nicht dem Studium, sondern ihren Tagträumen galt, dazu erhielt sie *Chicory* wegen ihres ausgeprägten Selbstmitleids. Die Erkältungskrankheiten waren lediglich Symptome ihres Fluchtversuchs. Die Wirksamkeit der Mittel beweist die Tatsache, daß die nächste Erkältung nur drei Tage anhielt. Die Patientin bekam *Chestnut Bud* als ihr Typenmittel, nachdem die beiden anderen Blütenarzneien gewissermaßen vorbereitend genommen waren. Sie konnte nur sehr langsam erkennen, daß ihr Interesse nicht ihrem Studium galt. Im Grunde vergeudete sie an der Universität nur ihre Zeit und hätte sich besser anderswo nach einer Beschäftigung umgesehen, die ihr mehr entsprach. Die Resultate der zweiten Verordnung waren glänzend; die Patientin schrieb: „Ich verlasse das College, denn ich habe erkannt, daß ich die Arbeit aufnehmen muß, die ich mir schon immer gewünscht hatte: Hauswirtschaftskunde. Ich habe mich gerade mit dem idealen Mann verlobt. Ich fühle mich prächtig und habe keine Erkältungen mehr."

Frau, ledig. Seit ihrer Kindheit hatte sie unter Migräne und anfallsweise auftretenden Gallenblasenbeschwerden gelitten. Sie arbeitete als Krankenschwester in der Sozialarbeit. Sie zog sich, wann immer es möglich war, zurück, um ganz für sich zu sein. Wenn sie erst allein war, wurde sie schläfrig und glitt in einen Zustand des Tagträumens hinüber. Über viele Dinge machte sie sich Sorgen: z.B. über ihre Arbeit und die Gesundheit ihrer besten Freundin. Obwohl sie sich selbst die Schuld an ihren eigenen Fehlern gab, brachte sie sie nicht in Zusammenhang mit der Migräne. Sie erhielt *Clematis* als Antidot des Tagträumens, *Agrimony* für ihre Sorgen – die zu verbergen sie sich wirklich alle Mühe gab –, und *Pine,* weil sie sich zu viele Selbstvorwürfe machte. Nach drei Wochen meldete sie sich wieder: Sie fühlte sich nun besser und machte sich weniger Sorgen wegen ihrer Freundin; sie hatte inzwischen aber zwei sehr starke Migräne-Anfälle gehabt. Sie hatte sich für einen Malkurs eingeschrieben, der ihr viel Freude bereitete, aber sie konnte nicht verstehen, warum sie die Kopfschmerzen haben sollte. Die Medikation wurde geändert. Nun bekam sie *Chestnut Bud* als Typenmittel, weil sie nicht zu erkennen schien, daß sie ihr ganzes Leben lang versuchte, vor unangenehmen Realitäten in ein selbstgeschaffenes Traumland zu fliehen. Die nächsten Berichte, die hier eingingen, waren ermutigend, und schließlich schrieb sie uns: „Ich hatte jetzt drei Monate keine Kopfschmerzen und Gallen-Attakken mehr. Ich fühle mich wesentlich besser und viel lebendiger. Mir ist klar geworden, daß ich bisher immer vor meinen Sorgen davonlaufen wollte, doch nun kann ich mich ihnen stellen und sie in Angriff nehmen."

Frau, 40 Jahre, verheiratet. Sie hatte ein Geschwür am rechten Bein, das nicht heilen wollte. Obwohl das Geschwür schmerzte und sie nicht schlafen ließ, war sie sehr ruhig und klagte nie. Sie hatte schon verschiedene Bach-Blütenkombinationen eingenommen, aber das Geschwür war immer wieder aufgebrochen. Die Patientin war darüber unglücklich, entmutigt und reizbar. Schließlich bekam sie *Chestnut Bud* verordnet, da man den Eindruck gewann, es handele sich um einen Wesensaspekt in ihr, der sie vom Lernen abhielt und damit die gleiche, schmerzhafte Situation immer wieder neu hervorbrachte. *Gentian* wurde hinzugefügt wegen der Entmutigung und Depression, zu der die wiederholten, gescheiterten Heilungsversuche geführt hatten. Ihr erster Bericht war ermutigend. Sie hatte drei Wochen lang keine Schmerzen gehabt, das Geschwür fing sichtbar an zu heilen, und sie konnte besser schlafen. Sie erhielt die gleiche Blüten-Kombination noch zweimal, und nach ungefähr vier Monaten teilte sie uns mit, daß sie vollkommen geheilt sei. Ein Jahr später schrieb sie noch einmal, um zu melden, daß es keinen Rückfall gegeben habe.

Frau, 76 Jahre. Seit sieben Jahren litt sie im Winter unter einer Trigeminusneuralgie mit Gesichtszuckungen. Die Anfälle waren so schmerzhaft, daß sie das Gesicht nicht berühren konnte, ohne furchtbare Qualen zu erleiden. Tag und Nacht war sie in Angst vor einem neuen Anfall. Als sie zur Behandlung zu uns kam, war sie entmutigt und niedergeschlagen. Sie sagte selbst, daß sie wohl etwas zu lernen habe, es aber offenbar nicht begreife, da die Anfälle jedes Jahr wiederkamen! *Chestnut Bud* erhielt sie als Typenmittel aufgrund ihrer Bemerkung, wohl nur langsam zu lernen. Dazu bekam sie *Rock Rose* für ihre Angst vor Schmerzanfällen, sowie *Gentian* für Niedergeschlagenheit und Entmutigung. Nach drei Monaten schrieb sie uns: „Ich habe mich nun den ganzen Herbst außerordentlich wohl gefühlt und hoffe, den Winter ohne Attacke zu überstehen." Den ganzen Winter über traten keine Neuralgien auf, auch im nächsten Winter nicht. Nach zwei Jahren schrieb sie uns, daß sie keinen einzigen Rückfall erlitten habe.

Frau, 40 Jahre, ledig. Sie litt unter periodisch wiederkehrenden Ekzemen in beiden Ohren und empfand dies als einen Makel, darüber hinaus hatte sie einseitig Kopfschmerzen. Sie schrieb: „Ich mache wieder und wieder die gleichen Fehler. Ich scheine nie aus Erfahrung klug zu werden, und jedesmal, wenn ich diese Fehler wiederhole, bricht das Ekzem an den Ohren hervor." Sie bekam das Typenmittel *Chestnut Bud* verschrieben, da sie aus ihren Fehlern nur langsam zu lernen schien. *Crab Apple* wurde ihr wegen des Gefühls gegeben, durch die Ekzeme mit einem Makel behaftet zu sein. Ihr erster Bericht nach einer Woche deutete an, daß die Ohren zu heilen schienen. Zwei Monate später waren die Ekzeme völlig verschwunden, und sie litt auch nicht mehr unter Kopfschmerzen. Nach sechs Monaten schrieb die Patientin abermals, um uns mitzuteilen, daß sie nun wohlauf sei und in der Zwischenzeit keine Ekzeme oder Kopfschmerzen mehr gehabt habe.

Mann, mittleren Alters. Er schrieb uns, einen Unfall erlitten zu haben; er leide unter einer Gehirnerschütterung, die Röntgenbilder zeigten jedoch keinen Schädelbruch. Er bekam umgehend *Rescue*-Tropfen zugeschickt wegen des Schocks und der Gehirnerschütterung. Er schrieb wieder und meldete, daß sein Zustand sich binnen vierundzwanzig Stunden gebessert habe: „Ich hatte auch mehrere Male im Laufe meines Lebens einen übersäuerten Magen, und letztes Jahr hatte ich eine Dickdarmentzündung. Das geschah noch mehrere Male. Ich habe eine sehr verantwortungsvolle Arbeit, und diese Verantwortung wird mir zur Belastung, weil ich die gleichen Fehler wiederholt mache. Ja, wenn ich zurückblicke, habe ich fast den Eindruck, daß es etwas mit den Bauchbeschwerden zu tun haben könne. Zeit meines Lebens habe ich nur langsam gelernt oder war nicht aufmerksam genug, und so habe ich immer wieder etwas von neuem oder mehrfach tun müssen." Folgende Heilmittel wurden ihm verordnet: *Chestnut Bud* als Typenmittel wegen der Notwendigkeit, Erfahrungen zu wiederholen; *Elm* für die belastende berufliche Situation; *Crab Apple* wegen der Abneigung gegen seinen körperlichen Zustand und um die Gedankenwege zu klären. Die Besserung geschah langsam aber sicher, doch dann kam es zu einem Rückfall. Der Patient bekam zusätzlich zu der ursprünglichen Kombination noch *Gentian,* um seiner Entmutigung entgegenzuwirken. Kurz darauf schrieb er und berichtete, daß er sich zum erstenmal in seinem Leben wohl fühle. Ein Jahr danach schrieb er wieder um mitzuteilen, daß er keine Beschwerden mehr habe und sich besser fühle als je zuvor.

Mädchen, 8 Jahre. Das Kind lernte aus seinen Fehlern und Erfahrungen nur langsam, und in der Schule war sie immer die Letzte der Klasse. Obwohl sie nicht verträumt war, sondern aufgeweckt und glücklich, zeigte sie sich in bezug auf gewisse Dinge doch sehr nachlässig. Wenn sie aus dem Hause ging, mußte man sie daran erinnern, Papier und Bleistift in die Schule mitzunehmen und besonders vorsichtig beim Überqueren der Straße zu sein. Manchmal merkte sie gar nicht, was man ihr sagte, als ob sie es nicht hörte. Sie hatte auch unter einer Reihe kleinerer Furunkel zu leiden und konnte deshalb häufig die Schule nicht besuchen. Sie erhielt folgende Blütenmittel verschrieben: *Chestnut Bud* als das Typenmittel, da sie eine langsame Lernerin war, und *Crab Apple,* um ihren Organismus von Toxinen zu reinigen. Die erste Reaktion trat auf körperlicher Ebene ein: die Furunkel, die sie in den Ohren hatte, verschwanden und kehrten nie wieder. Die

Arznei wurde über lange Zeit hinweg eingenommen. Allmählich wurde das Kind immer aufmerksamer und ihr Gedächtnis zuverlässiger. In der Schule brachte sie immer bessere Leistungen. Zwei Jahre danach schrieb uns ihre Mutter und teilte mit, daß es der kleinen Patientin körperlich sehr gut gehe. Sie sei glücklich und in der Schule beliebt, und auch wenn sie nicht zu den Klassenbesten gehöre, waren ihre Noten doch zumindest passabel, und die Besserung sei in jeder Hinsicht erstaunlich.

Kapitel 9

Chicory – Wegwarte

Schlüssel: Herrschsucht, Eigenliebe, Selbstmitleid

Das innere Verlangen zu dienen und das freie Fließen selbstloser Liebe zuzulassen, entwickelt sich im Grunde bei den meisten Menschen, aber keineswegs in allen. Bei manchen nämlich ist der Liebe-Aspekt in seinem Nach-außen-Gehen blockiert und stattdessen nach innen gerichtet, auf einen selbst. Ein solcher Mensch wird im Gemüt und Körper gestaut, denn die gebende Liebe wurde zur an-sich-reißenden, tyrannischen Art, zu egoistischem Streben. Das sind die Merkmale des *Chicory*-Typs, das heißt: *Chicory* vermag solche Symptome zu korrigieren. In dem Brief eines Menschen, der dem Einfluß des *Chicory*-Typs ausgeliefert war, lesen wir: „Sie ist eine extreme Nörglerin, die keine Ruhe gibt. Sie ist erfüllt von Selbstmitleid und ihrer 'Niemand-mag-mich'-Überzeugung. Ihre Gefühle sind leicht zu verletzen, dann wähnt sie sich abgelehnt. Sie ist geradezu vergiftet von den Produkten ihres Denkens und Fühlens." Die *Chicory*-Persönlichkeit entwickelt die Neigung, in bezug auf andere überaus besitzergreifend zu werden. Wen der *Chicory*-Typ mag, den will er um sich haben, dessen Leben will er kontrollieren und bestimmen (in der Regel zu seinem eigenen Vorteil) und dazu noch sein Verhalten und Tun kritisieren. Er liebt das Gefühl, etwas oder jemanden zu besitzen, sowie die Macht, die er über andere gewinnt, indem er mit ihrer Sympathie spielt. Er spricht viel von „Pflichten", besonders wenn es sich um Verpflichtungen ihm selbst gegenüber handelt. Typisch für den *Chicory*-Charakter sind Äußerungen wie diese: „Denk nur daran, was ich für dich durchgemacht habe; denk nur, was ich schon für dich getan habe!" Wenn er nicht bekommt, was er will, wird der *Chicory*-Typ mürrisch und erleidet ein Martyrium; ist er weiblichen Geschlechts, bricht er in Tränen aus ob des Undankes, der ihm/ihr entgegengebracht wird. Ein weiteres Beispiel aus unserem Archiv ist folgende Charakterisierung: „Sie wird sehr ungehalten, wenn sie nicht die Aufmerksamkeit erhält, die man ihr – wie sie meint – schuldig sei. Dann steigert sie sich in tiefstes Selbstmitleid und fängt leicht an zu weinen, wenn man ihr keine Sympathie zeigt. Dabei wird natürlich erwartet, daß man alles tut, was sie verlangt.“ Der *Chicory*-Typ ist sogar imstande, eine Krankheit zu simulieren oder zu Hilfe zu nehmen, um sicherzustellen, daß Freunde und Angehörige ihn bedienen und Mitgefühl angesichts seiner unglückseligen Notlage zeigen. Es geschieht so oft, daß Kinder herrschsüchtiger Eltern ihr Leben sinnlos für solche Tyrannen opfern – wenn sie nicht die Charakterstärke besitzen, aus der krakenhaften Umklammerung freizukommen, die sie an ihre Erzeuger bindet. In vielen Fällen verzichten sie auf Karriere oder Ehe und eigene Familie, um bei einem Elternteil im Hause zu bleiben. Damit erfüllen sie nicht ihre eigene Mission im Leben; sie werden frustriert und unglücklich. Die Merkmale des *Chicory*-Typs können wir bei Menschen jeden Alters und Angehörigen beiderlei Geschlechtes finden. Ein Beispiel dieser Kategorie jugendlicher Erpresser begegnete uns in Gestalt eines kleinen Jungen, der nicht gerne zur Schule ging. Als er im Bett lag und Aufmerksamkeit verlangte, sagte er tatsächlich: „Ich *könnte* dafür sorgen, daß ich wieder gesund werde, *wenn* ich dafür zu Hause bleiben darf!“ In einem anderen Brief schreibt eine Mutter: „Mein kleiner Sohn – er ist 5 Jahre – kommt jetzt in die Schule, und ich glaube, ich halte es zu Hause allein nicht mehr aus. Er wird mir so fehlen, es wird hier so still sein – ich glaube, das geht über meine Kräfte.“ Das ist ein klassisches Beispiel rein egoistischer Mutterliebe – das eine Ende des Egoismus-Spektrums. Kein Gedanke daran, ob das Kind am ersten Schultag vielleicht nervös oder aufgeregt wäre; alles, was zählte, war die Befürchtung der Mutter, daß sie sich vielleicht unglücklich oder allein fühlen würde. Die *Chicory*-Menschen geben sich den Anschein, als unternähmen und täten sie alles für das Glück und Wohlbefinden anderer, während sie sich in Wirklichkeit so verhalten, daß dem unglückseligen Empfänger ihrer egoistischen Hingabe daraus weder Frieden noch Ruhe erwachsen, denn seine Vitalität wird dadurch angezapft. *Chicory*-Menschen sind die Vampire ihrer Nächsten, die sich durch nichts davon abhalten lassen, ihre eigensüchtigen Ziele zu verfolgen.

Die positiven Aspekte des *Chicory*-Typs zeigen sich in einem Menschen, der in Sorge und Einsatz für andere wirklich selbstlos ist, der unaufhörlich gibt, ohne auch nur die geringsten Gedanken an eigenen Vorteil zu hegen.

Fallbeispiele

Mädchen, 6 Jahre. Ein Kind, das immer seinen Willen durchsetzen wollte und Streit auslöste, weil sie alle Aufmerksamkeit auf sich zog. Sie war ein wählerisches, kritisches Kind, das die Neigung zeigte, ungezogene Dinge zu sagen; wenn sich jedoch zuweilen ihr wahres Wesen offenbarte, konnte sie äußerst großzügig und kooperativ sein. Ihre Stimmungen unterlagen starken Schwankungen. Für ihre Ichbezogenheit erhielt sie *Chicory* als Typenmittel, dazu *Scleranthus* wegen ihrer häufigen Stimmungsveränderungen. Ihre Eltern berichteten, daß sich schon in den ersten Tagen der Behandlung gute Erfolge bemerkbar machten. Nach längerer Zeit schrieben sie, daß eine erstaunliche Veränderung in dem Kinde stattgefunden habe, die in jeder Beziehung zum Guten gereichte.

Frau, mittleren Alters, verwitwet. Ihr einziger Sohn beabsichtigte zu heiraten, und sie war extrem eifersüchtig auf die zukünftige Schwiegertochter. Ihrem Sohn gegenüber war sie immer sehr besitzergreifend gewesen, und nun unternahm sie alles, was in ihrer Macht lag, um die Heirat zu durchkreuzen. Sie hatte bereits die verschiedensten Leiden entfaltet; sie behauptete, man dürfe sie nicht allein lassen; sie argumentierte, sie würde ihr Haus verlieren, wenn der Sohn auszöge, und überhaupt wäre ihr Leben unter diesen Umständen zu Ende. *Chicory* wurde ihr als Typenmittel für ihren Egoismus und die Herrschsucht verschrieben, dazu noch *Holly* wegen ihrer Eifersucht. Nachdem sie die Mittel ungefähr zwei Monate eingenommen hatte, ging sie zur Hochzeit ihres Sohnes und gab seiner Ehe ihren Segen. Trotzdem dauerte es lange, bis sie ihm verzeihen konnte, daß er „sie verlassen" habe. Sie nahm die Blütenmittel fast zwei Jahre lang ein. Dann schrieb sie und teilte uns mit, daß sie für sich selbst ein neues Leben begonnen habe. Ihre Schwiegertochter habe sie mittlerweile sehr liebgewonnen und war außer sich vor Freude über das Enkelkind.

Frau, 61 Jahre. Sie machte sich ständig Sorgen und war sehr pessimistisch eingestellt. Anderen gegenüber zeigte sie sich äußerst kritisch und wollte immer im Mittelpunkt der Aufmerksamkeit stehen. Sie war eine penible Hausfrau und sehr stolz auf ihren perfekten Garten; Alleinsein konnte sie nicht ausstehen. Aus diesem Grunde versuchte sie immer, Freunde oder Verwandte um sich zu haben. Als sie sich wegen einer Behandlung an uns wandte, war sie am Rande eines Nervenzusammenbruchs angelangt und hatte den Verdacht, ein Zwölffingerdarmgeschwür in sich zu tragen. Sie erhielt als Typenmittel *Chicory* wegen ihres egozentrischen Verhaltens, dazu *Willow* für ihre negative Einstellung und den Groll auf andere, die ein glückliches Leben führten. Nach den ersten drei Wochen berichtete ihre Familie, daß die Patientin viel fröhlicher sei. Am Ende des ersten Monats schrieben sie wieder: „Die Besserung war deutlich, und sie fühlt sich auch körperlich wesentlich wohler.“ Nach dem zweiten Monat schrieben sie wieder und teilten mit: „Sie wurde in ihrem Wesen ein ganz anderer Mensch. Es ging ihr auch körperlich sehr gut, und das ursprünglich vermutete Geschwür hat sich gelegt.“

Mädchen, 9 Jahre. Jeden Dienstag traten morgens derartig starke Kopfschmerzen auf, daß sie nicht in die Schule gehen konnte. Als sie zur Behandlung zu uns gebracht wurde, stellte sich heraus, daß dienstags in der Schule ein Aufsatz geschrieben wurde, und die Rechtschreibung der kleinen Patientin war ziemlich schlecht. Sie hatte einen starken Widerwillen gegen das Aufsatzschreiben, und die Kopfschmerzen boten ihr eine Ausrede, am entsprechenden Tage nicht in die Schule zu gehen. Das Kind war von Selbstmitleid erfüllt. Das kleine Mädchen verlangte nach Zuneigung und Beachtung und war immer bestrebt, alles Unangenehme zu vermeiden, das sie nicht gerne tun wollte. Sie bekam *Chicory* als Typenmittel für Selbstmitleid und das Bedürfnis, im Mittelpunkt der Aufmerksamkeit zu stehen. Die Mutter erhielt den Rat, das Kind zur Schule zur schicken, gleichgültig, ob es Kopfschmerzen hatte oder nicht. Nach zwei Monaten waren die Schwierigkeiten restlos verschwunden, und das Kind war vollkommen ausgeglichen und normal. Inzwischen ist das Mädchen zu einer jungen Dame von 25 Jahren herangereift, die nach eigener Aussage während der letzten fünfzehn Jahre keinerlei Kopfschmerzen wie seinerzeit mehr gehabt hat.

Frau, 36 Jahre. Sie war Sängerin von Beruf. Als Kind hatte sie zu Hause keine Liebe kennengelernt, und so sehnte sie sich nach Zuneigung und Beachtung. Sie war erfüllt von Selbstmitleid und extrem eifersüchtig. Als sie uns aufsuchte, war sie am Rande totaler Erschöpfung. *Chicory* wurde ihr als Typenmittel verordnet wegen ihres Selbstmitleids und Egoismus. Dazu bekam sie *Cherry Plum,* da sie kürzlich einen Selbstmordversuch unternommen hatte, sowie *Holly,* weil sie – wie sie selbst eingestand – geradezu krank vor Eifersucht wurde, wenn sie an das glückliche Leben dachte, das ihre beiden Schwestern genießen durften. Sie sprach glänzend auf die Medizin an. Nach sechs Wochen konnte sie bereits melden, daß sie sich wie ein neuer Mensch fühle, und daß ihre Konzerte besser waren als je zuvor. So war es ihr möglich, ein Engagement als Opernsängerin zu unterschreiben; nun bat sie um ein weiteres Fläschchen Medizin um „durchzuhalten“.

Mädchen, 6 Jahre. Sie verlangte immer nach Beachtung und mußte ständig jemanden bei sich haben. Wenn sie ihren Willen nicht durchsetzen konnte, wurde sie ärgerlich. Als sie zu uns gebracht wurde, hatte sie gerade einen plötzlichen Ausschlag bekommen, der den ganzen Körper bedeckte. Der Ausschlag warf Blasen auf, und die Patientin sah aus, als hätte sie sich verbrüht. Sie erhielt *Chicory* als ihr Typenmittel wegen ihres Selbstmitleids und der mürrischen Reaktion, wenn sie sich nicht genügend beachtet fühlte; *Crab Apple* wurde zur Reinigung des Organismus hinzugefügt. Nachdem sie die Arznei einen Monat lang genommen hatte, schrieb ihre Großmutter und teilte uns mit: „Das kleine Mädchen ist nun ganz wohlauf. Der Ausschlag ist spurlos verschwunden, und sie ist jetzt viel ruhiger und weniger fordernd und mürrisch. Sie sprach überraschend schnell auf die Arznei an, und jetzt ist sie ein glückliches Kind.“

Kapitel 10

Clematis – Gemeine Waldrebe

Schlüssel: Gleichgültigkeit, Verträumtheit, Unaufmerksamkeit, Bewußtlosigkeit

Dr. Bach nannte folgende Symptome – mehr oder weniger stark ausgeprägt – als typisch für *Clematis*-Menschen: leerer, in weite Ferne gerichteter Blick; Gleichgültigkeit; Unaufmerksamkeit; Geistesabwesenheit; Verträumtheit; Schläfrigkeit. In der Regel sind *Clematis*-Menschen ausgesprochene Tiefschläfer und oft auch auffallend blaß. Sie *sind* Tagträumer und geistesabwesend. Sie leben mehr in dem, was sie denken, als in dem, was sie tun. An Konzentration mangelt es ihnen, weil ihr Interesse an den Angelegenheiten der Gegenwart – häufig auch am Leben selbst – nur halbherzig ist. Schwierigkeiten oder Unangenehmem gehen sie aus dem Wege, indem sie in ihre Gedankenwelten entfliehen und sich in ihre Illusionen und irrealen Phantasien entziehen. Ein Patient bemerkte treffend: „Immer, wenn ich mich etwas Unangenehmem gegenübergestellt sehe, ziehe ich mich in meine Welt zurück, in eine Welt, die ich mir selbst geschaffen habe. Das tue ich inzwischen schon völlig automatisch." Wenn *Clematis*-Menschen erkranken, geben sie sich nur wenig oder gar keine Mühe, wieder gesund zu werden, weil ihr Interesse am Leben ohnehin nur schwach ist. Es ist fast, als wollten sie von dieser Erde gehen, um vielleicht zu irgendeinem geliebten Menschen zu gelangen, der dieses Leben bereits hinter sich gelassen hat, oder einfach, weil das Leben auf seiner materiellen Ebene ihre Erwartungen nicht erfüllt. Diese mangelnde Kooperationsbereitschaft oder Anstrengung, gesund zu werden, nannte Dr. Bach „eine höfliche Form des Selbstmordes". Das ist eine passende Bezeichnung, denn manchmal will der *Clematis*-Typ lieber mit einem geliebten Menschen gemeinsam sterben, als auf der Erde zurückbleiben; solche Gefühle sind oft der Ausgangspunkt von Suizidbündnissen. Im Gegensatz zum *Agrimony*-Temperament, das Gesellschaft sucht, um Linderung seines Leidens zu finden, zieht *Clematis* es oft vor, mit seinen Gedanken allein zu sein. *Clematis* ist das Gegenteil

des *Vervain*-Typs: *Clematis* ist gleichgültig, apathisch und unaufmerksam, *Vervain* dagegen wach und sehr interessiert. Die *Clematis*-Menschen haben ein schlechtes Gedächtnis, weil sie mit ihren Gedanken immer woanders – meist weit entfernt – sind und sich nur selten die Mühe machen, darauf zu achten oder sich zu erinnern, was gesagt worden ist. Sie können sogar auf der Straße an einem Freunde vorbeigehen, ohne ihn zu erkennen, weil sie so in ihre eigenen Gedankengespinste eingehüllt sind. Dieser Mangel an Aufmerksamkeit hat häufig Auswirkungen auf Augen oder Ohren, denn diese Organe werden dann nur zur Wahrnehmung nach innen gebraucht. Aus dem gleichen Grunde kann der unaufmerksame Rückzug nach innen zu Unfällen auf der Straße oder Autobahn führen. Der *Clematis*-Mensch braucht viel Schlaf, er döst gerne und kann fast jederzeit einschlafen. Hier sind *Clematis*-typische Worte: „Ich nicke ein, während ich Fragen beantworte oder mit einer Gruppe von Menschen spreche. Ich schlafe fast unweigerlich ein, wenn ich die Kirche oder einen Vortrag besuche."
Der *Clematis*-Typ ist medial veranlagt und empfindlich wie empfänglich für alle Arten von Einflüssen – auch krankmachenden –; in alltäglichen Dingen ist er unpraktisch. Den *Clematis*-Gemütszustand kann eigentlich jeder erleben, sowie sein Gemüt mit inneren Problemen beschäftigt ist; Freude oder Kummer können unsere Aufmerksamkeit ebenfalls von der Gegenwartssituation abziehen. *Clematis* ist *das* Heilmittel für Ohnmachten, Koma und jede Art von Bewußtlosigkeit, denn alle diese Zustände sind Anzeichen von 'mangelndem Interesse' – sei dieses nun freiwillig oder nicht – an der Gegenwartssituation.
Die positiven Aspekte von *Clematis* erkennt man bei Menschen, die ein lebhaftes Interesse an allem haben und ein für Inspiration offenes Gemüt besitzen. Dazu gehören z.B. der praktische Idealist, der Schriftsteller, der Künstler, der Schauspieler, der Heiler – kurzum, wir haben einen Menschen vor uns, der Herr seiner Gedanken ist und eine große Begeisterung für das tägliche Leben zeigt, weil er den höheren Sinn, der hinter jedem seiner Aspekte steht, ganz und gar annehmen kann.

Mädchen, 12 Jahre. Das Kind hatte Pickel im Gesicht. Obgleich der Arzt der Mutter versicherte, daß sie allmählich verschwinden würden, war das Mädchen doch sehr unglücklich und besaß kein Vertrauen in sich selbst. Es war ohnedies ein stilles, zurückhaltendes Kind und neigte zu Tagträumen. Sie erhielt *Clematis* als ihr Typenmittel aufgrund dieser Tendenz und ihres Allgemeinzustandes. Das Mädchen sprach rasch darauf an. Sie wurde viel lebhafter und begann sich sowohl für die Schule als auch für ihr Zuhause zu interessieren. Laut Aussage ihrer Mutter wurde sie fast „eifrig", etwas zu tun. Nachdem der Inhalt des zweiten Tropfenfläschchens eingenommen war, verschwanden auch die Pickel spurlos.

Mann, 37 Jahre. Er wurde von der Firma, bei der er angestellt war und eine leitende, verantwortungsvolle Stelle bekleidete, zu uns geschickt. Im Laufe der letzten Monate war er seiner Arbeit gegenüber gleichgültig geworden, und er schien sich keine Gedanken darüber zu machen, daß er seine Pflichten als Vorgesetzter wie der Firma gegenüber versäumte. Seine Frau war im Jahr zuvor gestorben. Er erzählte uns, daß er schon immer einen tiefen Schlaf gehabt und morgens Schwierigkeiten habe, wieder aufzuwachen. In jüngster Zeit trat das Problem auf, sich auf seine Arbeit zu konzentrieren, aber er schien nicht im geringsten beunruhigt über die ganze Situation und hatte allem Anschein nach ohnehin kein allzu großes Interesse an den Angelegenheiten des Alltags. Seine völlige Gleichgültigkeit in bezug auf sein mögliches Scheitern, sein allgemeiner Mangel an eigener Anstrengung sowie seine verträumte Teilnahmslosigkeit wiesen auf *Clematis* als Typenmittel hin. Er nahm die Medizin zwei Monate lang. Sie brachte ihm von Anfang an eine stetige Besserung, und der Mann konnte seine Arbeit mit wachsender Tüchtigkeit fortsetzen. Am Ende der zwei Monate hatte er seine frühere Leistungsfähigkeit wieder vollständig zurückerlangt.

(Auszug aus Dr. Bachs Aufzeichnungen)

Mann, 47 Jahre. Er hatte sich schon seit einer Reihe von Jahren in der

Innenstadt sehr überarbeitet. Während der letzten drei Monate erlitt er einen fast vollständigen Gedächtnisverlust. Zuweilen konnte er sich nicht einmal mehr an die eigene Adresse oder Telefonnummer erinnern. Tagsüber war er schläfrig und seiner Arbeit gegenüber gleichgültig. Sieben Jahre zuvor hatte er eine erschütternde Familientragödie erlebt. Sein Gesichtsausdruck war leer. Der Mann war völlig apathisch und hatte sich der Tatsache ergeben, nutzlos geworden zu sein. Nur mit Mühe war es seinen Freunden gelungen, ihn zu überreden, einen Arzt zu Rate zu ziehen. Aufgrund seiner Teilnahmslosigkeit, Schläfrigkeit und völliger Interesselosigkeit bekam er als Typenmittel *Clematis* verordnet. Er nahm die Arznei zwei Monate lang. Die Besserung trat sehr rasch ein, und er konnte sein Geschäft wieder aufnehmen und gute Arbeit leisten. Als er einen Monat lang das Mittel nicht eingenommen hatte, kam es zu einem Rückfall. Er griff nun erneut zu *Clematis*, nahm es wieder zwei Monate lang ein, und seitdem ging es dem Patienten gut.

(Auszug aus Dr. Bachs Aufzeichnungen)

Mann, 38 Jahre. Er litt unter einem zeitweiligen Verlust des Interesses an seiner Arbeit, die der Wiedereingliederung milieugeschädigter Jugendlicher galt. Von Natur aus ein eifriger und energischer junger Mann, hatte er sich überarbeitet, und als er uns aufsuchte, war er schläfrig, müde und niedergeschlagen. Seine Arbeit hatte darunter sehr zu leiden, und sein Vorgesetzter hatte ihm schon unangenehme Dinge mitgeteilt. Er fühlte sich kaum einmal wohl und hatte einen Katarrh der Atemwege, mit dem er sich – wie er sagte – „unrein" fühlte. Ihm wurde *Clematis* als Typenmittel verschrieben wegen seines Interesseverlustes und der Schläfrigkeit (die nur ein Symptom seiner Flucht vor der Arbeit war, die ihm zur Zeit mißfiel); dazu *Crab Apple,* weil er den Katarrh als unrein machenden Makel empfand. Er nahm die Mittel vier Monate lang ein und erlebte im Laufe dieser Zeit eine starke Besserung. Seinen Eifer und das Interesse an der Arbeit hatte er zurückgewonnen, und der störende Katarrh war ganz verschwunden.

Frau, 67 Jahre. Sie war Schreibkraft von Beruf. Sie sagte, daß sie Zeit ihres Lebens schon eine Tagträumerin gewesen sei, selbst während der Arbeit. In ihrer Freizeit döste sie in ihrer Wohnung in den Schlaf hinüber, und wenn sie wieder aufwachte, merkte sie, daß sie Hausarbeit darüber unerledigt geblieben war. Laute Geräusche oder schreiende Kinder störten ihre Gedanken und Ruhe. Ihr ganzes Leben hatte sie unter Frostbeulen an Händen und Füßen zu leiden gehabt, selbst während der Sommermonate. Da sie versuchte, sich aus der Gegenwartssituation zu stehlen, ist es nicht verwunderlich, daß ihre Durchblutung schlecht war! Der Rückzug in eine Traumwelt verursachte eine Stagnation im Gemüt ebenso wie im Körperlichen. Die Patientin erhielt *Clematis* als Typenmittel verordnet wegen ihres Verlangens, sich aus der Realität zu flüchten und in einer selbstgeschaffenen Welt ihrer Träume zu leben; *Centaury* bekam sie dazu, um die Kraft zu entfalten, die sie brauchte, um ihre Gegenwarts- und Realitätsflucht zu überwinden. Die Behandlung wurde im Oktober begonnen. Obwohl das Wetter kalt war, hatte sie nur eine schlimme Frostbeule an der großen Zehe, ansonsten blieben ihre Hände und Füße unbehelligt. Sie nahm die Mittel weiter ein und berichtete im Dezember, daß sie wieder einige Frostbeulen habe, diese aber lange nicht so schlimm seien wie in früheren Jahren und sich rasch wieder zurückbildeten. Die Medizin nahm sie weiter ein und teilte uns im folgenden Februar mit, daß ihre Hände und Füße sich sehr gebessert hätten: „Ich kann ohne Handschuhe arbeiten; das hätte ich früher nie gewagt. Meine Tagträume sind kein Problem mehr.“ Zwei Jahre danach schrieb sie wieder: „Mir geht es in jeder Beziehung erstaunlich gut. Frostbeulen habe ich nie wieder bekommen.“

Kapitel 11

Crab Apple – Holzapfel

Schlüssel: Das Mittel zur Reinigung; Verzagtheit; Verzweiflung

Crab Apple ist die Medizin, die Gemüt oder Körper von dem reinigt, was man nicht mag und was einen mit Verzweiflung und Ekel erfüllt. Diese Medizin stellt unseren Sinn für Proportionen wieder her. Es gibt Phasen, in denen wir irgendeine negative Eigenschaft in unserem Wesen so stark fühlen, daß wir Abscheu und das Gefühl der Unreinheit empfinden. Vielleicht haben wir etwas Unfreundliches gesagt oder etwas Gemeines getan, das unserem eigentlichen Wesen widerspricht – irgendeine Gewohnheit mag es auch sein, mit der wir nicht brechen können und deretwegen wir uns im Gemüt unrein fühlen. *Crab Apple* hilft uns zu erkennen: Wenn eine Schwierigkeit identifiziert ist, befinden wir uns bereits auf dem Wege zu ihrer gänzlichen Ausmerzung. Es könnte auch irgendetwas Körperliches sein – ein Ekzem, Ausschlag, Schönheitsfehler, blauer Fleck, Muttermal oder Pickel, eine Warze oder Geschwulst – die in uns das Gefühl auslösen, unrein zu sein. Unter solchen Umständen ist *Crab Apple* zu verordnen. Das ist auch die Antwort auf den Brief des Patienten, der uns schrieb: „Ich habe das Gefühl, so eine Art von Behandlung zu benötigen, wie man sie dem Autokühler gibt, wenn er voll rostigem Wasser ist.“ *Crab Apple* ist auch nützlich, wenn zuviel Gedankenkonzentration auf irgendeine Belanglosigkeit gerichtet ist, die gar nicht von wirklicher Bedeutung ist, aber trotzdem unser Denken und Gemüt in einem Maße beschäftigt, daß wir keine Aufmerksamkeit für wichtigere Angelegenheiten mehr übrig haben. Ein Beispiel für diese Einstellung ist die Mutter, die sich mehr darum kümmert, daß die Kinder ihre schmutzigen Schuhe abstreifen oder ausziehen, bevor die in die Wohnung kommen, als um die nassen Füße, die darin stecken, und die Möglichkeit, daß die Kinder sich eine Erkältung holen. *Crab Apple* ist auch für Menschen, die 'einen Vogel haben', und für jene, die zum Arzt kommen und sich über einen Pickel im Gesicht beklagen, aber dabei vergessen, den schmerzhaften Hexenschuß zu erwähnen. Diese Leute empfin-

den die Dinge tatsächlich so stark, daß sie verzagen und verzweifeln, wenn eine Behandlung nicht umgehend zur Heilung führt. *Crab Apple* ist sowohl innerlich wie äußerlich angewendet sehr hilfreich; man kann es für Lotionen, Auflagen oder heiße Dampfanwendungen gebrauchen. Es eignet sich auch als Badezusatz, wobei sechs Tropfen in der Regel ausreichend sind für eine durchschnittlich große Badewanne.
Der positive Aspekt von *Crab Apple* zeigt sich bei jenen Persönlichkeiten, die ihre Gedanken ganz unter Kontrolle haben und die Weisheit besitzen, Dinge im rechten Verhältnis zueinander zu sehen. Sie sind weitherzige Menschen, die sich nicht mit Belanglosigkeiten aufhalten und die erkennen, daß jede Manifestation einer körperlichen Störung auf eine innere Disharmonie zurückzuführen ist; es liegt also in ihrer Hand, sie zu Harmonie umzuwandeln.

Fallbeispiele

Frau, 40 Jahre. Als sie zu uns kam, hatte sie schon viele Monate unter einem Ausschlag beider Hände zu leiden gehabt. Kleine, harte Knötchen waren an der Fingerbasis aufgetaucht. Der Juckreiz war sehr lästig und wurde noch schlimmer, wenn sie sich nervös oder unter Druck fühlte. Sie war eine freundliche, nette Frau, normalerweise auch glücklich. Als sorgfältige Hausfrau neigte sie dazu, sich auch über Kleinigkeiten Sorgen zu machen. Die Dinge „wuchsen ihr leicht über den Kopf", und so fand sie kaum einmal Zeit zur Entspannung. Die Hautsymptome an den Händen regten sie auf, wenn sie daran dachte, das Essen für ihre Familie zuzubereiten, denn sie fühlte sich „unrein". Sie bekam *Crab Apple* als Typenmittel verschrieben, weil sie sich zu sehr mit Belanglosigkeiten aufhielt, aber auch wegen ihres Gefühls, unrein zu sein. Außerdem erhielt sie *Vervain,* um besser entspannen und die Dinge leichter nehmen zu können. Drei Wochen nach Beginn der Behandlung berichtete sie, daß der Hautausschlag und der Juckreiz aufgehört hätten, daß die Knötchen weicher würden und allmählich verschwänden. Weiterhin bemerkte sie, daß sie, so weit sie zurückdenken könne, unter Verstopfung gelitten habe, und jetzt hätten ihr die Blütenmittel – zu ihrer eigenen Überraschung – völlige Freiheit von diesem Problem geschenkt. Sie würde sich auch wegen des Haushalts nicht mehr allzu viele Sorgen machen, und das sei „eine große Erleichterung, denn ich habe auf einmal soviel Zeit für andere Dinge übrig". Einen Monat später schrieb sie erneut und teilte mit, daß ihre Haut nun geschmeidig und gesund sei, die Knötchen verschwunden, und sie selbst nicht länger von Stuhlverstopfung geplagt. Sie sagte, sie fühle sich mindestens zwanzig Jahre jünger.

Frau, 65 Jahre. Ihre Arbeit bestand darin, ältere Menschen in ihrer Wohnung aufzusuchen und ihnen bei der Hausarbeit zu helfen. Sie schrieb: „Soviel Elend, soviel Unrat und Schmutz zu sehen, hat mich immer mehr belastet, und jetzt fühle ich mich selbst schmutzig. Ich scheine nur noch Staub und Dreck zu sehen und überall danach Ausschau zu halten, selbst wenn dazu gar keine Notwendigkeit besteht." Sie erhielt als Typenmittel *Crab Apple* zur Einnahme sowie als Badezusatz. Nach zwei Wochen schrieb sie, daß eine starke Besserung eingetreten sei, und nun könne sie schon recht häufig ihre Gedanken auf erfreulichere Dinge lenken. Doch sie war nicht völlig geheilt. Sie nahm die Medizin noch weitere zwei Monate, danach teilte sie mit: „Es ist herrlich, wieder saubere und glückliche Gedanken zu haben."

Frau, 70 Jahren, verheiratet. Sie war von Natur aus ein aktiver Mensch. Als sie sich an uns wandte, war sie im Begriff, in ein anderes Haus umzuziehen. Ihr Hauptproblem schien die Ablehnung zu sein, die sie gegen sich selbst empfand; sie hatte das Gefühl, daß viel an ihr war, das gereinigt werden müsse. Sie litt unter chronischer Bronchitis und Schmerzen in der linken Hälfte des Brustkorbs, auch unter asthmatischen Atembeschwerden. *Crab Apple* wurde ihr als Typenmittel verschrieben, da sie sich unrein fühlte; außerdem *Impatiens* wegen ihres ungeduldigen, gespannten Naturells. Nach dem ersten Monat berichtete sie, daß die Bronchitis und die Brustschmerzen nachgelassen hätten. Einen Monat später schrieb sie wieder, um uns mitzuteilen, daß sie auch in ihrem Gemüt eine deutliche Besserung beobachtet habe. Obwohl es ihr eine Last war, in ein neues Haus umzuziehen, hatte sie doch die Ruhe bewahren können, fühle sich nun aber müde.

Daraufhin erhielt sie zusätzlich noch *Hornbeam* zur Stärkung. Fünf Monate nach Beginn der Behandlung schrieb sie wieder; nun fühlte sie sich in jeder Hinsicht besser. Die Brustschmerzen waren weitgehend verschwunden, die Atembeschwerden gehörten der Vergangenheit an, und die Patientin fühlte sich ruhig und sicher.

Knabe, 12 Jahre. Im Laufe des letzten Jahres hatte er wiederholt Ohnmachtsanfälle. Er hatte sehr hart für die Schule gearbeitet, um der Klassenbeste zu sein. Bevor die Anfälle einsetzten, war er wohlauf und glücklich gewesen, doch nun hatte er häufig Kopfschmerzen und war sehr reizbar geworden. Er war ein begeisterter Läufer gewesen, aber seit seinem ersten Anfall, der während eines Querfeldeinlaufs passierte, mußte er auf diesen Sport verzichten. Er reagierte sehr heftig auf die Medikamente, die man ihm gab. Die Anfälle kamen häufiger, er begann doppelt zu sehen und verlor die Kontrolle über seinen rechten Arm. Dann stellte man fest, daß seine Mandeln entzündet waren; die häufigen Kopfgrippen und Erkältungen führte man hierauf zurück. Die Mandeln wurden entfernt. Danach besserte sich der gesundheitliche Allgemeinzustand leicht, die Ohnmachtsanfälle wiederholten sich jedoch unvermindert. Man wechselte die Medikamente, doch diesmal wurde sein Sprechvermögen von den Drogen beeinträchtigt, und er fiel in einen tiefen Schlaf. Der Junge wurde immer bekümmerter und reizbarer, und so kam man schließlich von der Medikamenten- Einnahme ab; danach fühlte der Patient sich besser. Dann suchten seine Eltern die Hilfe der Bach-Blütenmittel und brachten den Jungen zur Konsultation zu uns mit. Wir hatten den Eindruck, daß es zunächst gelte, seinen Organismus von den giftigen Wirkungen der Medikamente zu reinigen, die ihm verabreicht worden waren. Zu diesem Zweck wurde ihm *Crab Apple* verordnet, das reinigend wirkt. Überdies bekam er *Clematis* wegen des Gedächtnisverlusts und der 'Flucht vor der Gegenwartssituation', die durch die Ohnmachtsanfälle erreicht wurde; *Rock Rose* sollte seine Angst vor der Wiederkehr der Anfälle bekämpfen. Nachdem er diese Kombination einen Monat lang eingenommen hatte, schrieb er seiner Mutter aus der Schule, daß es ihm viel besser gehe, und die Mutter kommentierte seine Mitteilung mit der Bemerkung, daß der ganze Stil seines Briefes wesentlich lebendiger schien. Zwei Monate danach berichtete sie: „Jetzt geht es ihm schon beträchtlich besser, und er arbeitet für seine College-Aufnahmeprüfungen, macht sich aber Sorgen wegen des Gedächtnisverlustes. Anfälle gab es keine mehr.“ *White Chestnut* wurde der ursprünglichen Verordnung hinzugefügt, um ihm zu helfen, jede mögliche Besorgnis zu überwinden – gelte sie dem eventuellen Gedächtnisausfall oder den bevorstehenden Prüfungen. Nach einem weiteren Monat schrieb seine Mutter wieder: „Sein Rektor bezeichnet das Resultat als ein Wunder. Er hat sich erstaunlich gut erholt und inzwischen sogar schon wieder an Querfeldeinläufen teilgenommen ohne irgendwelche abträglichen Auswirkungen. Er ist jetzt wieder praktisch normal.“ Die Einnahme der Blütenmittel wurde noch zwei Monate fortgesetzt, und seitdem hat es keinen Rückfall in irgendeiner Beziehung gegeben.

Frau, 63 Jahre. Sie hatte sich einige Jahre zuvor von ihrem Mann getrennt und hegte immer noch starken Groll gegen ihn. Obwohl sie zwei Operationen hinter sich hatte und ständig ärztlich überwacht wurde, blieb doch ein chronischer Ausfluß bestehen, der sie mit Ekel gegen sich selbst erfüllte. Als sie zu uns zur Konsultation kam, war sie ungeduldig und reizbar. *Crab Apple* wurde ihr wegen des Gefühls von Ekel und Unsauberkeit gegeben, *Willow* wegen ihres anhaltenden Grolls gegen ihren Mann, und *Impatiens* wegen ihrer Reizbarkeit. Ihre erste Reaktion auf die Einnahme der Blütenmittel fand im emotionalen Bereich statt. Ihre Reizbarkeit ließ merklich nach, und obwohl der Ausfluß anhielt, konnte sie diesem Umstand mit mehr Gelassenheit begegnen. Die Blütenmittel nahm sie noch sechs Monate lang ein, dann schrieb sie uns: „Nach dreißig Jahren bin ich den ständigen Ausfluß jetzt endlich los! Ich bin jetzt zufriedener, halte mich aktiv und in Bewegung und habe viele Interessen im Leben.“

Frau, 43 Jahre, alleinstehend. Äußerlich schien sie ein heiterer, fröhlicher, freundlicher Mensch zu sein, doch ihre wahren Gefühle verbarg sie vor anderen. Innerlich war sie von Abscheu und Ekel gegen sich selbst erfüllt, da sie eine schlimme Schuppenflechte an Gesicht, Hals und Ohren hatte. Diese Krankheit plagte sie schon seit vielen Jahren, und keine Behandlung vermochte ihr bisher Hilfe zu bringen. Vor kurzem hatte man ihr an ihrem Arbeitsplatz gesagt, sie „sollte ihr Gesicht da nicht mehr blicken lassen“. Diese Gemeinheit war ein schrecklicher Schock für sie. Folgende Blütenmittel wurden ihr verordnet: *Crab Apple* wegen des Gefühls der Unsauberkeit; *Agrimony* als ihr Typenmittel, weil sie sich freundlich und heiter zeigte; *Star of Bethlehem* aufgrund des erlittenen Schocks. Sie sollte ihr Gesicht auch mit Milch baden, in die einige Tropfen der Kombination gegeben waren. Nach zwei Wochen schrieb sie: „Die Ergebnisse sind in jeder Hinsicht wunderbar. Die Haut juckt nicht mehr so stark, und die Schuppenbildung geht zurück. Die Milchlotion hat Wunder gewirkt. Ich gehe jetzt wieder zur Arbeit zurück und bin viel ruhiger geworden.“ Sie nahm die Blütenmittel noch drei weitere Monate lang ein. In dieser Zeit kam es zu einem Rückschlag aufgrund von Sorgen und Spannung. Weil sie niedergeschlagen und entmutigt reagierte, wurde der ursprünglichen Heilmittel-Kombination *Gentian* hinzugefügt. Danach machte die Besserung sichtbar rasche Fortschritte. Schließlich schrieb uns die Patientin: „Es ist schon sehr lange her, seit ich mich zum letztenmal so wohl gefühlt habe und seit meine Haut so gut ausgesehen hat. Sie können sich vorstellen, wie mein Selbstvertrauen gewachsen ist, wenn ich Ihnen jetzt schreibe, daß ich in den Vereinigten Staaten arbeiten werde.“

Kapitel 12

Elm – Ulme

Schlüssel: gelegentliches Gefühl von Unzulänglichkeit; Verzagtheit; Schöpfung aus übertriebenem Perfektionismus

Dieses Heilmittel wurde aus den Blüten des Ulmenbaumes zubereitet. Es ist für jene, die sich zeitweise von dem Gewicht ihrer Verantwortung und der Last ihrer Arbeit überwältigt fühlen. Es gibt Phasen, in denen man spürt, daß die Ergebnisse seiner Bemühungen unzulänglich sind, und man wird verzagt und erschöpft deswegen. Die *Elm*-Menschen sind sehr fähig, tüchtig und intuitiv. Oft haben sie wichtige Positionen inne. Man findet unter ihnen die Schlüsselfiguren der Industrie, Staatsminister, Ärzte, Lehrer und Krankenschwestern bzw. –pfleger. Auf jeden Fall haben wir es mit Menschen zu tun, von deren Entscheidungen andere abhängig sind, ob es sich nun um Staatsgeschäfte oder ein Familienoberhaupt handelt. Alle Personen, die dank ihrer Fähigkeit, Klugheit oder Zuverlässigkeit Vertrauenspositionen besetzen, gehören zu dieser Kategorie. Wichtige Entscheidungen sind vom Rat solcher Menschen abhängig, und vielleicht sind diese sogar als einzige für gewisse Aufgaben geeignet; so sind sie fast unentbehrlich an der Stelle, an der sie wirken. *Elm*-Persönlichkeiten wissen, daß sie die Fähigkeit besitzen, alles zu vollbringen, was man von ihnen verlangt, und dabei gute Arbeit zu leisten. Sie haben ihr Lebenswerk gewählt und wissen sehr wohl, daß es sich darin um ihre Lebensaufgabe, ihre Mission, handelt. Doch es gibt Anlässe, in denen sie unter der gewaltigen Verantwortung, die auf ihren Schultern lastet, das Gefühl haben, es sei nicht menschenmöglich, solche Bürde zu übernehmen. In solchen Augenblicken können sie sogar meinen, ihrer Aufgabe nicht gewachsen zu sein. Das ist der Moment, in dem sie scheitern können, was zu einer katastrophalen Situation führen mag, die unvorstellbare Not und Belastung für andere nach sich ziehen würde. Jeder auch nur momentane Zweifel an ihren eigenen Fähigkeiten hinterläßt im *Elm*-Menschen das Gefühl von Schwäche und Erschöpfung. Doch zum Glück hält solche Verzagtheit nicht lange an. Die *Elm*-Charaktere er-

langen ihre Stabilität rasch zurück, weil sie innerlich davon überzeugt sind, für ihre jeweilige Aufgabe auserwählt zu sein, und so wird ihnen immer die Kraft und Weisheit gegeben, die sie brauchen, um ihren Dienst zu erfüllen. Die *Elm*-Erschöpfung unterscheidet sich klar von den beiden anderen Erschöpfungszuständen *Hornbeam* und *Olive*. *Hornbeam* leidet unter Ermüdung, weil er die Arbeit nicht mag, die er tut. *Olive* dagegen ist erschöpft durch lange anhaltendes Leid oder Belastung. Man halte sich also immer vor Augen, daß die *Elm*- Erschöpfung *vorübergehend* ist, ein momentanes Schwanken des Selbstvertrauens – aber in einem so kurzen Augenblick können doch das Urteilsvermögen getrübt, die Weisheit überschattet und die Erfahrung vergessen sein.
Die positiven Aspekte des *Elm*-Charakters sind die meiste Zeit erkennbar; besonders hervorragend unter ihnen sind Selbstsicherheit und Vertrauen. Diese Tugenden sind die Früchte einer unerschütterlichen, inneren Überzeugung, daß Hilfe immer dann zur Stelle ist, wenn sie benötigt wird. Ein weiterer lobenswerter Charakteraspekt der *Elm*-Menschen ist, daß ihre enormen Fähigkeiten im allgemeinen im Interesse der Sicherheit, des Wohles und der besseren Lebensqualität anderer eingesetzt werden.

Fallbeispiele

Mann, mittleren Alters. Er war Geistlicher. Schon einige Zeit hatte er unter Bronchialbeschwerden gelitten und das Vertrauen in seine Fähigkeit verloren, die mannigfachen Pflichten in einer großen Gemeinde wieder aufzunehmen. Er fühlte sich seiner Aufgabe nicht mehr gewachsen und war deshalb sehr niedergeschlagen. *Elm* war sein Typenmittel, das er einen Monat lang ausschließlich einnahm. Dies stellte seine frühere Fröhlichkeit wieder her und gab ihm Vertrauen und Kraft, die er benötigte, um seine normalen Pflichten wieder aufzunehmen.

Frau, 45 Jahre. Als sie sich wegen einer Behandlung an uns wandte, litt sie unter akuter nervöser Anspannung und nahm Tabletten gegen ihre Schlaflosigkeit ein. Sie bekleidete eine verantwortungsvolle Position und hatte einen großen Angestelltenstab unter sich. Der Arbeitsdruck, der auf ihr lastete, war groß. Obwohl sie wußte, daß sie damit fertigwerden kann, schlich sich doch allmählich das Gefühl ein, daß die Last vielleicht doch zu schwer für sie sein könnte. Dieser Gedanke deprimierte sie und nahm ihr die Kraft. Sie erhielt ihr Typenmittel *Elm,* um dem Glauben entgegenzuwirken, daß ihre Aufgabe ihre Kräfte übersteige; dazu *Water Violet,* weil sie von Natur aus ein ruhiger, tüchtiger und befähigter Mensch war. Nach zwei Wochen berichtete sie: „Die Wirkung trat auf der Stelle ein. Die nervöse Spannung ließ sofort nach und verschwand nach einigen Tagen völlig. Ich hörte auf, Schlafmittel zu nehmen, und nach einigen Nächten habe ich wieder normal geschlafen. Jetzt geht es mir gut, und ich weiß wieder, was Lebensfreude wirklich ist."

Frau, 38 Jahre, verheiratet. Sie war Mutter von fünf Kindern, die sie nach dem plötzlichen Tode ihres Mannes allein zu versorgen hatte. Obwohl sie eine äußerst tüchtige Hausfrau und Mutter war, hatte sie nun das Gefühl – so erzählte sie uns –, nicht imstande zu sein, für ihre Kinder zu sorgen und sie zu erziehen; die Verantwortung kam ihr zu groß vor, und so geriet sie in einen Zustand tiefster Depression. Sie erhielt *Elm* als Typenmittel, das sie in dem Wissen bestärken sollte, daß sie die Hilfe bekam, um alles zu tun, was notwendig wäre, und darüber hinaus *Star of Bethlehem* wegen des Schocks durch den plötzlichen Tod ihres Mannes. Sie nahm die Medizin zwei Monate lang ein. Im Laufe dieser Zeit konnte sie ihre Probleme erfolgreich lösen und wurde ihre Depression los. Wie sie selbst sagte, hatte sie keine Zeit mehr, an sich zu denken.

Mann, 65 Jahre. Er war ein sehr erfolgreicher Anwender der Bach-Blütentherapie und behandelte den ganzen langen Arbeitstag über Patienten. Plötzlich fühlte er sich von seiner Arbeit überwältigt und meinte, nicht länger mehr alles das zu schaffen, was er zu tun hatte. So geriet er in einen Zustand der Erschöpfung und Depression, denn er liebte seine Arbeit. *Elm,* das Typenmittel, wurde ihm aufgrund des vorübergehenden Gemütszustandes verordnet, der an den Gedanken festhielt, die geliebte Aufgabe sei nicht mehr zu bewältigen. Ein Fläschchen der Arznei vermochte ihn binnen zwei Wochen völlig wiederherzustellen.

Frau, 50 Jahre, ledig. Sie war eine sehr befähigte, tüchtige Frau, die eine verantwortungsvolle Position innehatte. Schon seit ihrer Kindheit hatte sie unter Schlaflosigkeit zu leiden gehabt. Im Laufe der Jahre hatte sie zahlreiche Ärzte konsultiert, jedoch ohne Erfolg. Als sie zu uns zur Behandlung kam, war sie nur noch müde und hatte das Gefühl, als könne sie ihr tägliches Arbeitspensum nicht mehr bewältigen. *Elm* wurde ihr als Typenmittel verschrieben und sollte ihr Vertrauen in die eigene Fähigkeit stärken. *Hornbeam* sollte ihr die Kraft geben, die tägliche Arbeit zu leisten. Schon nach kurzer Zeit konnte sie schreiben: „Die Blütenmittel wirkten fast augenblicklich, und ich fühlte mich zum erstenmal nach vielen, langen Jahren sehr entspannt. Schon nach einer Woche konnte ich wieder ohne Medikamente eine Nacht durchschlafen, und ich glaube, ich brauche die Schlafmittel jetzt überhaupt nicht mehr. Ich traute mich kaum zu glauben, was mit mir geschah. Jetzt, da es mir gut geht, weiß ich, was es heißt, glücklich zu sein! Es ist fast zu schön, um wahr zu sein!"

Frau, jung, verheiratet. Sie hatte drei Kinder und wollte mehr, litt aber unter extremer Erschöpfung, der noch keine Behandlungsmethode abhelfen konnte, der sie sich bisher unterzogen hatte. Sie fühlte sich schon morgens beim Aufwachen erschlagen und war den ganzen Tag über schläfrig und abgespannt. Sie war ein Mensch mit ausgeprägtem Verantwortungsgefühl und sorgte sich sehr, daß sie sich nicht so um ihre Familie kümmern könne, wie sie es nach ihrem Dafürhalten tun sollte. *Elm* wurde ihr als Typenmittel wegen ihres starken Verantwortungsbewußtseins gegeben, *Olive* aufgrund ihrer Erschöpfung. Binnen sechs Wochen war sie genesen und konnte uns schreiben: „Ich habe mich in meinem ganzen Leben noch nicht so wohl gefühlt." Im nächsten Jahr schrieb sie uns abermals um mitzuteilen, daß sie einen Jungen zur Welt gebracht habe.

Mann, mittleren Alters. Er war ein höchst feinfühliger und dynamischer Mensch. Er arbeitete auf einer hohen, schöpferischen Ebene, und die Anforderungen an ihn waren immens. Er hatte akute Bronchitis-Anfälle, und als er zur Behandlung zu uns kam, war er völlig erschöpft. *Elm* wurde ihm als Typenmittel verordnet, damit er seine beispiellose Arbeit fortführen konnte, der er hingebungsvoll nachging – eine Arbeit, die ihm von Zeit zu Zeit alle Kraft abverlangte und ihn zu überfordern drohte. Weiterhin erhielt er *Olive* wegen seiner körperlichen und geistigen Erschöpfung und *Vervain* für sein begeistertes, aktives Gemüt. Er nahm die Arznei recht lange ein. Schließlich hatte sich seine Gesundheit so weit gebessert, daß er seine anspruchsvolle Arbeit weiterführen und seinen eigenen, sehr hochgesteckten Maßstäben gerecht bleiben konnte.

Frau, 50 Jahre. Sie war Rektorin einer Schule, hatte also eine Position, die mit viel Verantwortung verbunden war. Sie schrieb uns: „Ich kann mit den größeren Angelegenheiten im Leben leichter umgehen als mit den kleinen Dingen. Ich wurde schon in jungen Jahren aufgerufen, schweren Verpflichtungen nachzukommen, aber jetzt scheint mich die Verantwortung in der Schule zuweilen zu erdrücken." In ihrer Arbeit war sie höchst gewissenhaft und gründlich. Sie litt unter Krampfadern, und da sie bei der Ausübung ihres Berufes viele Stunden stehen mußte, nahmen die Beschwerden zu. Sie bekam als Typenmittel *Elm,* weil sie das Gefühl hatte, durch ihre Aufgabe allmählich überfordert zu werden. *Hornbeam* wurde hinzugegeben, um ihr die Kraft für ihre tägliche Arbeit zur Verfügung zu stellen. Nachdem sie die Arznei vier Wochen lang genommen hatte, schrieb sie: „Die Veränderung, die in mir vorgegangen ist, scheint unglaublich. Ich hätte es nie für möglich gehalten, wieder so klar und ungetrübt denken zu können wie in früheren Jahren! Die Beinvenen sind nicht mehr so schmerzhaft wie vorher." Sie nahm die Blütenmittel noch einige Zeit ein. Dann wechselte sie an eine andere Schule, wo sie nicht soviel zu stehen, sondern mehr Möglichkeit hatte, sich auszuruhen. Obwohl die Krampfadern nicht restlos verschwanden, gingen die Schmerzen doch zurück und kehrten nie wieder.

Kapitel 13

Gentian – Bitterer Enzian

Schlüssel: Zweifel; Niedergeschlagenheit; Mutlosigkeit

Gentian ist das Heilmittel für jene, die eine pessimistische Haltung zeigen und unter tiefer Niedergeschlagenheit und düsterer Melancholie leiden. Vom *Gentian*-Typ sagt man: „Er könnte nicht glücklich sein, wenn er glücklich wäre." *Gentian*-Menschen lassen sich leicht entmutigen, wenn etwas schief geht oder wenn sie sich vor Schwierigkeiten gestellt sehen. Bei Rückschlägen – sei es durch eine Erkrankung oder etwas Alltägliches – werden sie schwankend und verzagen. Sie sperren sich gegen die Einsicht, daß es ihr eigener Mangel an Vertrauen und Verständnis ist, der sie daran hindert, die Schwierigkeiten zu überwinden, die sie für unüberwindlich halten. Sie begreifen einfach nicht, daß ihr eigener negativer Gemütszustand genau entsprechende Umstände herbeizieht. Die Depression des *Gentian*-Menschen hat immer eine konkrete, bekannte Ursache. Dadurch unterscheidet sie sich von der tiefen Melancholie von *Mustard,* die sich ohne erkennbaren Grund über einen Menschen herabsenkt wie eine dunkle Wolke. *Gentian* ist eine nützliche Arznei bei jeder Krankheit, wenn es zu einem Rückfall gekommen ist, der den Patienten entmutigte. *Gentian* bewährt sich auch bei Kindern, die nach einer Prüfung oder Schulaufgabe niedergeschlagen sind.

Die positive Seite der *Gentian*-Persönlichkeit ist sehr erfreulich. Solche Menschen verstehen, daß es kein Scheitern gibt, wenn man sein Bestes leistet, gleichgültig, wie die momentanen Ergebnisse auch aussehen. Sie wissen, daß kein Hindernis zu groß und keine Aufgabe zu gewaltig ist, wenn man sie mit der Überzeugung in Angriff nimmt, daß sie zu bewältigen sind.

Fallbeispiele

Frau, 50 Jahre. Nach einer operativen Entfernung ihrer Gebärmutter fühlte sie sich sehr müde und litt unter akuten Anfällen von Niedergeschlagenheit, wenn irgendetwas schief ging. Sie sagte, sie fühle sich „wie ein Dummkopf, daß sie sich so entmutigen lasse“. Sie erhielt *Gentian* für ihre Niedergeschlagenheit und *Olive* für die Erschöpfung. Nach einem Monat berichtete sie, keine Depressionen mehr zu haben und sich in jeder Hinsicht besser zu fühlen.

Mann, 39 Jahre. Er hatte vom Kleinkindalter an unter Asthma zu leiden gehabt. Schon viele Behandlungsformen hatte er versucht und war jetzt, als er zu uns kam, sehr entmutigt und hatte sich innerlich schon in einen lebenslangen Leidensweg gefügt. Wenn er schwere Anfälle hatte, dauerten diese drei Tage lang. Insgeheim machte er sich Sorgen, daß er aufgrund der Krankheit seine Arbeitsstelle verlieren könnte; er war Witwer und hatte einen kleinen Sohn. Obwohl er zugegebenermaßen starke Zweifel hegte, daß die Blütenmittel ihm helfen würden, wollte er doch einen Versuch wagen. Folgendes wurde ihm verordnet: *Gentian* als Typenmittel wegen seiner pessimistischen, negativen Erwartungshaltung; *Agrimony* wegen seiner Anstrengungen, die Sorgen im Zusammenhang mit der Krankheit zu verbergen; *Wild Rose* wegen seiner Ergebenheit in die vorliegende Situation. Er nahm die Heilmittel drei Monate lang. Zu seiner Überraschung und Freude erlitt er in dieser Zeit nur noch einen schweren Asthma-Anfall gleich zu Beginn der Behandlung. Er hatte zwar nachts noch hin und wieder leichte Atemnot, schlief aber insgesamt schon wieder wesentlich besser. Am Ende weiterer drei Monate – also ein halbes Jahr nach Beginn der Behandlung – waren alle Asthma-Symptome verschwunden und kehrten auch später nie zurück. Sein Gesundheitszustand war gut, und er konnte wieder normal schlafen.

Mann, 40 Jahre. Nach einem Nervenzusammenbruch vor fünf Jahren hatte er immer wieder Phasen extremer nervlicher Spannung und Anfälle von Niedergeschlagenheit. Er war leicht zu entmutigen und rechnete schon damit, daß Dinge scheiterten. Er fühlte sich sehr nervös und „alles hänge von ihm ab“. *Gentian* wurde ihm wegen seiner Niedergeschlagenheit und Entmutigung verschrieben; *Mimulus* für Nervosität und Ängstlichkeit. Nach zwei Monaten berichtete er, daß das

Leben sich nun sehr aufgehellt habe, und er mit seinen Problemen umgehen könne.

Frau, 51 Jahre, verheiratet. Sie litt unter Melancholie und war deshalb bereits als Patientin in einer psychiatrischen Klinik zur Behandlung gewesen. Ihr Mann schrieb uns, daß sich ihr Zustand seit der Entlassung aus der Klinik gebessert habe, sie aber immer noch unter Depressionen und Angst leide. Er teilte uns auch mit, daß sie sehr schwach sei, kaum Appetit habe und schlecht schlafe. *Gentian* wurde für Depression und Melancholie verordnet, *Rock Rose* für die Angstzustände und *Hornbeam* für ihre mangelnde Vitalität. Nach einem Monat schrieb ihr Mann wieder und berichtete, daß die Patientin inzwischen gute Fortschritte gemacht habe; ihre depressiven Phasen kämen seltener, und der Appetit kehre zurück. Nach einem weiteren Monat meldete er uns: „Jetzt ist sie wieder ganz fröhlich und sie selbst."

Mann, 72 Jahre, Major im Ruhestand. Vierzehn Jahre, bevor er uns schrieb, hatte er die Ménièresche Krankheit (Symptomenkomplex: anfallsweise Drehschwindel, Übelkeit, Erbrechen, Ohrensausen, einseitige Schwerhörigkeit bis Taubheit – Anm.d.Ü.) gehabt, die aber – einschließlich der Folgen – spontan wieder verschwand. Nun war die Krankheit wieder aufgetaucht, und der Patient schrieb: „Mein Leben ist ein Elend. Ich kann nicht einmal riskieren, irgendwo hinzugehen. In der anfallsfreien Zeit glaube ich, wieder frei zu sein, aber wenn die Symptome zurückkehren, bin ich von neuem wie erschlagen. Ich habe sehr viel Angst vor diesen Anfällen bekommen." Er bekam *Gentian* wegen seiner Verzagtheit verschrieben, *Aspen* wegen seiner Besorgtheit und *Scleranthus* wegen seiner Unentschlossenheit, die seinem eigentlichen Charakter ganz fremd war. Nach einem Monat war sein Gemüt sehr aufgehellt, und er sah besser aus. Ein oder zwei Anfälle hatten sich angekündigt, dann aber nicht weiter ausgeprägt. Kurz darauf schrieb er wieder und teilte uns mit, daß sowohl die Anfälle als auch der Drehschwindel eindeutig aufgehört hätten. Er fühle sich besser, sehe besser aus und könne nun ohne Angst vor einer neuen Attacke ausgehen. Und schließlich könne er jetzt auch wieder Entscheidungen treffen.

Mann, 62 Jahre, Zahnarzt. Seit mehr als einem Jahr hatte er Verdauungsbeschwerden mit krampfartigen Leibschmerzen, Blähungen und Durchfall. Trotz der sicheren Auskunft seines Arztes, daß es sich um nichts Ernstes handele, konnte er selbst nicht daran glauben. Er wurde depressiv, besorgt und ängstlich. Wegen seiner ständigen Sorge verlor er Gewicht und stellte sich nun das Schlimmste vor. Wenn er sich wohl fühlte, war er heiter und voll Schwung; war er aber niedergeschlagen, meinte er, sterben zu müssen. Er hatte nach dem Essen keine Schmerzen, nur starke Blähungen, und trotz allem schlief er gut. *Gentian* erhielt er wegen seiner Depressionen und Zweifel; *Scleranthus* wegen seiner Stimmungsschwankungen. Sein erster Bericht zeigte, daß er sich nun viel besser fühlte und seine frühere Haltung wieder zurückgewann. Im nächsten Bericht lasen wir, daß die Blähungen weitgehend aufgehört hätten und der Patient sich auch emotional wesentlich stabiler fühlte. Sein letzter Brief ließ uns wissen, daß er sich sehr wohl fühle. Er habe keine Schmerzen oder Blähungen mehr und machte sich vor allem auch keine Sorgen mehr um seine Gesundheit. Körperlich und gefühlsmäßig war er nun wohl ausgeglichen und gesund geworden.

Frau, mittleren Alters. Sie war wegen ihres schlechten Gesundheitszustandes entmutigt. Sie litt unter mangelhafter Durchblutung, Verstopfung und hatte am Mittelfinger der linken Hand ein Nagelgeschwür. Manchmal fühlte sie sich auch ein wenig besser, aber dann fiel sie wieder zurück und ließ allen Mut sinken. Ihre Einstellung zum Leben war verdrießlich, ihre Gedanken negativ, pessimistisch und bedrückt. Aufgrund ihrer Depression und Entmutigung bekam sie *Gentian* verordnet; *White Chestnut* wegen ihrer negativen, unangenehmen Gedanken, die ihr ständig durch den Kopf gingen, und *Crab Apple* zur Reinigung und Klärung von Gemüt und Körper. Der Nagelumlauf bildete sich bald zurück, und die Verstopfung wurde besser. Die Patientin nahm die Heilmittel noch drei Monate lang ein. Als sie uns dann aufsuchte, erklärte sie, sich innerlich nun wesentlich wohler zu fühlen. Das Verstopfungsproblem bestand nicht mehr, und sie spürte allmählich wieder, daß das Leben lebenswert war.

Frau, 70 Jahre, verheiratet. Sie lebte mit ihrer Schwägerin zusammen, mit der sie sich überhaupt nicht vertrug. Von Natur aus war sie ein fröhlicher, zufriedener Mensch, ließ sich aber leicht aufregen und entmutigen, wenn etwas schiefging. Als wir sie das erste Mal sahen, hatte sie bereits resigniert. Sie hatte das Interesse am Leben verloren und besaß nun keine Kraft mehr, sich in eigener Sache anzustrengen. Sie sah sich als Invalide und konnte sich nur noch unter Schwierigkeiten vom Stuhl erheben oder die Treppe hinaufsteigen. *Gentian* wurde ihr wegen ihrer Niedergeschlagenheit und Mutlosigkeit verschrieben, *Wild Rose* wegen ihres mangelnden Interesses am Leben und *Hornbeam* zur Stärkung. Vier Wochen danach konnte sie sich ungehindert im Hause bewegen und ohne Hilfe die Treppen steigen. Danach machte ihre Besserung an Körper und Gemüt noch weitere Fortschritte, zur Freude aller, die ihr nahestanden. Sie konnte eine freundliche Beziehung zu ihrer Schwägerin herstellen und problemlos ihren Anteil der Arbeit im Haushalt erfüllen.

Kapitel 14

Gorse – Stechginster

Schlüssel: Hoffnungslosigkeit, Verzweiflung

Gorse ist für jene, die den Mut ganz verloren haben, nachdem viele Behandlungen ihnen nicht helfen konnten. *Gorse* ist für jene, denen man mitgeteilt hat, daß man nichts mehr für sie tun könne, und die deshalb das Gefühl haben, Schmerzen und Leid noch den Rest ihres Lebens ertragen zu müssen. *Gorse* ist für den Menschen, der meint, daß es keinen Sinn habe, noch eine weitere Behandlungsweise zu versuchen; aber um einem Angehörigen oder Freund einen Gefallen zu tun, „versucht er es eben noch einmal", obgleich – wie ein Patient es ausdrückte – „ich weiß, daß es nichts bringen wird." Auch bei lange anhaltender Krankheit ist *Gorse* nützlich, besonders in jenen Fällen, in denen eine vorübergehende Besserung zum Stillstand gekommen ist. *Gorse* ist auch sehr hilfreich, wenn man es schon zu Beginn jeder chronischen Krankheit gibt; es vermittelt dem Patienten Hoffnung auf Genesung, und das ist der erste Schritt zur Heilung. Es sollte auch dann Anwendung finden, wenn der Patient davon überzeugt ist, daß so etwas wie Vererbung oder eine Krankheitsdisposition ihn zu lebenslangem Leiden verdammt hätten. Dr. Bach schrieb über den *Gorse*-Typ: „Menschen, die *Gorse* brauchen, sind in der Regel blaß und von dunklerem Teint, häufig haben sie dunkle Ringe unter den Augen. Sie sehen aus, als bräuchten sie in ihrem Leben mehr Sonnenschein, der die dunklen Wolken vertreiben würde."

Den positiven Aspekt von *Gorse* finden wir bei jenen Menschen, die von Vertrauen und Hoffnung erfüllt sind sowie von der Gewißheit, daß sie am Ende alle Schwierigkeiten überwinden können. Sie lassen sich weder von ihrer derzeitigen mentalen und körperlichen Verfassung, noch von den Empfehlungen oder Meinungen anderer beeinflussen.

Frau, 52 Jahre, verheiratet. Bei unserer Unterredung sagte sie, daß sie Zeit ihres Lebens dazu geneigt habe, die dunkle, negative Seite der Dinge zu sehen. Jetzt fühle sie sich so gänzlich ohne Hoffnung, daß sie sogar aufgegeben habe, zu versuchen oder auch nur zu hoffen, ihre Gesundheit wiederzugewinnen. Infolge ihrer negativen Einstellung habe sie schon seit Jahren unter Bronchitis und Erkältungen zu leiden gehabt. Nachts habe sie das Gefühl, ersticken zu müssen an ihrem chronischen Husten. Sie konnte nicht gut schlafen und erwachte morgens meist mit Kopfschmerzen. Jede Behandlungsmethode, von der sie erfahren habe, sei schon versucht worden, jedoch ohne Erfolg. Sie erklärte offen, sie besitze kaum Hoffnung, daß die Blütenmittel ihr helfen könnten. Aufgrund ihrer Hoffnungslosigkeit erhielt sie *Gorse* als Typenmittel, dazu *Hornbeam,* um die Kraft wiederzuerlangen, sich dem Leben zu stellen. Ihr erster Bericht war ermutigend; sie fühle sich fröhlicher und weniger deprimiert und sähe nun einen Hoffnungsschimmer. Ihr Husten habe sich gebessert, und sie fühle sich weniger erschöpft. Sie erhielt die gleichen Mittel noch weitere zwei Monate zum Einnehmen. Dann schrieb sie uns, daß sie nun viel positiver und optimistischer eingestellt sei. Das nächtliche Erstickungsgefühl habe aufgehört, und sie sei nicht mehr so müde. Und zum ersten Mal sei Jahren habe sie wieder gut geschlafen. Der Husten halte an, aber die Anfälle seien nicht mehr so häufig wie zuvor. Zusätzlich zu ihrer ursprünglichen Arzneikombination bekam sie nun *Vervain,* um die Spannung und das Gefühl der Belastung zu lindern, die sie von Zeit zu Zeit spürte, weil sie ihre Hausarbeit zu erledigen hatte, ob es ihr gefiel oder nicht. Sie nahm die Blütenmittel noch zwei Monate lang, und dann schrieb sie: „Ich fühle mich nun wie ein neuer Mensch, seit ich die Medizin nehme.“ Sie ging nach Kanada und setzte die Einnahme dort fünf Monate fort. Sie schrieb noch einmal und teilte uns mit, daß sie sich wohl fühle; der Husten sei schließlich verschwunden, und keines der anderen Symptome noch einmal aufgetaucht.

Mann, 51 Jahre. Die letzten zwanzig Jahre hatte er unter Schuppenflechte an den Beinen gelitten; die unangenehmsten Symptome waren der Juckreiz und die Hautabschuppung. Dieses Leiden war durch eine Phase der Ängstlichkeit und Besorgnis ausgelöst worden und bereitete ihm viel seelische Qual und Verzweiflung, wenn er an die Heilbarkeit seiner Krankheit dachte. Er war von Natur aus sehr ernst, obwohl er auch einen Sinn für Humor besaß. Einen gewissen Ekel im Zusammenhang mit seiner Krankheit vermochte er nicht zu unterdrücken. Er hatte zugegebenermaßen die Hoffnung auf Heilung bereits aufgegeben, aber um seiner Frau einen Gefallen zu tun, hatte er sich bereiterklärt, uns zu konsultieren. Wegen seiner extremen Hoffnungslosigkeit und der langen Dauer und Hartnäckigkeit seiner Krankheit wurde ihm *Gorse* als Typenmittel verordnet. Weiterhin erhielt er *Agrimony* gegen seine seelische Pein aufgrund der Erkrankung, sowie *Crab Apple* wegen seines Ekels gegen die Krankheit und zur Reinigung von Gemüt und Körper. Nach vier Wochen schrieb er uns: „Ich fühle mich innerlich besser und spüre wieder Hoffnung. Der Juckreiz ist schwächer, als er lange Zeit war, und die Schuppenbildung unbedeutend; die wunden Stellen werden kleiner." Die Behandlung wurde sechs Monate fortgesetzt; danach teilte der Patient uns mit: „Ich habe mich mein ganzes Leben noch nicht so wohl gefühlt. Es ist fast unglaublich, daß ich von meiner lange anhaltenden Krankheit geheilt bin. Es geht mir von Tag zu Tag besser."

Mann, mittleren Alters. Er war ein echter Pessimist, der nie viel vom Leben erwartet hatte und ständig deprimiert war. Zehn Jahre, bevor er uns konsultierte, war er bei der Marine und hatte im Winter unter tief aufgesprungenen Händen zu leiden gehabt; im Sommer schälte sich die Haut ab. Seit damals hatte er mit diesem Problem zu kämpfen, und inzwischen war er recht verzweifelt und hoffnungslos in bezug auf seine etwaige Heilbarkeit. Wegen dieser Hoffnungslosigkeit bekam er *Gorse* als Typenmittel und *Crab Apple* zur Reinigung von Gemüt und Körper. Er berichtete darauf, daß er die ersten beiden Tage der Behandlung schläfrig und antriebslos gewesen sei, aber danach habe er sich aktiver gefühlt und an Vitalität gewonnen. Die Hände begannen zu heilen, aber als das Wetter kühler wurde, kam es zu einem Rückfall, der ihn entmutigte. Die Behandlung wurde noch einen Monat fortgesetzt, nach dem er berichtete, er habe „ein Gefühl allgemeiner Fitness, ein viel lebendigeres Gemüt – und eine vollständige Heilung meiner Hände" zu verzeichnen. Die Behandlung wurde noch zwei Monate weitergeführt; keines der Symptome kehrte zurück.

Mann, mittleren Alters. Er sagte, er habe sich niemals richtig wohl gefühlt in seinem Leben. Er litt unter zahlreichen geringfügigeren Beschwerden und unter starken Kopfschmerzen, die ihn sehr störten. Er hatte es bereits mit allen möglichen Behandlungsarten versucht, aber nichts schien zu helfen. Um Bach- Blütenmittel bitte er nur aus Gefälligkeit gegenüber seinen Freunden, er selbst habe wenig Hoffnung, je geheilt werden zu können. Er erhielt als Typenmittel *Gorse* wegen seiner Hoffnungslosigkeit, dazu *Impatiens* gegen seine Reizbarkeit. Zu Anfang trat die Besserung nur langsam ein, aber nach einigen Wochen meldete er, daß die Kopfschmerzen, die er sein ganzes Leben lang gehabt habe, verschwunden seien. Während der folgenden zwei Monate ging es nur langsam voran, dann aber schrieb er: „Ich habe einen Sinn für Humor bekommen und habe sehr viel Freude und Spaß am Leben, weil ich mich so wohl fühle."

Mann, 50 Jahre. Seit Jahren litt er schon an starken Schmerzen und einer Schwellung der linken Hand. Die Beschwerden waren nahezu unerträglich und erlaubten es ihm mitunter nicht, die Hand zu gebrauchen. Er wurde depressiv und gab die Hoffnung auf, nachdem er zahlreiche Behandlungsmethoden versucht hatte, ohne dabei einen Erfolg zu erleben. Auf Zureden eines Freundes, der Hilfe von den Bach-Blütenmitteln erfahren hatte, stimmte er zu, ebenfalls einen Versuch zu wagen. Er schrieb: „Nachts kann ich nicht einschlafen, und das deprimiert mich zuweilen sehr." Er bekam *Gorse* – als Typenmittel aufgrund seiner Hoffnungslosigkeit und des langen Bestehens seiner Beschwerden – mit der Anweisung, die Tropfen einzunehmen und äußerlich auf die Hand aufzutragen. Nach einem Monat schrieb er wieder und teilte uns mit, daß es ihm nun besser gehe: er könne wieder schlafen, und die Schwellung an der Hand lasse nach. Er setzte die Behandlung fort, und nach weiteren zwei Monaten konnte er berichten: „Ich fühle mich jetzt ganz wohl, dank Ihrer Behandlung. Die Schwellung und Schmerzen in meiner linken Hand sind völlig verschwunden." Die Behandlung wurde noch einen Monat weitergeführt, aber die Symptome kehrten nicht zurück.

Mann, 59 Jahre. Er zog sich eine ernste, beidseitige Lungenentzündung zu, die mit Penizillin behandelt wurde. Sein Arzt hatte nur noch wenig Hoffnung auf das Überleben des Patienten. In der Krise bekam dieser von seiner Frau wiederholte Gaben *Rescue*[3]; so gelangte er durch die Krise und blieb am Leben. Als er uns um eine Behandlung bat, war er in einem sehr schwachen Zustand; sein Herz war sehr belastet, und die Atmung war nur noch flach. Er hustete Blut, fühlte sich hoffnungslos und war am Verzweifeln. Aufgrund der verzweifelten Hoffnungslosigkeit erhielt er *Gorse* als Typenmittel; *Olive* sollte ihm Mut und Kraft nach seiner schweren Erkrankung geben. Innerhalb weniger Tage konnte er schon wieder eine Stunde ohne Unterbrechung im Bett aufsitzen, und jeden Tag ging es leichter und länger. Seine ganze Einstellung hatte sich gewandelt. Er sagte, er wisse nun, daß er wieder genesen werde. Täglich nahm er an Kraft zu, und im Auswurf und Speichel waren kaum noch Blutspuren festzustellen. Er setzte die Behandlung weitere vier Monate fort und genas in dieser Zeit vollkommen.

Mann, 63 Jahre. So lange er sich erinnern konnte, hatte er ständig unter leichten Nebenhöhlenbeschwerden gelitten, doch in den letzten anderthalb Jahren waren sie immer schlimmer geworden. Ungefähr neun Monate, bevor er uns um Hilfe bat, hatte er eine Thrombose im linken Bein entwickelt und mußte einige Monate im Krankenhaus liegen. Als er sich um eine Behandlung an uns wandte, war er bettlägerig zu Hause, weil er nicht gehen konnte. Er sagte, er habe das Gefühl, seit seinem Ruhestand regelrecht in Stücke gegangen zu sein. Jetzt hatte er keine Hoffnung mehr, war verzagt und erschöpft. Sein Typenmittel *Gorse* erhielt er aufgrund der tiefen Hoffnungslosigkeit und Verzweiflung. Nach drei Wochen berichtete er, daß er sich deutlich besser

[3] Dokumentierung des Kombinationspräparates *Rescue* und Fallbeispiele – siehe Kp. 40.

fühle; er schlafe wieder gut, und sein Appetit sei zurückgekehrt. Zusätzlich zu dem Typenmittel bekam er nun *Gentian* zur weiteren Ermutigung, und einen Monat später berichtete er, sich herrlich wohl zu fühlen. Er ging wieder, auch wenn sein Knie steif war, und sollte physikalische Anwendungen dafür erhalten. Nach einem weiteren Vierteljahr ging es ihm sehr gut, und er fühlte sich wie ein neuer Mensch. Er wollte seine verschiedenen Beschäftigungen wieder aufnehmen, und seine Hoffnungslosigkeit gehörte der Vergangenheit an. Die Nebenhöhlen plagten ihn nicht mehr, und das Knie war nun völlig in Ordnung.

Anmerkung: In jedem Fall läßt sich erkennen: Sobald der Patient sich besser und glücklicher fühlte, hoffnungsvoller und weniger deprimiert, sprach auch der Organismus rasch an, und die Heilung konnte vonstatten gehen. P.M.C.

Kapitel 15

Heather – Heidekraut

Schlüssel: Egozentrik, Ichbezogenheit

Heather-Menschen sind ständig mit sich selbst beschäftigt. Immer sind sie erfüllt von ihren Leiden, ihren Problemen und selbst den geringfügigsten Belanglosigkeiten ihres Alltags. Sie lieben es, anderen von ihren Schwierigkeiten zu erzählen und darüber zu reden, wann immer sich eine Gelegenheit dazu bietet. Der *Heather*-Mensch spricht schnell, pausenlos und unermüdlich und versteht es, das Gesprächsthema immer wieder auf sich zu lenken. Folgendes ist eine typische Bemerkung über eine *Heather*-Person: „Sie muß immer der Mittelpunkt des Interesses sein. Bei Tisch versucht sie ständig, das Gespräch auf sich und ihr Haus zurückzulenken. Ihre Enkelkinder schließen schon Wetten ab, wie bald es ihr gelingt, sich wieder als Gesprächsthema einzuführen!" In einem anderen Brief heißt es: „Sie redet zu jedem über ihre Probleme und Prüfungen." *Heather*-Menschen lieben es, einem nahezukommen, deshalb hat Dr. Bach sie einmal als 'Kletten' bezeichnet. Ihre ausgeprägte Ichbezogenheit zieht den Zuhörern Kraft und Vitalität ab und läßt sie völlig erschöpft zurück. Aus diesem Grund werden *Heather*-Menschen häufig gemieden und geschnitten. Doch es ist schwierig für ihre Zeitgenossen, ihnen zu entkommen, denn sie werden daran gehindert und festgehalten. Da der *Heather*-Mensch seine Vitalität von anderen bezieht und davon lebt, ist er nicht gerne allein und fühlt sich deshalb unglücklich, wenn er niemanden um sich hat. Er fürchtet das Alleinsein. *Heather* leidet nicht unter Selbstmitleid, sondern genießt es einfach, aus Mücken Elefanten zu machen. Als Zuhörer ist er selbst schlecht geeignet, denn er interessiert sich kaum für die Probleme anderer Menschen. Er ist das genaue Gegenteil des *Agrimony*-Typs, der ständig bemüht ist, seine Probleme zu verbergen und nie anderen damit zur Last zu fallen. *Centaury*-Menschen, die sich leicht beeinflussen lassen, sind die passenden Opfer der *Heather*-Typen, denn sie besitzen weder die Willenskraft noch die Klugheit, aufzustehen und fortzugehen. Auch *Mimulus*-Menschen

kann *Heather* völlig ‘aussaugen‘, denn sie sind zu nervös und bringen nicht den Mut auf, sich zurückzuziehen.
Diese Charakterisierung bezieht sich auf den ausgeprägten *Heather*-Menschen. Doch es gibt natürlich für die meisten von uns Phasen, in denen wir den gleichen Gemütszustand zeigen: wenn wir das Bedürfnis haben, über uns und unsere Probleme zu sprechen, auch wenn wir wissen, daß wir unsere höflichen Zuhörer langweilen. Dann sind wir selbst geschwächt, und unsere Schwierigkeiten erscheinen vergrößert und unüberwindlich. Das Heilmittel *Heather* wird unsere Vitalität in solchen Fällen bald wiederherstellen, und dann sind wir wieder wir selbst.
Die positiven Eigenschaften von *Heather* finden wir verkörpert in dem selbstlosen, verständnisvollen Menschen, der selbst schon viel gelitten hat, so daß er gerne bereit ist, anderen zuzuhören und zu helfen. Solche Menschen können ihre eigenen Schwierigkeiten beiseite stellen und sich von ganzem Herzen den Problemen anderer widmen. Sie scheuen keine Mühe, um diesen zu helfen.

Fallbeispiele

Auszug aus dem Brief einer Freundin der Patientin: „Zur Zeit wohnt sie bei uns. Sie macht einen schrecklich selbstsüchtigen und ichbezogenen Eindruck. Sie kann nicht lange von ihrem wichtigsten Thema – sich selbst – abweichen, und sie redet die ganze Zeit über ihre Wehwehchen und Schmerzen. Heute morgen erzählte sie mir lang und breit, daß sie gestern abend einen Brief geschrieben habe; das habe sie soviel Kraft gekostet, daß sie nun vermutlich den ganzen Tag unter Kopfschmerzen leiden werde. In ihrem Zimmer waren die Vorhänge zugezogen, sie selbst trug dunkle Gläser vor den Augen – aber sie hatte überhaupt keine Kopfschmerzen!“ Als wir die Patientin sahen, präsentierte sie uns eine ausführliche Darstellung aller ihrer Symptome in Vergangenheit und Gegenwart. Sie sagte, sie habe ein sehr einsames Leben zu führen, weil nur wenige Menschen sie besuchten, und wenn einmal jemand komme, bleibe er nicht lange genug, um Zeit zu haben, über ihre Schwierigkeiten zu erfahren oder ihr das Mitgefühl zu geben, das sie so brauche. Sie erhielt *Heather* als Typenmittel, und schon im Laufe der ersten drei Wochen der Behandlung kam es zu einer spontanen Besserung. Allmählich begann die Patientin Interesse für die Dinge in ihrer Umgebung zu entwickeln. Sie freundete sich mit einer sehr beschäftigten Frau an, der sie bei der Arbeit mit Einkaufen, Familie und Haushalt zur Hand ging. Ihr Gesundheitszustand besserte sich unvergleichlich, und nach einem weiteren Monat hatte sie keinerlei Beschwerden mehr zu beklagen.

Junger Mann, 17 Jahre. Er stand vor seiner Aufnahmeprüfung für die Universität. Er war ein intelligenter Schüler. Das Lernen machte ihm Spaß, und auch im Sport zeigte er gute Leistungen. Doch im Laufe des letzten Jahres hatte er sich dauernd Sorgen gemacht. Er sorgte sich wegen der Prüfungen, seiner Zukunft und seiner Gesundheit, bis er schließlich auch seine Familie mit seinen Problemen erschöpfte. Er fing an, unter Herzklopfen und Schlafstörungen zu leiden und mußte jedermann von seinen Beschwerden erzählen. Infolgedessen begannen ihm seine Freunde wegzulaufen. Er bekam *Heather* als sein Typenmittel verordnet, und es zeigte gute Erfolge. Er wurde unbeschwerter und schloß sich wieder den Radwanderungen im Kreise seiner Freunde an, die seine Gesellschaft nun wieder genossen. Trotz dieser Erfolge war er doch in bezug auf die bevorstehenden Prüfungen noch recht nervös. Um seine Ängstlichkeit auszugleichen, erhielt er zusätzlich zum Typenmittel auch *Mimulus*. Nach zwei Wochen berichtete er, daß seine Nervosität wesentlich nachgelassen habe und er nun besser schlafen könne. Die nervösen Herzbeschwerden waren offensichtlich verschwunden, da er sie nie mehr erwähnte. Zum Schluß meinte er, er werde mit seinen Prüfungen bestimmt Erfolg haben – und er behielt recht.

Frau, 65 Jahre. Sie war im Ruhestand und vollständig mit ihren eigenen Schwierigkeiten beschäftigt. Sie war nicht gerne allein und rechnete immer mit irgendeinem Unglück. Wegen ihrer Egozentrik bekam sie *Heather* verordnet, dazu *Aspen* gegen ihre Ängste unbekannten Ursprungs. Diese Mittel nahm sie ungefähr sechs Wochen lang ein. Danach berichtete sie, daß sie nicht nur ihre unbegründeten Ängste, sondern auch die meisten ihrer eingebildeten Leiden verloren habe.

Mann, 57 Jahre. Im selben Jahr, bevor er zu uns kam, hatte er einen Nervenzusammenbruch, von dem er sich – ungeachtet verschiedenster Behandlungen – nicht erholte. Allzu gerne sprach er über seine mannigfachen Symptome und schilderte in allen Einzelheiten seinen abnormen Appetit, seine Verstopfung, seine Hämorrhoiden und seine Erschöpfung an Körper und Gemüt. *Heather* wurde ihm als Typenmittel verschrieben, *Olive* für seine Erschöpfung und Ermattung. Obgleich er sich nach dem ersten Monat der Behandlung besser fühlte, verzweifelte er doch über der Frage, ob er je geheilt werden könne. *Gorse* wurde ihm zusätzlich gegeben, um diese Hoffnungslosigkeit auszugleichen. Das Ergebnis stellte sich sofort ein. Der Patient fühlte sich erheblich besser und begann mit einer Teilzeitarbeit. Er erhielt weiterhin Blütenmittel, die Kombination wurde jedoch – je nach seinem Gemütszustande – von Zeit zu Zeit verändert; *Heather,* das Typenmittel, war aber jedesmal dabei. Nach sechs Monaten berichtete er, daß er vollkommen geheilt und überaus dankbar sei.

Mann, 60 Jahre, Gärtner. Er war ein großer Redner, der seine Bekannten auf der Straße anhielt und ihnen bis zum Erbrechen alles über sich selbst, seine Leiden und sein bisheriges Leben erzählte. Denen, die er zum Zuhören zwingen konnte, zog er regelrecht die Energie ab. Obschon er allein lebte, war er doch am liebsten immer mit anderen Menschen zusammen. Er litt unter Krampfadern, häufigen Erkältungen, Verstopfung und einem Ausschlag auf der Hand. *Heather* wurde ihm als Typenmittel gegeben, da er sich so um sich selbst drehte. Er nahm das Heilmittel über eine lange Zeit ein. Schließlich war ihm körperlich sehr geholfen, und auch die Veränderung seiner Einstellung und seines Gemütszustandes war bemerkenswert. Er begann, sich für die Probleme anderer zu interessieren und half ihnen auf manche Weise. Er wurde in seinem Dorf zu einer sehr beliebten Persönlichkeit.

Frau, 59 Jahre, Wirtschafterin. Sie sprach unaufhörlich über einen der Pensionäre in dem Haus, in dem sie arbeitete. Ihre Einstellung ihm gegenüber kam einer Besessenheit nahe, und sie erzählte, wie er sie bei ihrer Arbeit störe und sogar versuche, ihr freundliches Verhältnis zu ihrem Arbeitgeber zu untergraben. Jedesmal, wenn sie zu uns kam, schilderte sie jeden Vorfall in allen Einzelheiten und wiederholte ihre Geschichten wieder und wieder. Erfüllt von tiefem Groll, warf sie dem Pensionär vor, an der Zerrüttung ihrer Gesundheit schuld zu sein. Sie hatte ein schmerzhaftes, chronisches Unterschenkelgeschwür über dem linken Knöchel, das ihr sehr zu schaffen machte und nicht heilen wollte. *Heather* wurde der Patientin als Typenmittel verordnet, da sie sich so ausschließlich mit sich selbst beschäftigte, dazu *Willow* gegen ihren Groll. Sie erhielt die Anweisung, die Tropfen einzunehmen, bekam sie aber auch als Salbe zum Auftragen auf das Geschwür mitgegeben. Die Behandlung erstreckte sich über mehr als ein Jahr. Dann war das Unterschenkelgeschwür völlig verheilt und kehrte nie zurück; die größte Veränderung fand im Innern der Patientin statt. Sie hatte sich zu einer sehr verständnisvollen Persönlichkeit entwickelt, die die Ansichten und Standpunkte anderer Menschen nachvollziehen konnte und frei von jeglichen Grollgefühlen war.

Frau, 48 Jahre, verheiratet. Sie war eine kräftige, übergewichtige Frau von ungefähr achtzig Kilo. Sie hörte nie auf, über ihre körperlichen Beschwerden zu sprechen, und deren gab es viele. Dazu gehörten: Schmerzen um die Augen, Schmerzen in der Stirn, nächtliche Krämpfe, häufige Kopfgrippen, Würgen und Erbrechen, wunde Stellen an Nase und Lippen, Hitzewallungen – und zahlreiche weitere Leiden, die hier nicht alle aufgezählt werden können. Die Patientin hatte ein eigenes Geschäft, und so kam ihr die Zuhörerschaft in Gestalt von Kunden ins Haus. Sie fürchtete sich allein zu sein und hatte dauernd das Bedürfnis, unter Menschen zu sein. Sie bekam *Heather* wegen ihres Zwanges, über sich selbst zu reden, und *Crab Apple* zur Reinigung und Klärung von Körper und Gemüt. Nachdem sie die Blütenmittel sechs Monate lang eingenommen hatte, machte sich eine erstaunliche Besserung ihres Gesundheitszustandes bemerkbar. Sie hatte Gewicht verloren, und alle ihre Leiden waren verschwunden! Zu ihrer eigenen Überraschung stellte sie fest, daß sie sich nicht mehr einsam fühlte, wenn sie keine Menschen um sich hatte. Sie „kam sogar ganz davon ab“ – und nahm ihre Hunde zu langen Spaziergängen übers Land mit.

Kapitel 16

Holly – Stechpalme

Schlüssel: Haß, Neid, Eifersucht, Mißtrauen

Holly könnte das wichtigste aller Blütenmittel sein, denn es ist das Mittel gegen Haß! Haß können wir als die fundamentale Ursache aller Schwierigkeiten im Leben betrachten, denn er ist das Gegenteil von Liebe, und Liebe ist die größte Kraft der Welt, denn Gott ist Liebe. Haß liegt allen negativen Aspekten des menschlichen Charakters zugrunde. Es ist unmöglich, ängstlich, eifersüchtig, intolerant oder deprimiert zu sein, wenn man wirklich liebt und sich geliebt fühlt, denn „vollkommene Liebe vertreibt alle Angst". Haß ist die Abwesenheit von Liebe, wie Finsternis die Abwesenheit von Licht ist. Haß trennt einen von Gott und den Menschen. Haß erzeugt Unsicherheit, Aggressivität, Eifersucht, Neid und Mißtrauen; er fördert solche Gefühle wie Mißverstehen, Übellaunigkeit und Zorn gegen den Mitmenschen, denn er ist der Einheit des Seins entgegengesetzt. Dr. Bach sagte: „*Holly* schützt uns vor allem, was nicht universelle Liebe ist."

Dr. Bach machte auch eine Beobachtung über eine empirische Indikation der Heilmittel *Holly* und *Wild Oat* in einem Fall, der auf verordnete Blütenmittel nicht gut anspricht: „Wenn ein Fall den Eindruck macht, er brauche viele Arzneien, oder wenn ein Fall auf die verschriebenen Heilmittel nicht anspricht, gebe man entweder *Holly* oder *Wild Oat*, und dann wird sich offenkundig zeigen, welches andere Mittel hier notwendig ist. In allen Fällen eines aktiven, angespannten Patiententyps gebe man *Holly.* Bei eher schwachen, verzagten Patienten gebe man *Wild Oat.*"

Die positiven Aspekte von *Holly* zeigen sich in jenen Menschen, die geben können, ohne etwas zurück zu verlangen oder zu erwarten; die liebevoll, tolerant und glücklich sein können, auch wenn sie vielleicht alles verloren haben; die von Freude erfüllt sind, wenn sie sehen, daß andere ihren angestammten Platz einnehmen. Solche Menschen können den Ärgernissen des Lebens mit Verständnis und Toleranz begegnen.

Knabe, 3 Jahre. Er hatte das Gefühl, sein neues, kleines Schwesterchen bekomme alle Aufmerksamkeit für sich, und er müsse ganz allein spielen. Um selbst Beachtung zu finden, fing er an, das Baby zu zwikken und zu stoßen, damit es weinte. Wenn er zurechtgewiesen wurde, warf er sich auf den Fußboden, trat um sich und schrie. Er erhielt *Holly* als Typenmittel für seine kindliche Eifersucht. Innerhalb weniger Wochen kam es zu einer deutlichen Veränderung seiner Einstellung und seines Verhaltens gegenüber der kleinen Schwester. Der Knabe wurde so fröhlich und glücklich, daß die Mutter aufpassen mußte, daß er nicht zu laut sang und das Baby dadurch aufweckte.

Mann, 65 Jahre, verwitwet, Oberst im Ruhestand. Sieben Jahre, bevor wir ihn sahen, hatte er einen Kehlkopfkrebs, der mit Erfolg operiert worden und bisher nicht wiedergekehrt war. Der Oberst hing sehr an seiner einzigen Tochter. Obwohl er auch ihren Verlobten, den sie bald heiraten wollte, gern hatte, fürchtete er doch die Vorstellung, daß sie das Haus verlassen würde. Er wurde krank. Um an das Mitleid seiner Tochter zu appellieren, aß er nichts mehr und klagte ständig über Beschwerden in der Kehle. Er entwickelte mit der Zeit auch eine starke, eifersüchtige Abneigung gegen seinen künftigen Schwiegersohn. Seine Einstellung bereitete der Tochter großen Kummer; sie war nun hin- und hergerissen zwischen der Pflicht gegenüber ihrem Vater und der Liebe zu ihrem Verlobten. Der Vater lehnte es ab, einen Arzt aufzusuchen, denn er fürchtete, der Krebs sei zurückgekehrt. Er wurde uns zur Behandlung geschickt. Aufgrund seiner eifersüchtigen Haltung gegen den jungen Mann bekam er *Holly* verschrieben, dazu *Chicory* wegen seiner besitzergreifenden Art gegenüber seiner Tochter. Einen Monat danach schrieb uns der Verlobte: „Der Oberst hat bedeutende Schritte in die richtige Richtung unternommen. Jetzt beteiligt er sich an unseren Besprechungen über die bevorstehende Hochzeit. Er ist nun wieder viel mehr, wie er früher war. Er ißt auch besser und hat insgesamt eine erstaunliche Genesung erlebt." Seine Tochter meinte, es sei „einfach verblüffend". Die Blütenmittel wurden noch einen weiteren Monat eingenommen. Der Oberst stimmte der Heirat seiner Tochter zu und wünschte dem jungen Paar ein glückliches gemeinsames Leben. Seither ißt er wieder normal und hat sich nicht mehr über seine Kehle beklagt.

Mann, mittleren Alters. Als er zur Behandlung zu uns kam, hatte er einen schweren Ausschlag an Armen und Händen. Er war ein haßerfüllter Mensch von heftigem, auch zu Gewaltausbrüchen neigendem Temperament. Seine Arbeit, die er gründlich verabscheute, erschöpfte und bedrückte ihn. *Holly* bekam er wegen seines starken Hasses verordnet, *Olive* wegen seiner Erschöpfung und Interesselosigkeit, und *Crab Apple* zur Reinigung von den Giftstoffen, die zu dem Ausschlag geführt hatten. Nach zwei Monaten schrieb er uns: „Jetzt geht es mir in jeder Hinsicht besser. Ich schlafe gut und habe mein Interesse an der Arbeit wiedergewonnen. Ich bin nun auch meinen Arbeitskollegen gegenüber weitaus toleranter. Der Ausschlag ist verschwunden, aber von Zeit zu Zeit ist noch ein leichter Juckreiz zu spüren." Nach einem weiteren Monat teilte er uns mit, daß auch der Juckreiz gänzlich verschwunden sei, und er selbst sich ganz normal und wohl fühle.

Der folgende Auszug ist aus einem Brief, den eine Frau über ihren Gatten schrieb: „Mein Mann war dreißig Jahre lang Tiefseetaucher. Er hatte während des Krieges an nicht detonierten Bomben und Minen im Hafengebiet von Plymouth gearbeitet. Vor sieben Jahren ging er in den Ruhestand. Alle diese Tiefseetaucher werden im Laufe der Zeit krank, weil sie bei ihrer Arbeit im Dunkel am Meeresgrund Preßluft atmen müssen. Sie werden einfach hart und grausam – wie mein Mann, der von Natur aus ein lieber, großzügiger Mensch ist. Jetzt ist er verschlossen und von Haß geplagt. Für keinen, der in Schwierigkeiten oder krank ist, hat er Mitgefühl übrig. Natürlich ist er ein sehr tapferer Mann, aber erfüllt von Selbstmitleid; recht häufig spricht er von sich selbst als 'ich Armer'. Er leidet unter Klaustrophobie und hält alle Fenster und Türen im Hause geöffnet, selbst im Winter. Er ist ständig ruhelos und kann nicht aufhören, umherzugehen; er ist auch sehr ungesellig." *Holly* wurde verschrieben, angezeigt durch Haß und Härte, die nicht der Wesensart des Patienten entsprachen. *Chicory* erhielt er wegen seines Selbstmitleids und *Mimulus* wegen seiner Angst vor engen, geschlossenen Räumen. Innerhalb von sechs Monaten sprach er auf diese Behandlung gut an. Zuerst überwand er die Klaustrophobie und brachte es fertig, das Leben innerhalb des Hauses auch bei geschlossenen Türen und Fenstern auszuhalten. Er wurde viel ruhiger, glücklicher und so angenehm, daß seine Familie am Ende schrieb: „Er hat sich so sehr verändert, daß wir ihn alle lieben und gerne mit ihm zusammen sind."

Frau, 73 Jahre, verwitwet. Sie schrieb uns: „Ich bin manchmal ganz plötzlich so erschöpft, als ob ich innerlich ganz leer sei. Ich glaube, das kommt von meinen häßlichen Gedanken. Ich bin eben unzufrieden und undankbar. Meine Nachbarin hasse ich richtig, sie hat so ein glückliches Leben." Die Patientin bekam *Holly* verordnet, um ihre Eifersucht zu überwinden; *Olive* sollte gegen ihre Erschöpfung helfen. Nach zwei Monaten war sie ein anderer Mensch. Ihre Erschöpfungszustände traten nicht mehr auf, und sie schrieb: „Ich freunde mich mit meiner Nachbarin an. Ich habe festgestellt, daß sie eine nette Frau ist und voll Verständnis."

Kapitel 17

Honeysuckle – Geißblatt

Schlüssel: Vergangenheitsorientiertheit, Nostalgie, Heimweh

Dr. Bach schrieb über *Honeysuckle:* „Diese Arznei soll alle Gedanken des Bedauerns und Kummers über die Vergangenheit aus dem Gemüt nehmen, allen Einflüssen, allen Wünschen und Sehnsüchten der Vergangenheit entgegenwirken und uns zurück in die Gegenwart bringen. Das Leben in der Vergangenheit kommt als Gemütszustand nicht nur bei alten Menschen vor – auch wenn es ganz natürlich ist, daß ihre Gedanken zu den angenehmen Erinnerungen an frühere Jahre zurückwandern und an die Freunde und Erlebnisse der Jugend." Dieser Gemütszustand ist auch beim heimweh-gerührten Kind in den ersten Schultagen oder der ersten Zeit fern vom Elternhaus zu sehen, wenn die Gedanken in die Vergangenheit schweifen, auch wenn diese Vergangenheit zeitlich noch gar nicht weit zurückliegt. Immer, wenn es eine unglückliche Phase erlebt, neigt das Gemüt dazu, sich zurück an einen verlorenen Freund, ein vergangenes Glück oder frühere, nicht in Erfüllung gegangene Pläne zu erinnern. Unter solchen Umständen kann der einzelne das Interesse an der Gegenwart verlieren und gibt sich vielleicht gar keine Mühe, sich deren Problemen zu stellen. Der Körper muß allein zusehen, wie er mit der Gegenwart zurechtkommt, während das Gemüt die Vergangenheit wiedererlebt und keinen Beitrag zum Wohlbefinden des Körpers leistet. So kommt es zu einem unharmonischen Zustand der Fast-Stagnation, einer merklichen Verlangsamung im Fluß der wesentlichen Lebenskräfte. Als 'Erstarrungszustand von Lots Frau' ist er schon treffend charakterisiert worden: Das Gemüt blickt zurück voll Angst, Sehnsucht oder Traurigkeit, während der Körper vom Feuer der Gegenwart verzehrt wird und versteinert bleibt gegenüber dem Leben, das vor ihm liegt. Ein typisches Beispiel für diese Haltung ist der Soldat, der nach dem Krieg unter Nervosität, Niedergeschlagenheit und Panikzuständen litt, weil er seine Erlebnisse in der Schlacht von Kreta nicht vergessen konnte. Oder die Patientin, die sagte: „Als mein Mann starb, ist auch eine Hälfte von mir gestorben." *Honeysuckle* wurde auch bei nostalgischer Sehnsucht nach etwas Vergangenem verordnet: Eine Patientin schrieb: „Wir sind in eine andere Gegend umgezogen. Ach, ich wünschte, wir hätten es nie getan! Jetzt weiß ich, daß ich so glücklich war, wo wir früher wohnten!" Es gibt eine gewisse Ähnlichkeit zwischen *Honeysuckle*- und *Clematis*-Typen, die beide nicht ganz im Hier und Jetzt leben: *Clematis* ist ein eher verträumter Gemütszustand, der auf eine bessere Zukunft hofft, während *Honeysuckle* in der Vergangenheit lebt und für Gegenwart und Zukunft nur pessimistische Aussichten übrig hat.

Der positive Aspekt von *Honeysuckle* zeigt sich deutlich bei jenen Menschen, die die aus Erlebnissen in der Vergangenheit erfahrene Lektion im Sinne behalten, dem Erlebnis von damals jedoch erlauben, der Vergessenheit anheimzufallen.

Fallbeispiele

Frau, 50 Jahre. Als sie noch ein kleines Kind war, hatte ihr der betrunkene Vater angedroht, sie zu erwürgen, und seitdem hatte sie unter der Angst vor Ersticken oder Erwürgen gelitten. Mit dem Beginn der Wechseljahre waren diese alten Ängste stärker geworden, und die Patientin hatte immer häufiger das Gefühl, ihre Kehle verenge sich. Eine Röntgenuntersuchung erbrachte keine körperliche Ursache für dieses Gefühl. Obwohl die Patientin von Natur aus heiter und freundlich war, spürte sie doch einen tiefen Groll gegen ihren Vater. Sie erhielt *Honeysuckle* als Typenmittel, um den Erinnerungen an die Kindheit entgegenzuwirken; *Holly* wegen des Grolls gegen den Vater und *Rock Rose* aufgrund ihrer starken Angst vor Erstickung. Nach drei Wochen konnte sie berichten, daß sie wieder imstande sei, normal zu schlukken, und auch das Gefühl eines engen Bandes um die Kehle verloren habe. Zwei Monate danach schrieb sie, daß sie ihrem Vater nicht mehr grolle und auch nicht mehr an die unangenehmen Erinnerungen aus der Kindheit denke; ihre Kehle bereite ihr auch keine Schwierigkeiten mehr, solange sie nicht sehr übermüdet war[4]. Nach einem weiteren Monat waren alle Symptome verschwunden, und eine Freundin der Patientin schrieb: „Ich habe noch nie in so kurzer Zeit eine solche Veränderung bei einem Menschen beobachtet."

Frau, mittleren Alters, verwitwet. Drei Jahre, bevor sie zu uns in Behandlung kam, war ihr Mann gestorben. Nach seinem Tode begann sie wiederholt an anfallsartig auftretenden, schweren Entzündungen des Dickdarms zu leiden. Sie schrieb uns: „Ich bin so deprimiert, und mein Mann fehlt mir so. Ich habe das Gefühl, daß das Leben mir nichts mehr zu bieten hat." Sie erhielt *Honeysuckle* wegen ihrer Gedanken an die Vergangenheit und des verlorenen Interesses an der Gegenwart; *Star of Bethlehem*, um dem Schock entgegenzuwirken, den sie durch den Tod ihres Mannes erlitten hatte, obwohl dieser vorher lange krank gewesen war. Ihr erster Bericht deutete an, daß sie nun weniger deprimiert sei und der Dickdarm sie nun nicht mehr plage; die Patientin schien mehr Interesse am Leben entwickelt und mehr Vitalität gewonnen zu haben. Die Blütenmittel nahm sie noch weitere drei Monate ein. Dann schrieb sie erneut, um uns mitzuteilen, daß sie heiter und guter Dinge sei und wieder arbeite; ihre Leibschmerzen seien nicht mehr aufgetaucht.

Frau, mittleren Alters, Krankenschwester. Als sie sich wegen einer Behandlung an uns wandte, war sie sehr müde und fühlte sich niedergeschlagen. Ihre Arbeit an einem Kreiskrankenhaus liebte sie, aber sie litt nun bereits seit einigen Jahren unter einem Katarrh. Im Laufe des diagnostischen Gesprächs stellte sich heraus, daß sie während ihrer Probezeit am gleichen Krankenhaus immer sehr nervös wurde, wenn die Ärzte ihre Visite machten. Sie erinnerte sich, daß sie sich immer die Nase schneuzen und sich räuspern mußte. Sie bekam *Honeysuckle*, da wir den Eindruck hatten, daß die Erinnerungen an jene Zeit immer noch ihre Wirkung ausübten, obwohl die Patientin inzwischen eine erfahrene und tüchtige Krankenschwester war. *Crab Apple* wurde

[4] Dr. Bach sagte immer: „Hüte dich vor drei Dingen: Übermüdung, Unterkühlung und Hunger!" Diese Zustände beeinträchtigen auch die Psyche, besonders bei einem Patienten, der sich in Behandlung befindet.

zur Reinigung von Gemüt und Körper hinzugefügt. Zu ihrer eigenen Überraschung löste sich der Katarrh, der als chronisch bezeichnet worden war, binnen drei Wochen auf und machte ihr nie mehr Schwierigkeiten!

Frau, 40 Jahre, verwitwet. Drei Jahre, bevor sie zur Behandlung zu uns kam, war ihr Mann von einem Lastwagen angefahren und schwerst verletzt worden. Sie hatte ihn bis zu seinem Tode gepflegt. Bald darauf hatte sie einen schlimmen Sturz, und obgleich kein Knochen gebrochen war, hörte ein Bein nicht auf wehzutun. Am schlimmsten waren die Schmerzen immer dann, wenn die Patientin zurückdachte an Leiden und Tod ihres Mannes. Sie sagte uns, daß sie sich einsam fühle und ihn sehr vermisse, und die Gedanken an die glückliche, gemeinsame Vergangenheit kamen ihr immer wieder in den Sinn. Sie war deprimiert, litt ständig unter Kopfschmerzen und schlief nur schlecht. *Honeysuckle* empfahl sich als Typenmittel wegen der in die Vergangenheit zurückwandernden Gedanken; *Star of Bethlehem* wegen der lange anhaltenden Folgen des Schocks durch den Tod ihres Mannes, und *Chicory* wegen der Wirkung des Selbstmitleids. Einen Monat danach berichtete sie, daß sie sich nun viel besser und ausgeglichener fühle, auch ihr Bein sei lange nicht mehr so schmerzhaft. Sie nahm die Blütenmittel noch weitere zwei Monate ein, nach denen sie meldete, sich nun ganz wohl zu fühlen. Sie schlief wieder ungestört, litt nicht mehr unter Kopfschmerzen, und das Bein tat überhaupt nicht mehr weh. Im folgenden Jahr schrieb sie um zu melden, daß es die ganze Zeit keinen Rückfall gegeben habe, und sie selbst wieder glücklich verheiratet sei.

Mann, 46 Jahre. Sein Beruf forderte lange Stunden eintöniger, aber leichter Arbeit. Im vergangenen Jahr hatte er eine geschäftliche Niederlage erlitten und sagte: „Die Erinnerung an damals kommt mir immer wieder in den Sinn." Er war müde und deprimiert und litt unter Verdauungstörungen. *Honeysuckle* wurde ihm aufgrund der Erinnerungen an die Vergangenheit verschrieben, *Gentian* für seine Depression. Emotional sprach er auf die Arznei gut an, klagte aber, sie habe einen Ausschlag auf der Brust ausgelöst. Die Mittel verpaßten seinem

Organismus also unverkennbar eine gründliche Reinigung! Er bekam zusätzlich *Crab Apple*, und der Ausschlag zog sich rasch zurück und verschwand. Nach langer Zeit schrieb uns der Patient und meldete, daß keines seiner Symptome wiedergekehrt sei.

Mann, mittleren Alters, ein von Natur aus ruhiger Mensch. Er sagte, er sei nur ein einziges Mal im Laufe von fünfzehn Ehejahren in Wut geraten! Er klagte, daß er sich im Schlafe unruhig hin- und herwerfe und einige beunruhigende Träume gehabt habe, an deren Inhalt er sich jedoch nicht erinnern könne. Er wußte aber noch, daß es etwas damit zu tun hatte, in einem kleinen Raum gefangen zu sein und zu versuchen, sich einen Weg ins Freie zu erkämpfen; das war eine Verbindung zu einem tatsächlichen Kindheitserlebnis. Seine Situation wurde noch verschlimmert durch den Umstand, daß das Schiff, auf dem er im Korea-Kriege Dienst tat, von einer Bombe getroffen wurde; er war durch die Gewalt der Explosion auf ein tieferes Deck geschleudert und schwer verletzt worden. *Honeysuckle* wurde verordnet, um ihm zu helfen, seine Erlebnisse in der Vergangenheit loslassen zu können, *Agrimony* war sein Typenmittel und wurde ebenfalls verabreicht. Einen Monat danach schrieb er, daß er inzwischen besser schlafen könne und seit Beginn der Behandlung erst dreimal Schlafstörungen gehabt habe. Nach zwei weiteren Monaten konnte er berichten, daß er sich wohl fühle. Nun schlief er wieder tief und fest und war vollkommen zufrieden und glücklich.

Frau, 60 Jahre. Ihr Arzt hatte sie an uns zur Behandlung überwiesen. Sie lebte ganz und gar in der Vergangenheit und weinte und grämte sich wegen ihrer Verwandten, die schon gestorben waren. Unaufhörlich sprach sie von ihnen und über die glücklichen Zeiten, die sie gemeinsam verbracht hätten. *Honeysuckle* wurde ihr als Typenmittel verordnet. Die Wirkung trat sofort ein und war bemerkenswert. Innerhalb einer Woche genas die Patientin vollkommen.

Frau, 40 Jahre. In den letzten Jahren war es ihr zweimal passiert, daß sie – während sie bei Angehörigen zu Besuch war – nachts gerufen wurde, um in einem plötzlichen Erkrankungsfall zu helfen. Jetzt wachte sie, wenn sie in einem fremden Hause schlief, nachts immer vor Angst auf, und dann brauchte sie einige Zeit, bis sie sich wieder beruhigen und einschlafen konnte. Ihr wurde *Honeysuckle* verschrieben, weil man davon ausging, daß ihre Angst eine sogenannte Erinnerungs-Angst war. Dazu bekam sie *Mimulus,* um jede tatsächliche, akute Angst zu lindern, die sie befallen könnte. Nach zwei Monaten schrieb die Patientin: „Die Blütenmittel waren ein voller Erfolg. Ich war über Weihnachten bei Verwandten, und auch in der Zwischenzeit habe ich eine ganze Reihe von Besuchen gemacht – und jede Nacht gut und ungestört geschlafen!“

Kapitel 18

Hornbeam – Hainbuche

Schlüssel: Müdigkeit, Abgeschlagenheit, körperliche und geistige Erschöpfung

Die Art von Müdigkeit, bei der wir *Hornbeam* verwenden, ist eine Ermattung, die sich mehr im Gemüt als im Körper zeigt. Es gibt Zeiten, da ist der Mensch von Zweifeln ergriffen, ob er genügend Kraft oder Befähigung besitze, um dem Leben oder seiner Arbeit standzuhalten. Dessen ungeachtet erfüllt er aber in der Regel seine Aufgabe ohne Schwierigkeiten. In solchen Phasen wird *Hornbeam* ihm die Stärkung geben, die er an Gemüt und Körper braucht. Im Stadium der Konvaleszenz wird *Hornbeam* jenen Patienten helfen, die daran zweifeln, ob sie genügend Kraft haben, um ihre Glieder zu bewegen oder zu gehen; es hilft auch jenen, die das Gefühl haben, sie besäßen nicht genügend mentale Energie, um zur Arbeit zurückzukehren. Im medizinischen Bereich verleiht *Hornbeam* denen zu 'Rückgrat', die sich geistig und körperlich matt fühlen. Dazu gehören jene Patienten, die sagen: „Ich fühle mich morgens beim Aufstehen müder als abends, wenn ich zu Bett gehe", oder „Ich habe oft das Gefühl, ich werde mit den Dingen und Vorstellungen nicht fertig, mit denen ich zur Zeit zu tun habe." *Hornbeam* ist das Heilmittel für solche Menschen. Jemand hat diese Blütenarznei einmal höchst passend als „das Montag-morgen-Mittel" bezeichnet, und es ist wirklich das Heilmittel gegen das „Am- Morgen-danach-Gefühl"! *Hornbeam* unterscheidet sich von der Schwäche im *Olive*-Gemütszustand, da diese die Folge großen mentalen oder körperlichen Leidens ist oder die Schwäche, die durch eine lange währende Krankheit entsteht. Die *Hornbeam*- Müdigkeit dagegen ist eine Ermattung, die häufig rasch vergeht, wenn die Person sich wieder für ihre normale Tätigkeit interessiert und abgelenkt wird.

Der positive Aspekt von *Hornbeam* zeigt sich in denen, die sich ihrer eigenen Kraft und Fähigkeit bewußt und gewiß sind, auch wenn ihre Arbeit zuweilen ihre Möglichkeiten zu übersteigen scheint.

Frau, 53 Jahre, ledig. Sie war Leiterin einer Mädchenschule und stand unter großem Arbeitsdruck. Jeden Morgen war sie beim Aufwachen schon so müde, daß sie den Eindruck hatte, den vor ihr stehenden Tag mit seiner Arbeitslast nicht bewältigen zu können. Dieses Gefühl war so stark, daß sie daran dachte, ihre Stellung aufzugeben. Auch ihre Augen machten ihr großen Kummer. Sie bekam *Hornbeam* wegen ihrer allgemeinen Müdigkeit verordnet, dazu *Scleranthus,* um ihr zu einer definitiven Entscheidungsfindung zu helfen, denn ihre Ratlosigkeit und Unentschlossenheit trugen zu ihrer emotionalen Belastung noch zusätzlich bei. Die Besserung kam rasch und deutlich. Die Patientin berichtete, daß sie sich weniger müde fühle, und daß die Anstrengung der Augen nachgelassen habe. Sie setzte die Einnahme der Blütenmittel noch drei Monate fort. Danach schrieb sie: „Ich fühle mich wieder sehr wohl, und meine Augen machen mir nur noch gelegentlich Kummer. Ich habe jetzt wieder die Energie und Fähigkeit, meine Arbeit durchzuführen, und nun zaudere ich auch nicht mehr, wie ich es früher tat."

Frau, 50 Jahre, verheiratet. Sie war sehr reizbar und bissig geworden und fragte sich selbst, ob sie die Kraft noch habe, für ihre verheiratete Tochter zu sorgen, die in zwei Wochen ein Baby erwartete. Sie glaubte nicht, die zusätzliche Arbeit bewältigen zu können, die durch die Anwesenheit der Tochter auf sie zukam. Normalerweise war sie eine aktive und energische Frau, doch nun machte sie schon der Gedanke an ihre Hausarbeit müde – obgleich sie diese noch immer gut erledigen konnte. Darüber hinaus litt sie an wunden Stellen – offenen Rissen – zwischen den Zehen, die sie sehr plagten. *Hornbeam* wurde ihr aufgrund ihrer geistigen und körperlichen Ermattung verschrieben; *Impatiens* wegen ihrer Reizbarkeit. Nach drei Wochen schrieb sie: „Die Arznei hat wie ein Wunder gewirkt. Innerhalb weniger Tage bin ich ein neuer Mensch geworden! Das Baby ist angekommen, und alles verlief glücklich und zufriedenstellend. Meine Zehen heilen schön." Nach einem weiteren Monat schrieb sie wieder um mitzuteilen, daß es ihr nun wieder ganz gut gehe, und die Zehen seien völlig verheilt.

Mann, mittleren Alters, General der Royal Air Force. Er war überarbeitet, hatte sich schon etliche Jahre sehr verausgabt. Wenn er nun morgens erwachte, hatte er das Gefühl, seinem täglichen Arbeitspensum nicht gewachsen zu sein, obwohl es ihm irgendwie immer gelang, seine Aufgaben zu erfüllen. Er litt unter Krampfadern, was ihm das Stehen sehr schmerzhaft machte. Man hatte ihm zu einer Operation geraten, aber er wollte es zuerst mit den Bach-Blütenmitteln versuchen. Er erhielt *Hornbeam*, um Kraft und Vitalität für seine Arbeit zu bekommen, und sollte das gleiche Mittel auch in Verdünnung verwenden, um seine Beine darin zu baden. Er führte die Behandlung einige Wochen lang durch und erzielte damit gute Erfolge. Jetzt freute er sich morgens beim Aufwachen wieder auf die Arbeit des neuen Tages. Nach drei weiteren Monaten der Behandlung stellte der Patient fest, daß er nun schon wieder längere Zeit ohne Schmerzen stehen konnte. Die Schwellungen der Beinvenen waren fast völlig verschwunden – was den Chirurgen sehr überraschte! Der General war völlig geheilt, und eine Operation war nicht mehr notwendig. Es gab keinen Rückfall.

Frau, mittleren Alters, alleinstehend. Sie gab an, immer sehr müde zu sein. Wenn sie morgens aufwachte, hatte sie das Gefühl, das Bett nicht verlassen und ihre Hausarbeit niemals bewältigen zu können. Ihr Schlaf war von Alpträumen gestört. Im Jahre zuvor erlebte sie ein größeres Zugunglück, und obwohl sie nicht selbst verletzt wurde, litt sie doch sehr unter dem Schock und fürchtete sich immer noch vor Eisenbahnzügen. Sie hatte sich zwar schon vor jenem Unfall müde gefühlt, glaubte aber, wenn sie diese Mattigkeit überwinden könnte, würden auch alle ihre sonstigen Ängste verschwinden. *Hornbeam* wurde ihr gegen die Müdigkeit verordnet; *Star of Bethlehem* für den Schock durch das Zugunglück, und *Honeysuckle,* um der Erinnerung an jenen Unfall ihre Schmerzlichkeit zu nehmen. Diese Blütenmittel-Kombination wurde auch in Form einer Lotion verabreicht, die die Patientin auf die linke Hand auftragen sollte, die seit einem Unfall im eigenen Haushalt geschwollen war. Nach einem Monat berichtete sie uns, daß sie mit dem Zug nach Edinburgh gefahren sei, und zu ihrer eigenen Überraschung sei sie nicht so nervös gewesen, wie sie eigentlich erwartet habe. Sie fühle sich jetzt auch allgemein ausgeruhter und wohler. Die Mittel wurden ihr erneut verordnet, allerdings unter Hinzufügung von *Crab Apple*, da ihr rechtes Auge tränte; ein Augenarzt hatte ihr mitgeteilt, nur eine Operation könne ihr eine Heilung verschaffen. Ihr nächster Bericht war sehr gut: das Auge war in Ordnung, und der Spezialist befand nun, daß eine Operation nicht mehr nötig sei. Die Schmerzen in ihrer Hand waren zunächst schlimmer geworden, inzwischen aber völlig verschwunden. Die Patientin war geheilt und erlebte keinen Rückfall.

Mann, 62 Jahre. Er hatte durch einen Arbeitsunfall den rechten Arm verloren. In letzter Zeit schlief er schlecht, fühlte sich sehr schwach und zweifelte, ob er noch weiterhin arbeiten könne. Er litt auch unter Verdauungsstörungen und einer Depression, die sich phasenweise zu finsterster Hoffnungslosigkeit steigerte. Er erhielt *Hornbeam* zur Stärkung von Körper und Gemüt, sowie *Gorse* wegen seiner Hoffnungslosigkeit. Die Reaktion trat so rasch wie bemerkenswert ein. Nach einem Monat schrieb er: „Jetzt fühle ich mich wieder wie früher. Mein Appetit ist erfreulich, ich esse gut und habe keine unangenehmen Folgen zu gewärtigen. Schlafen kann ich wieder tief, gesund und ungestört."

Frau, 29 Jahre, verheiratet. Sie war Ballettänzerin von Beruf. Als sie sich zur Behandlung an uns wandte, pflegte sie morgens mit dem Gefühl geistiger und körperlicher Müdigkeit zu erwachen und sich zu fragen, ob sie noch imstande sei, ihre anstrengende Arbeit im Beruf zu leisten; allmählich dachte sie daran, daß es ihre Kräft übersteige. Sie litt unter Verstopfung und einer Eingeweidesenkung und hatte nach jeder Mahlzeit starke Schmerzen. Infolgedessen ließ sie so oft wie möglich das Essen aus, was natürlich zu ihrer Müdigkeit und Schwäche beisteuerte. Sie hatte eine ungewöhnlich starke Angst, krank zu werden, weil sie in der Kindheit erlebt hatte, wie ihre Mutter immer sehr ärgerlich wurde, wenn sie erkrankte. *Hornbeam* wurde für die Müdigkeit von Gemüt und Körper verschrieben, *Mimulus* für ihre Angst vor Krankheit und *Gentian* für ihre Depression und Verzweiflung. Schon in den ersten zehn Tagen nach Beginn der Behandlung begann sie sich besser zu fühlen. Die Schmerzen nach dem Essen traten nicht mehr so regelmäßig auf wie vorher, sie mußte sich aber noch jeden Morgen überwinden, sich dem neuen Tage und seinen Anforderungen zu stellen. Die Blütenmittel wurden in der gleichen Zusammensetzung wiederholt und noch weitere drei Monate lang eingenommen. Der Zustand der Patientin besserte sich schrittweise. Die Verstopfung hörte auf, und sie hatte jeden Tag regelmäßig Verdauung. Schmerzen nach dem Essen stellten sich nicht mehr ein. Sie nahm die Blütenmittel noch weiter ein und schrieb nach einigen Monaten: „Ich fühle mich herrlich wohl! Ich habe kein einziges Symptom zu melden! Ich bin jetzt viel kräftiger und voller Lebenskraft."

Frau, 40 Jahre, verwitwet. Gut dreieinhalb Jahre, bevor sie uns aufsuchte, hatte sie ihren Mann verloren. Seit seinem Tode, sagte sie, habe sie sich geistig und körperlich müde und erschöpft gefühlt und schon morgens daran gezweifelt, daß sie den Anforderungen der täglichen Arbeit gewachsen sei. Vor einem Jahre bekam sie sehr starke Schmerzen im Bauchraum, die ab und zu wieder auftauchten, und schon bis zu sechs Wochen gedauert hatten. In letzter Zeit traten die Beschwerden in immer kürzeren Abständen auf, und nun hatten sie sich zu einer schweren Dickdarmentzündung mit Durchfall entwikkelt. Die Patientin gab an, daß die Schmerzen schon morgens vor dem Aufstehen anfingen, und die bisher angeordneten Diätmaßnahmen nichts daran änderten. Jetzt lebte sie nur noch von flüssiger Nahrung und hatte aufgrund ihres ständigen Durchfalls viel Körpergewicht verloren. Sie bekam *Hornbeam* zur Kräftigung verschrieben, *Mimulus* gegen ihre Angst vor den schlimmen Schmerzen und den häufigen Stuhlgängen, dazu *Scleranthus*, weil sie sagte, sie könne sich nur mit Mühe für etwas entscheiden. Nach einem Monat teilte sie uns mit: „Ich fühle mich jetzt wesentlich besser und kräftiger; Durchfall und Schmerzen sind aber noch da." Nach zwei Monaten schrieb sie wieder: „Ich fühle mich so wohl wie noch nie. Ich bin längst nicht mehr so geplagt, und es fällt mir wesentlich leichter, am Morgen aufzustehen und meine tägliche Arbeit in Angriff zu nehmen. Unter Schmerzen und Durchfall habe ich im letzten Monat nicht mehr gelitten." Sie nahm die Blütenmittel noch einen weiteren Monat ein und blieb beschwerdefrei.

Kapitel 19

Impatiens – Drüsentragendes Springkraut

Schlüssel: Ungeduld, Reizbarkeit, starke innere Spannung

Impatiens ist das Mittel für die Menschen, die schnell im Denken und Handeln sind. Es ist für jene, die ihre Entscheidungen auf der Stelle treffen und gerne allein arbeiten, weil sie sich durch das langsamere Arbeitstempo der anderen behindert fühlen. Jede neue Idee oder Thematik erfassen sie sofort und spüren zuweilen den Impuls, einen Satz selbst zu beenden, wenn der Redende zu langsam ist. Es kann sogar passieren, daß sie anderen Leuten Dinge aus der Hand nehmen, wenn sie ihnen nicht rasch genug sind. *Impatiens*- Menschen sind aktiv und nervlich gespannt; sie bewegen sich, essen und sprechen schnell. Sie sind intelligent und intuitiv und zeigen gute, tüchtige Leistungen bei allem, was sie in Angriff nehmen. Sie haben die Tendenz, ungeduldig und manchmal auch reizbar zu werden gegenüber jenen, die nicht so rasch sind wie sie; aber ihr Zorn, der so leicht entflammt, ebbt auch ebenso schnell wieder ab. Wenn *Impatiens*-Menschen krank sind, kann ihnen die Genesung nicht schnell genug vonstatten gehen, und sie werden reizbar und ungeduldig sowohl in bezug auf ihre eigene Situation als auch auf die Menschen, die um sie sind. Die extreme innere Spannung zeigt sich oft in Form von Muskelspannungen und –schmerzen. Der *Impatiens*-Typ erleidet leicht Unfälle. Er geht z.B. über die Straße, ohne auf den nahenden Verkehr zu achten, und wird von einem Auto erfaßt, oder er rennt blindlings voran, ohne die Hindernisse auf seinem Wege wahrzunehmen. So erleidet er Schaden und Verletzungen durch seine eigene Impulsivität. Ist der *Impatiens*-Mensch schlechter Laune, kann er sich auch aus schroffer Unachtsamkeit verletzen, indem er beispielsweise eine Tür zuwirft und sich dabei den Finger einklemmt, oder indem er einen Topf kochenden Wassers vom Herd zieht und sich dabei verbrüht. *Impatiens* ist ein wirkungsvolles Mittel bei allen Arten von Schmerzen, die durch Spannung verursacht sind, beispielsweise für plötzliche Krämpfe, lähmende Schmerzen oder irgendwelche spastisch-krampfartigen Zustände. Der *Impatiens*-

Typ kann auch unter Verdauungsstörungen leiden, die – samt ihren unangenehmen Begleiterscheinungen – durch ihre reizbare Wesensart bedingt sind. Es ist eine Tatsache, daß emotionale oder nervöse Aufregung beim Essen die Verdauungsfunktionen unmittelbar beeinträchtigt. Der *Impatiens*-Typ unterscheidet sich vom *Vervain*-Menschen darin, daß letzterer seine Vitalität durch übertriebene Anstrengung und Willenskraft erschöpft, während *Impatiens* durch Frustration und nervöse Anstrengung entkräftet, wenn Dinge nicht schnell genug gehen. *Impatiens* zieht es vor, allein und unbehindert zu arbeiten, und wenn ihm die Möglichkeit dazu gegeben ist, versucht er nie, andere zu beeinflussen, wie es der *Vervain*-Typ manchmal praktiziert. Die positiven Eigenschaften der *Impatiens*-Menschen sind ihre große Sanftheit und Freundlichkeit zu anderen. Sie sind begabte, entschlossene, intuitive und schlaue, kluge Persönlichkeiten, deren Fähigkeiten das Maß des Durchschnittlichen bei weitem überragen. Darüber hinaus sind sie verständnisvoll und tolerant gegenüber jenen, die langsamer sind als sie selbst.

Fallbeispiele

Dr. Bach fand selbst heraus, daß dieses Mittel besonders rasch wirkte. Er kannte die Charakteristik, Wirkungsweise und Möglichkeiten der Blütenmittel natürlich am besten und innigsten. Es gab Zeiten, da er dazu neigte, ungeduldig zu werden, wenn andere nicht so rasch waren wie er, und seinen Gedankengängen nur schwer oder langsam zu folgen vermochten. In solchen Fällen bekam er eine sofortige körperliche Reaktion: ein roter und sehr lästiger Ausschlag breitete sich plötzlich aus. Dann sagte er etwa: „Du siehst: daß ich mich über dich aufrege, tut mir mehr weh als dir!“ Eine Dosis *Impatiens* konnte seine gute Laune wiederherstellen und die Gereiztheit beenden, und binnen kurzer Zeit war der Ausschlag verschwunden.

Aus den Aufzeichnungen von F. J. Wheeler: „Frau, 60 Jahre. Sie war praktisch immer in Eile. Sie stürzte einige Stufen hinunter und verstauchte sich einen Knöchel schwer, den anderen leicht. Das schlimme

Fußgelenk hatte einen Bluterguß, war steif und stark angeschwollen. Das Typenmittel *Impatiens* wurde ihr empfohlen, zur innerlichen wie zur äußerlichen Anwendung. Die Patientin hatte daraufhin eine ruhige Nacht ohne Beschwerden, und bereits am nächsten Tage war der Knöchel viel besser. Die Behandlung wurde fortgesetzt, bis der Fuß keine Spur der Verstauchung mehr zeigte."

Frau, 24 Jahre, verheiratet und Mutter. Sie litt während ihrer Menstruation jeden Monat unter starken Schmerzen. Eine Unterleibsuntersuchung ergab, daß sich ein Geschwür gebildet hatte. Man riet ihr zu einer Operation, und sie sollte nach einem Monat wieder zur Untersuchung kommen. Die Frau erschreckte sehr bei dem Gedanken an eine Operation und wurde hysterisch, wenn die Schmerzen auftraten. Sie war von Natur aus eine fähige, rasche und tüchtige Frau, die aber Einmischungen oder Ratschläge übelnahm. *Impatiens* wurde ihr aufgrund ihrer behenden, ungeduldigen Wesensart als Typenmittel verordnet, dazu *Rock Rose* gegen Angst und Panik, sowie *Star of Bethlehem* gegen den Schock, den die Ankündigung der Operation ausgelöst hatte. Die Patientin nahm die Blütenmittel einen Monat lang regelmäßig ein. Ihre nächste Periode war verhältnismäßig leicht und mit nur wenig Schmerzen verbunden. Als die Patientin zur zweiten Untersuchung ins Krankenhaus zurückkehrte, war der Arzt überrascht, nicht die geringste Spur des Geschwürs feststellen zu können; nur eine feine Narbe zeigte an, wo es sich befunden hatte. Eine Operation war nicht mehr nötig.

Frau, 40 Jahre, verheiratet. Sie war Schriftstellerin und hatte drei Kinder. Ihr Temperament war von Natur aus flink und ungeduldig, und oft recht 'hopplahopp'. Jede Verschwendung von Energie oder Geld war ihr verhaßt, und sie geizte eifersüchtig mit der Zeit, die sie für die Hausarbeit brauchte und deshalb nicht für ihre Schriftstellerei nutzen konnte. Als sie zur Behandlung zu uns kam, klagte sie über einen störenden Ausschlag an Fingern und Handflächen. Er tauchte jedes Jahr im Frühling auf, und ging dieses Mal sogar mit eitrigen Geschwüren auf den Handflächen einher. Die Patientin fühlte sich unrein und konnte es kaum abwarten, geheilt zu werden. Die Kinder hatten ihr im Winter viel abverlangt, was ihre nervliche Spannung bis zur Schlaflosigkeit steigerte. Aufgrund ihrer Reizbarkeit und inneren Spannung erhielt sie *Impatiens* als Typenmittel, dazu *Crab Apple* zur Reinigung von Gemüt und Körper. Eine Kombination beider Mittel wurde ihr auch in Form von Salbe gegeben, die sie vor dem Verbinden auf ihre Hände auftragen konnte. Die Wirkung kam rasch und umfassend. Nach einem Monat schrieb die Patientin, daß ihre Hände bis auf einen Finger geheilt seien, daß sie selbst besser schlafen und ihre Arbeit wieder leisten könne. Nach einem weiteren Monat konnte sie berichten, daß sie von den Hautsymptomen vollkommen geheilt sei; sie fühle sich nun weitaus wohler und war nicht mehr so reizbar oder zornig gegenüber ihren Kindern. Jetzt, schrieb sie, seien sie eine glückliche Familieneinheit.

Frau, 69 Jahre. Sie war von Natur aus aktiv und ungeduldig. Als sie sich wegen einer Behandlung an uns wandte, wartete sie gerade auf einen Termin für eine Operation im Krankenhaus. Obwohl sie sehr belastet und matt war, sagte sie, sie fürchte sich nicht vor dem Eingriff. Sie erhielt *Impatiens* als Typenmittel, *Hornbeam* zur Stärkung und *Mimulus,* weil wir den Eindruck hatten, daß sie trotz ihrer gegenteiligen Angabe doch etwas Angst vor der Operation hatte. Ihr erster Bericht teilte uns mit, daß sie sich erstaunlich wohl fühle und wesentlich mehr Hoffnung für die Zukunft habe. Die Blütenheilmittel nahm sie weiterhin ein, bis sie in die Klinik kam. Die Operation war ein Erfolg, und sie brauchte nur die Minimaldosis an Narkosemitteln. Sie konnte jede Nacht ohne Tabletten schlafen, und obwohl sie beim ersten Stuhlgang nach der Operation mit Schmerzen rechnete, hatte sie keinerlei Beschwerden. In ihrem letzten Brief an uns schrieb sie: „Jetzt ist alles in Ordnung mit mir.“

Frau, 29 Jahre, ledig. Sie war Sekretärin und hatte nun neun Jahre in derselben Firma gearbeitet. Normalerweise sprühte sie vor Lebendigkeit, war glücklich, rasch, brillant, neigte aber zu Ungeduld im Umgang mit anderen. Ihre Arbeit gefiel ihr, aber in jüngster Zeit, so klagte sie, habe ihr Chef angefangen, an ihr herumzunörgeln. Er fragte immer wieder, ob sie alles in Ordnung halte? Ob die anderen

Frauen auch ihren Teil der Arbeit erledigten? Ob sie nicht mehr Arbeit leisten könne etc.? Diese Art von Kritik war unberechtigt und überflüssig, und so wurde die Patientin gereizt und verärgert. Sie ermüdete bei ihrer Arbeit und konnte sich nicht auf sie konzentrieren. Ihre Arbeitsstelle war ihr wichtig, weil sie sich ihren Lebensunterhalt selbst verdiente. Sie bekam *Impatiens* als ihr Typenmittel aufgrund ihrer raschen, ungeduldigen Art, und dazu *Hornbeam* zur körperlichen Stärkung, damit sie ihre Schwierigkeiten bald überwinden könne. Nach zwei Wochen konnte sie melden: „Ich fühle mich beruhigt, und ich bin so glücklich, denn ich war wirklich sehr aufgebracht!“ Sie nahm die Blütenmittel noch einen weiteren Monat lang ein. Dann, so berichtete sie, war sie wieder sie selbst und konnte sich die Bemerkungen ihres Chefs anhören, ohne sie zu erwidern oder sich auch nur darüber aufzuregen.

Auszug aus einem Schreiben eines Patienten, dem wir *Impatiens* verordnet hatten: „Nachdem ich das Mittel *Impatiens* für meine Reizbarkeit länger als eine Woche eingenommen habe, bin ich erfreut, Ihnen mitteilen zu können, daß ich nicht mehr so reizbar bin wie zuvor, ungeachtet der Tatsache, daß die Ursache meiner Verärgerung noch genau die gleiche ist – ein familiäres Problem.“

Kapitel 20

Larch – Lärche

Schlüssel: Mangel an Selbstvertrauen, Erwarten von Mißerfolg, Mutlosigkeit

Larch ist das Mittel für Menschen, die kein Vertrauen in sich selbst und in ihre Fähigkeiten haben. Sie versuchen selten, etwas zu erreichen, weil sie schon vorher sicher sind, daß sie scheitern. Der *Larch*-Typ ist nicht verängstigt wie der *Mimulus*-Typ; er ist lediglich davon überzeugt, nichts so gut leisten zu können wie die anderen. Das ist ein Jammer, denn der *Larch*-Mensch ist fähig und so gut wie jeder andere, häufig sogar den anderen überlegen. Folgendes ist ein Ausschnitt aus einem Brief eines typischen *Larch*-Menschen: „Erinnern Sie sich, mir wegen meines mangelnden Selbstvertrauens in der Schauspiel-Gesellschaft *Larch* empfohlen zu haben? Es hat mir sehr geholfen, nicht nur in jenem Falle, sondern auch bei vielen anderen Gelegenheiten! Ich besitze jetzt viel mehr Entschlossenheit und bin nun überzeugt, daß ich tun soll, was ich mir vorgenommen habe. Meine Einstellung zum Schreiben hat auch eine große Wandlung hinter sich. Ich war noch nie zuvor so entschlossen." Die Unfähigkeit, auch nur den Versuch zu wagen, etwas anzupacken, läßt den *Larch*–Menschen sehr verzagen – wie wir auch an folgendem Zitat erkennen: „Ich weiß, daß ich nie erfolgreich sein werde, also versuche ich es erst gar nicht. Ich fühle mich im Vergleich zu anderen Menschen unterlegen, und das läßt mich verzweifeln." Eine gewisse falsche Bescheidenheit spielt auch eine Rolle bei der Bewunderung, die Larch-Menschen dem Erfolg anderer entgegenbringen; sie loben und verehren sie ohne Neid oder Eifersucht. Ein *Larch*-Typ schrieb einmal: „Ich frage mich oft: Warum könnte ich nicht wie jener gewesen sein oder Dinge vollbracht haben, die er leistete? Das ist bei mir kein Neid, sondern eher eine Art wehmütiger Sehnsucht." In dieser Hinsicht unterscheidet sich Larch sehr deutlich vom *Holly*-Gemütszustand, der den Erfolg des anderen mit Neid und Eifersucht bedenkt, und von der *Willow*-Einstellung, die über jedes Versagen verbittert und grollt. Shakespeare charakterisierte den

Larch-Typ glänzend mit den Worten: „Unsere Zweifel sind Verräter. Sie machen uns das Wagnis fürchten und so das Gute verlieren, das wir oft zu gewinnen vermöchten."
Die positiven Aspekte des *Larch*-Charakters zeigen sich in dem Menschen, der bereit und willens ist, auf das Leben zuzugehen, Risiken auf sich zu nehmen und sich nie von den Resultaten entmutigen zu lassen. Eine solche Persönlichkeit weiß: wenn sie scheiterte, ist dies nicht geschehen, weil sie nicht ihr Bestes gegeben hätte. Der Sinn der Worte „Ich kann nicht" ist ihr nicht bekannt.

Fallbeispiele

Mann, 50 Jahre. Von Kindheit an war er immer sehr gehemmt. Er wollte gerne allein sein, weil er das Gefühl hatte, nicht soviel wie die anderen Jungen seines Alters leisten zu können. Fünf Jahre, bevor er uns schrieb, erlitt er einen Nervenzusammenbruch. Jetzt, in mittlerem Alter, meinte er, ein Versager zu sein. Aufgrund seines mangelnden Selbstvertrauens wurde ihm *Larch* als Typenmittel verordnet, dazu *Mimulus* wegen seiner Versagensangst. Nach zwei Monaten schrieb er: „Ich kann ehrlich sagen, daß ich mich jetzt wesentlich besser fühle als bei meinem ersten Brief an Sie. Ich habe eine neue Lebensfreude gewonnen – etwas, das ich noch nie kennengelernt hatte –, und ich versuche, viele Dinge zu tun, die ich mir schon immer wünschte."

Knabe, 9 Jahre. Er war sehr unglücklich in der Schule. Zu allem, was er tat, fehlte ihm das Selbstvertrauen. Das bereitete ihm viel Kummer, und er geriet wegen kleiner Dinge, die er meinte, nicht tun zu können, in einen Zustand nervöser Anspannung. Er fürchtete sich vor dem Schwimmunterricht, weil er meinte, nicht so gut zu sein wie seine Kameraden. Deshalb wollte er jeden Dienstag – wenn der Schwimmunterricht auf dem Stundenplan stand – zu Hause bleiben. Als sein Großvater starb, geriet er sehr aus dem Gleichgewicht seiner Gefühle, da er nun dachte, daß niemand mehr da sei, der ihn verstand und unterstützte. *Larch* wurde ihm als Typenmittel wegen seines mangelnden Selbstvertrauens verschrieben, dazu *Mimulus* wegen seiner

Angst und Nervosität, sowie *Star of Bethlehem* wegen des Schocks, den er durch den Tod des Großvaters erlitten hatte. Nach einem Monat schrieb uns die Mutter: „Sie können sich nicht vorstellen, wie sehr er sich verändert hat. Jetzt schwimmt er liebend gerne und kann den Dienstag kaum mehr erwarten. Nun ist er glücklich in der Schule."

Anmerkung: In diesem Zusammenhang sei gesagt, daß Kinder sehr rasch auf die Blütenmittel ansprechen und in der Regel auch mit glänzendem Erfolg. Sie sträuben sich nicht gegen die Hilfe, die die Heilmittel ihnen geben können, und versuchen auch nicht dagegen zu argumentieren. Kinder wollen einfach gesund werden und glücklich sein. Könnten wir Erwachsenen daraus nicht etwas lernen?

Frau, mittleren Alters. Sie hatte nie den Erfolg erreicht, der ihr eigentlich möglich gewesen wäre, weil ihr schon von Kindheit an das Selbstvertrauen dazu fehlte. Sie hatte immer in einer untergeordneten Stellung gearbeitet, weil sie weder die Initiative ergreifen noch Verantwortung übernehmen konnte. Als sie zu uns kam, litt sie unter einem steifen Rücken und neigte leicht zum Ermüden. Es handelte sich um einen chronischen Zustand, und die Behandlung dauerte längere Zeit, aber schließlich wurden ihre Beschwerden völlig geheilt. Dazu erhielt die Patientin im Laufe der Zeit folgende Mittel: zuerst *Larch*, einige Monate lang, bis ihr Selbstvertrauen so gewachsen war, daß sie sich aus ihrer untergeordneten Position lösen konnte. Sie fand eine neue Stellung, die Initiative und Unternehmungsgeist von ihr verlangte sowie die Fähigkeit, selbst Entschlüsse zu fassen. Dann nahm sie *Olive* ein, weil sie in ihrer neuen Position anfänglich erschöpft wurde; *White Chestnut* wurde hinzugefügt, weil sie sich Sorgen wegen ihrer Arbeit machte. Langsam aber sicher ging es voran. Schließlich konnte sie berichten, daß es ihr wieder gut gehe und sie die Anerkennung und Bewunderung ihrer Geschäftspartner gewonnen habe.

Mann, 35 Jahre. In den letzten acht Jahren hatte er versucht, seine Abschlußexamina in Medizin abzulegen. Drei- bis viermal im Jahr hatte er sich zur Prüfung angemeldet, war aber jedesmal durchgefallen. Er sagte: „Ich weiß, daß das reine Nervosität und Examensangst sind.

Den Prüfungsstoff beherrsche ich gut." Bevor er das letztemal nach London fuhr, um die Prüfung zu machen, bekam er *Larch* für sein mangelndes Selbstvertrauen und *Mimulus* für seine Angst zu versagen. Er nahm die Arznei an den beiden Tagen vor dem Examen und noch am Prüfungstage selbst. Diesesmal bestand er.

Frau, 76 Jahre, verwitwet. Sie hatte einen schlimmen Sturz gehabt, bei dem sie sich im Gesicht und am Mund verletzte und den Fuß verrenkte; mit der Verletzung des Fußes flammte ein altes Arthritisleiden in ihrem Rücken wieder auf. Der Unfall passierte drei Wochen, bevor sie zu uns zur Behandlung kam. Im Gespräch sagte sie, daß sie das Vertrauen in ihre Fähigkeit verloren habe, noch einmal sicher zu gehen, und sich auch nicht mehr traue, den Bus zu nehmen oder überhaupt das Haus zu verlassen. Sie sagte: „Es ist nicht, daß ich mich fürchte, aber ich habe einfach mein Selbstvertrauen verloren, wenn Sie diesen Unterschied verstehen." Sie erhielt *Larch* zur Wiederherstellung ihres Selbstvertrauens und *Star of Bethlehem*, um alle Nachwirkungen des Schocks auszugleichen. Nach einem Monat schrieb sie, um uns mitzuteilen, daß sie nun wieder wohlauf sei und ihr Selbstbewußtsein ganz zurückgewonnen habe. Zu ihrer großen Überraschung sei darüber hinaus auch ihre Bronchitis völlig verschwunden, die sie schon ein Jahr lang geplagt habe!

Junger Mann, 16 Jahre. Er besaß überhaupt kein Selbstvertrauen. Er berichtete uns, daß sein Vater ihn ständig kritisiere und ihm einrede, daß er zu nichts tauge und es im Leben nie „zu etwas bringen werde". Das wurde noch schlimmer dadurch, daß der Vater solche Bemerkungen häufig auch vor anderen Leuten äußerte. Die Folge war, daß der Junge überhaupt nichts in Angriff nahm und nicht einmal Dinge versuchte, die er leicht vollbringen könnte. In Gegenwart anderer Menschen war er schüchtern und traute sich nicht, bei Parties oder Tanzveranstaltungen ein Mädchen anzusprechen. *Larch* wurde ihm zum Aufbau seines Selbstbewußtseins verordnet, dazu *Mimulus* wegen seiner Angst und Nervosität. Er sprach sofort und gut darauf an. Nach einem Monat schrieb er uns: „Die Arznei hat Wunder gewirkt. Ich habe jetzt viel mehr Selbstvertrauen und kann klarer denken als früher. Ich habe

Spaß auf Parties und kann sogar auch mal eine eigene kluge Bemerkung äußern."

Mann, mittleren Alters, Vikar. Fünf Jahre, bevor er zu uns kam, hatte er einen Nervenzusammenbruch, und seitdem war es ihm nicht gelungen, sein früheres Selbstvertrauen wiederzugewinnen. Ständig dachte er an ein Kindheitserlebnis, das, wie er sagte, noch so lebendig vor seinen Augen stehe, daß es jeden Rest von Selbstvertrauen zerstörte, der ihm noch geblieben war. Er litt unter so schlimmen Depressionen, daß er manchmal gar nicht erst den Versuch machte, in seiner Kirche zu predigen, sondern diesen Dienst dem Hilfspfarrer überließ. Er bekam *Larch* wegen seines mangelnden Selbstvertrauens; *Honeysuckle*, um sich leichter von der Vergangenheit zu lösen; *Gentian* gegen Depression und Mutlosigkeit. Nach drei Monaten schrieb er, daß er sich wieder wohl fühle und nun nicht mehr an jenes Kindheitserlebnis zurückdenken müsse. Seinen Pflichten gegenüber Kirche und Gemeinde wurde er nun wieder gerecht, und das erfüllte ihn mit Begeisterung und Freude.

Kapitel 21

Mimulus – Gefleckte Gauklerblume

Schlüssel: Furcht vor bestimmten Dingen, Ängstlichkeit bekannten Ursprungs

Die *Mimulus*-Furcht ist nicht so übermächtig wie das panische Entsetzen von *Rock Rose*, und ihre Ursache ist immer bekannt. Die meisten von uns haben irgendeine Angst, die sie gerne loswürden, aber manchmal kaum überwinden können. Solche Ängste reichen von der Kindheitsfurcht vor Dunkelheit bis hin zur Angst vor dem Altern, vor Schmerz und Krankheit und Tod. Das sind *Mimulus*-Ängste, die durch dieses Mittel ein für allemal zu heilen sind. Der *Mimulus*-Mensch ist in der Regel scheu und verschlossen; er neigt dazu, seine Ängstlichkeit zu verstecken. Er kann vor Lampenfieber sprachlos sein, aber auch regelrecht geschwätzig, um seine Angst und Nervosität zu verbergen. Er errötet leicht und beginnt unter entsprechenden Umständen auch zu stammeln oder zu stottern. Wenn er krank ist, wagt er nicht, sich zu rühren, aus Angst, die Schmerzen würden schlimmer. Zuweilen zerbricht er sich den Kopf über der Möglichkeit, daß eine Krankheit ihn wegen der verlorenen Zeit die Arbeitsstelle kosten könnte. Im Genesungsstadium fürchten die *Mimulus*-Menschen sich, das verletzte Glied zu bewegen und zu üben, oder nach einer Operation das Bett wieder zu verlassen; so verzögern sie oft selbst ihre Genesung.

Den positiven Aspekt von *Mimulus* erkennen wir in dem Menschen, der sich allen Prüfungen und Schwierigkeiten des Lebens mit Gleichmut und Humor stellen kann. Wir fürchten nur jene Dinge, die wir nicht verstehen, die wir nicht mögen oder die wir hassen. Verständnis und Mut sind die großen, positiven Eigenschaften des *Mimulus*-Typs.

Fallbeispiele

Knabe, 8 Jahre. Er war nie ein kräftiges Kind gewesen und hatte seit seiner Geburt unter einem stark juckenden Ekzem um die Knie zu leiden gehabt, außerdem unter Atemnot und allgemeiner Antriebsschwäche. Er fürchtete sich, im Kino einen Film anzuschauen und wollte sich auch keine Geschichten vorlesen lassen aus Angst, sie könnten ein schlimmes Ende nehmen. Er war viel zu verängstigt, um allein zu schlafen, schlief auch selten einmal eine Nacht durch. *Mimulus* wurde ihm als Typenmittel wegen seiner Ängste verschrieben, *Clematis* aufgrund seiner verträumten, teilnahmslosen Art. Einen Monat später schrieb seiner Mutter und teilte uns mit, daß es ihm etwas besser gehe; das Ekzem sei ein wenig zurückgegangen, der Schlaf aber immer noch schlecht. Nach dem zweiten Monat schrieb sie wieder: „Jetzt geht es Philip in jeder Hinsicht besser. Er schläft nun die Nächte durch, allein in seinem Zimmer; das war noch nie möglich gewesen." In ihrem letzten Bericht, drei Monate danach, schilderte sie ihren Sohn als sehr aktiv, energisch und furchtlos; das Ekzem war völlig verschwunden.

Knabe, 9 Jahre. Seine Mutter schrieb: „Er fürchtet sich vor seinem Lehrer in der Schule, und die Arbeit ist zu schwierig für ihn. Er macht sich deswegen Sorgen. Er ist ein sehr empfindsamer, lieber Junge, sehr kräftig und stark gebaut. Seine schreckliche Ängstlichkeit wegen der Schule hat dazu geführt, daß er nicht mehr gut schläft." *Mimulus* wurde dem Jungen gegen seine Angst vor dem Lehrer verschrieben, *Agrimony* wegen seiner Sorgen und bekümmerten Gedanken an die Schularbeit. Nach dem ersten Monat schrieb die Mutter, daß das Kind seine Angst verloren habe und nun wieder ruhig und ungestört schlafen könne. Der Junge war jetzt viel selbständiger und hatte schon bei mehreren Gelegenheiten gesagt: „Das kann ich selbst tun." Früher war er immer sehr von seiner Mutter abhängig, an die er sich klammerte.

Knabe, 6 Jahre. Er fürchtete sich sehr vor der Dunkelheit und davor, nachts allein die Treppe hinaufzugehen. Er verlangte, daß immer ein Licht in seinem Zimmer anblieb und die Tür offenstand. Tagsüber war er unermüdlich und voller Tatendrang, abends ging er völlig erschöpft ins Bett. Sein Appetit war dürftig. *Mimulus* wurde ihm wegen seiner Angst vor Dunkelheit verschrieben, und *Vervain* wegen seiner überschüssigen Energien und Unfähigkeit zu ruhen. Der erste Bericht nach drei Wochen zeigte, daß der Knabe nun einen kräftigeren Appetit hatte und abends weniger erschlagen war. Nach weiteren zwei Monaten schrieb seine Mutter, daß er sich nun nicht mehr vor der Dunkelheit fürchte, sondern es sogar genieße, abends vor dem Einschlafen das Licht selbst auszuschalten.

Frau, 29 Jahre, ledig. Sie litt unter Arthritis im linken Handgelenk, das die letzten beiden Jahre in einem Gipsverband fixiert war. Deshalb mußte die Patientin ihre Arbeit aufgeben; sie war vorher in der Landwirtschaft tätig. Als sie zu uns kam, war sie niedergeschlagen und reizbar. Zeit ihres Lebens hatte sie sich schon unnötig viel Sorgen gemacht, war nervös, scheu und sorgte sich zu sehr über das, was andere Menschen von ihr denken könnten. Sie erhielt *Mimulus* für ihre Nervosität, Angst und Schüchternheit, *Impatiens* für ihre Reizbarkeit und *Gentian* für ihre Mutlosigkeit und Niedergeschlagenheit. In ihrem ersten Bericht teilte sie mit, daß sich an ihrem Handgelenk nichts verändert habe, sie selbst sich aber besser fühle, und die Kopfschmerzen, die sie regelmäßig während ihrer Periode hatte, seien nicht mehr aufgetreten. Diese Kopfschmerzen hatte sie bei der Konsultation nicht erwähnt, war nun aber ganz „begeistert“, sie nicht bekommen zu haben. Sie erhielt die gleichen Heilmittel noch einmal, und nach vier Wochen schrieb sie, daß sie sich wie ein anderer Mensch fühle, und das Handgelenk scheine sich zu bessern. Sie machte sich auch weniger Sorgen und Kummer und sei dafür glücklicher und fröhlicher als seit vielen Monaten. Sie bekam abermals die gleiche Arznei und berichtete darauf wieder eine Besserung der Gelenkbeschwerden; bei der letzten Periode habe sie überhaupt keine Kopfschmerzen gehabt. In ihrem nächsten Brief schrieb sie über einen großen Rückschlag; alle Symptome seien wiedergekehrt. Der Mann, auf den sie sich Hoffnungen gemacht hatte, nahm eine andere zur Frau. Dieses Mal erhielt sie *Mimulus* als Basismittel, dazu *Star of Bethlehem* wegen des Schocks und *Willow* wegen des Grolls, den sie nun gegen ihren früheren Verlobten empfand. Innerhalb eines Monats erlebte sie eine tiefgreifende Besserung. Das Handgelenk war noch steif, tat aber nicht mehr weh. Nach dieser Meldung erhielt sie wieder die ursprüngliche Blütenmittel-

Kombination. Sie bewirkte eine deutliche Besserung des Handgelenks, und die Patientin war nicht mehr so besorgt wie zuvor. Die Behandlung wurde in der gleichen Weise drei Monate fortgesetzt. Dann erhielten wir einen Brief: „Die Gipsschale ist nun von meinem Handgelenk abgenommen worden. Ich vergesse oft ganz, daß ich da jemals Beschwerden hatte. Ich bin nicht mehr nervös und mußte auch kein einziges Mal mehr über Kopfschmerzen klagen. Ich mache mir auch keine Sorgen mehr, was andere über mich denken könnten."

Knabe, 7 Jahre. Er war vor kurzem eingeschult worden und zeigte sich sehr nervös. Er schlief nicht gut und klagte jeden Morgen über Leibschmerzen, so daß er nicht einmal frühstücken konnte. Sein Mittagessen in der Schule konnte er nicht einnehmen, weil er zu aufgeregt war, wenn er in Gegenwart fremder Menschen essen sollte. Als er zu uns kam, war er blaß, teilnahmslos und hatte Gewicht verloren. *Mimulus* wurde ihm als Typenmittel verordnet, und schon nach einem Monat erhielten wir die Meldung, daß er nun besser schlafen könne. Es aß jetzt nicht nur sein Frühstück zu Hause, sondern auch das Mittagessen in der Schule, und er hatte wieder zugenommen. Am wichtigsten aber war seiner Mutter in ihrem Brief, daß er nun gerne zur Schule ging und gesagt hatte: „Ich fühle mich jetzt so stark wie ein Löwe."

Frau, 53 Jahre, verheiratet. Sie hatte viele Jahre in einer sehr belebten Stadt gewohnt und merkte nun, daß sie wegen des Lärms auf der Straße nicht schlafen konnte. Sie fürchtete sich vor Lärm, und wenn sie den ganzen Tag über schwer gearbeitet hatte, fiel es ihr schwer, in ihre laute Wohnung heimzukehren. Sie war schon sehr abgespannt und litt unter morgendlichen Kopfschmerzen sowie einem chronischen Katarrh, der ihre Nase verstopfte. Sie bekam *Mimulus* wegen ihrer Angst vor Lärm, *Crab Apple* zur Reinigung des Organismus und *Hornbeam* zur Kräftigung. Nach einem Monat schrieb sie, daß sie sich nicht annähernd so müde fühle und auch besser schlafen könne; der Katarrh sei aber noch vorhanden. Da erhielt sie die gleichen Mittel für weitere zwei Monate. Wieder schrieb sie uns: Ihre Abgeschlagenheit und Erschöpfung seien ganz verschwunden, und sie könne doppelt soviel Arbeit bewältigen wie früher. Ihre Angst vor Lärm habe sie verloren, und die Nase sei nun fast ganz frei. Im nächsten Monat schrieb sie wieder und teilte mit, daß der Katarrh nun ganz überwunden sei; sie schlafe gut und brauche nicht mehr unter dem Lärm zu leiden.

Knabe, 13 Jahre. Der Junge war ein chronischer Bettnässer, der sehr tief zu schlafen pflegte. Er war fröhlich und unbekümmert veranlagt, aber sein Vater war ein strenger Zuchtmeister, was die Nervosität des Jungen noch vergrößerte. Er erhielt *Mimulus* wegen seiner Furcht vor dem Vater, *Agrimony* wegen seiner äußerlichen Fröhlichkeit, die die innere Qual nur verbarg. In den ersten drei Wochen nach Beginn der Behandlung machte er nur noch einmal ins Bett. Vier Monate danach schrieb seine Mutter uns: „Eine wunderbare Besserung ist eingetreten. Er ist jetzt kein Bettnässer mehr und kann sich seinem Vater gegenüber behaupten."

Frau, 45 Jahre. Sie war Geschäftsfrau und litt unter Krampfadern; bei ihrer Arbeit mußte sie lange Stunden stehen. Ihr Selbstvertrauen hatte sie verloren und fürchtete, in ihrem Geschäft nicht weiter arbeiten zu können. Sie schrieb uns: „Ich bin von Natur aus recht nervös und furchtsam." *Mimulus* wurde ihr als Typenmittel wegen ihrer Nervosität verschrieben, *Larch* für ihr mangelndes Selbstvertrauen. Ihr erster Bericht war ermutigend: sie besitze nun viel mehr Selbstvertrauen, die Venen hätten sich gebessert und die Schmerzen aufgehört. Nach weiteren vier Monaten schrieb sie abermals, um uns mitzuteilen, daß sie nun sehr viel Vertrauen in sich selbst und ihre Fähigkeiten spüre, nicht mehr nervös sei und die Krampfadern kaum noch wahrnehme.

Kapitel 22

Mustard – Ackersenf

Schlüssel: Tiefe Niedergeschlagenheit, Depression, Melancholie

„Diese Medizin vertreibt die tiefe Melancholie und bringt Freude ins Leben“, schrieb Dr. Bach. Der *Mustard*-Gemütszustand ist die schwarze Depression, eine fast hoffnungslose, verzweifelte Melancholie, die sich ganz unvermittelt über einen Menschen niedersenken kann, ohne daß ein erkennbarer Grund vorliegt. Sie kann sich ebenso rasch wieder verziehen, wie sie erscheint. Solange sie aber anhält, hüllt sie den Menschen gewissermaßen in eine dunkle Wolke, die undurchlässig ist für alle Freude und Lust am Leben. Diese Depression ist so schwer, daß sie einem das Interesse selbst am Alltäglichen nimmt. Dem Betroffenen ist es unmöglich, glücklich oder heiter zu sein, oder auch nur nach seiner normalen Art zu denken, denn alle Gedanken richten sich auf ihn selbst. Erschwerend kommt noch hinzu, daß er sich aus diesem Zustand nicht befreien kann, solange er nicht von selbst aufhört, und daß es keine Erklärung für das Eintreten oder Ende dieser Art von Depression zu geben scheint. Ein Patient schrieb einmal: „Es ist, als ob eine Wolke sich ohne jeden Anlaß über mein Gemüt senkte. Da bleibt sie einen Tag lang oder zwei, um sich dann ebenso unvermittelt wieder zu verziehen – und es ist himmlisch, dann wieder das Licht zu sehen! Ich fange an, mich vor diesem Zustand zu fürchten, was auch immer er sei.“ Ein anderer Patient schrieb: „Ich bin eingehüllt in eine schlimme Depression mit argen Kopfschmerzen. Mir fällt nichts ein, das mich aufheitern könnte, und nichts scheint sich mehr zu lohnen.“ Dieser Gemütszustand unterscheidet sich von Zweifel und Mutlosigkeit des *Gentian*-Charakters und von der Hoffnungslosigkeit von *Gorse,* denn in diesen beiden Fällen weiß der Patient eine Ursache für sein Befinden. Den Grund für die *Mustard*-Melancholie aber weiß man nie.
Der positive Aspekt von *Mustard* zeigt sich in den Menschen, die über eine innere Gelassenheit verfügen, die nichts erschüttern oder zerstören kann. Eine solche Persönlichkeit vermag die Auswirkung jedes

Anfalls von Melancholie oder Depression durch ihre innere Stabilität, Freude und Frieden auszugleichen.

Fallbeispiele

Frau, 50 Jahre, verheiratet. Sie wohnte in einem schönen Hause und hatte zwei erwachsene Söhne, die beide sehr erfolgreich waren. Zeit ihres Lebens hatte sie immer wieder unter akuten Anfällen von Depression ohne ersichtlichen Anlaß gelitten. Solche Attacken kamen ohne irgendwelche Warnzeichen ganz plötzlich, dauerten dann einige Tage und verschwanden ebenso plötzlich wieder, wie sie gekommen waren. Während der depressiven Phasen fühlte sich die Patientin wie in einer langen schwarzen Nacht. Sie verlor das Interesse an allem und vermochte nichts Schönes oder Lichtes mehr in ihrer Umgebung wahrzunehmen. Sie sehnte sich danach, diese Depressionen zu überwinden, weil es so viel war, das sie zu tun hatte, und sie schämte sich sehr, daß es ihr nicht gelang, die Depressionen loszuwerden. Sie bekam das Typenmittel *Mustard* verordnet. In den ersten beiden Monaten nach Beginn der Behandlung hatte sie nur einen Anfall, der nur einen Tag dauerte. Sie nahm Mustard noch einige Monate weiter – „um sicher zu sein, daß ich stark genug bin, um diese Depression zu überwinden", wie sie selbst sagte. Sie meldete keinen Rückfall.

Frau, mittleren Alters, ledig. Sie arbeitete in einem betriebsamen Krankenhaus, mußte aber ihren Dienst quittieren, da sie unter so schweren Depressionen litt, daß sie ihre Arbeit nicht mehr fortsetzen konnte. Zuerst meinte sie, übermüdet zu sein, aber sie liebte ihre Arbeit, die also nicht der Grund zu sein schien; einen ersichtlichen Anlaß oder eine Ursache ihrer Depressionen gab es nicht. Die Ruhe, die sie nun hatte und die ihr, wie sie hoffte, helfen würde, verstärkte die Niedergeschlagenheit noch weiter, und die Patientin hatte zunehmend Angst um ihre finanzielle Situation. Sie sagte uns, sie habe noch nie zu Aggressivität geneigt, was wohl dafür sorgte, daß sie es im Leben nicht weiter gebracht habe. Sie meinte, die Menschen würden ihr gerne aus dem Wege gehen, und sie besitze nur wenige Freunde. Allmählich begann sich Hoffnungslosigkeit in ihr breitzumachen. *Mustard* wurde ihr für ihre Depression verschrieben, dazu *Gorse* für ihre Hoffnungslosigkeit. Ihr Bericht – einen Monat später – war ermutigend. Sie sagte: „Ich fühle mich jetzt viel wohler. Meine Probleme sind zwar noch lange nicht gelöst, aber ich glaube, ich kann mich ihnen jetzt eher stellen, als zuzulassen, daß sie mich überwältigen." Zwei Monate danach schrieb sie wieder um mitzuteilen, daß die Depressionen verschwunden seien und sie sich viel glücklicher fühle. Sie schmiede bereits wieder Zukunftspläne, und ihr Leben sei insgesamt viel erfreulicher.

Mann, mittleren Alters. Er hatte einen sehr wichtigen Posten in Nigeria und schrieb uns, daß er das Interesse an seiner Arbeit verliere und körperlich und geistig erschöpft sei. Seine Ärzte seien sehr verwundert; er sei zwar nicht blutarm, aber sie befürchteten trotzdem eine perniziöse Anämie. Immer wieder im Laufe des Lebens hatte er unter Phasen schwärzester Depression ohne ersichtliche Ursache gelitten. Folgende Blütenmittel-Kombination wurde ihm mit der Post geschickt: *Mustard*, das Typenmittel bei Anfällen von Niedergeschlagenheit ohne ersichtlichen Grund, und *Olive* für die geistige und körperliche Erschöpfung. Zwei Monate später schrieb er, daß er sich besser in Form fühle als seit langem; wir zitieren aus seinem Brief: „Nur zögernd komme ich meiner Schuldigkeit nach, die erfahrene Besserung auf die Bach-Blütenmittel zurückzuführen, denn ich lehne es ab, einer Sache blind zu glauben, über die ich nichts weiß." Er erhielt die gleiche Arznei noch einmal und schrieb drei Monate später, sein Gesundheitszustand sei exzellent, die Depressionen hätten aufgehört. Zwei Jahre danach schrieb er noch einmal: „Es geht mir sehr gut, dank der Bach-Blütenmittel. Die Depressionen sind nie wieder aufgetaucht."

Frau, 21 Jahre, ledig. Sie hatte unter anfallsweise auftretenden Phasen tiefster Depression zu leiden, für die es keinen erkennbaren Grund gab. Sie hatte schon immer zum Pessimismus geneigt. Sich mit jemandem anzufreunden, fiel ihr schwer, und sie fühlte sich selbst von der Gesellschaft anderer Menschen ausgeschlossen. Sie erhielt *Mustard* als Typenmittel für ihre schwere Melancholie. Nach zwei Monaten schrieb sie, daß sie das Gefühl habe, eine schwere, schwarze Wolke habe ihr Gemüt freigegeben, und nun sei sie wirklich glücklich. Später schrieb ihre Mutter und sagte, die Patientin sei ein ganz anderer Mensch geworden. Sie beteilige sich jetzt an vielerlei Aktivitäten und habe schon zahlreiche neue Freundschaften gewonnen.

Frau, 39 Jahre, verheiratet. Sie litt unter schweren Depressionen und hatte das Gefühl, eine dunkle Wolke habe sich über sie gesenkt und trenne sie vom Rest der Welt. Einen Grund für ihre Depression konnte sie sich nicht vorstellen. Sie konnte nur mit der Angabe dienen, daß ihre Niedergeschlagenheit ganz plötzlich über sie hereinbreche und sie selbst überhaupt nichts dagegen unternehmen könne, bis die Depression wieder aufhörte. Als sie zu uns kam, war sie ein sehr unglücklicher, deprimierter Mensch. Sie litt auch unter Verstopfung und einer akuten Blasenentzündung, die sich zu verschlimmern schien. Sie sagte selbst, ein nervlich sehr angespannter Mensch zu sein und nie entspannen zu können. Für ihre tiefen Depressionen wurde ihr *Mustard* verschrieben, dazu *Vervain* wegen ihrer Unfähigkeit zu entspannen. Die Besserung trat zunächst im Körperlichen ein; sowohl die Blasenentzündung als auch die Verstopfung ließen nach. Die Patientin nahm die Blütenmittel noch einige Wochen weiter ein. Nach fünf Wochen sagte sie, sie habe keine Anfälle von Depression mehr erlitten und fühle sich in jeder Hinsicht wohler. Doch kurz darauf kam es zu einem Rückfall. Sie hatte einen kleinen Furunkel im Ohr, und das löste die Depression von neuem aus. Die Patientin bekam *Crab Apple* zur Reinigung des Organismus sowie *Gentian* aufgrund ihrer Entmutigung; beide Mittel wurden zusätzlich zur ursprünglichen Kombination verabreicht. Im folgenden Monat schrieb sie, daß der Furunkel sich am zweiten Tage geöffnet und dann keine weiteren Beschwerden mehr verursacht habe. Am wichtigsten sei aber, daß die Depressionen vorüber wären; nun fühle sie sich glücklich und ganz obenauf. Soweit uns bekannt ist, hatte sie keine Depressionen mehr.

Frau, 67 Jahre, verwitwet. Von Zeit zu Zeit, schon als Kind – so erzählte sie uns – sei ihr das Leben zuweilen wie ein schwarzes, heulendes Elend vorgekommen. Phasen tiefster Depression haben sie verzweifeln lassen, und sie sagte: „Warum sie kommen? Ich weiß es nicht." Während der Anfälle schlug ihr Kopf hin und her, und sie konnte wegen immer wiederkehrender Alpträume nur schlecht schlafen. Sie nahm bereits Schlaftabletten ein, die ihr aber nicht sehr zu helfen schienen. *Mustard* wurde ihr wegen der tiefen Niedergeschlagenheit und Melancholie verschrieben, dazu *Rock Rose* wegen ihrer Angst durch die Alpträume. Sie sprach sehr schnell auf die Arznei an. Nach der ersten Woche konnte sie die Schlafmittel absetzen, und obwohl weiterhin Alpträume auftraten, waren diese nun sehr vage und unbestimmt und beunruhigten sie nicht mehr. Nach zwei Monaten konnte sie uns schreiben: „Nun hat meine Seele Frieden gefunden, nach so vielen Jahren der Qual. Ich bin nicht mehr das Opfer jener schwarzen Depressionen." Sechs Monate danach schrieb sie abermals: Sie sei nun wohlauf und glücklich; ihre Melancholie sei nie mehr aufgetreten.

Frau, 45 Jahre, verheiratet. Sie litt sehr unter tiefer Melancholie, die sie ohne jede Vorwarnung überkam und ohne ersichtlichen Grund oder Anlaß. Während solcher Attacken fühlte sie sich völlig allein, und nichts konnte ihr je helfen. Als sie uns um Hilfe anging, litt sie noch unter einem akuten Hexenschuß und war ans Bett gefesselt. Das steigerte ihre nervöse Spannung, denn es war wichtig, daß sie so bald wie möglich zur Arbeit zurückkehrte. *Mustard* wurde ihr verschrieben wegen ihrer tiefen Depressionen; *Impatiens* für die Spannung, die Schmerzen verursachte; *Gorse* für ihr Gefühl der Hoffnungslosigkeit. Eine Woche darauf schrieb sie: „Die Medizin tut mir wirklich gut. Mein Rücken ist wieder in Ordnung, und ich kann zur Arbeit zurück." Nach weiteren zwei Monaten der Behandlung schrieb sie erneut: „Ich fühle mich nun besser als seit Jahren. Ich habe keine Depressionen oder Anwandlungen von Hoffnungslosigkeit mehr. Falls eines von beiden je wieder auftauchen sollte, werde ich mich wieder bei Ihnen melden." Wir haben nichts mehr von dieser Patientin gehört.

Kapitel 23

Oak – Eiche

Schlüssel: verzweifelt, aber gibt nicht auf

Die *Oak*-Menschen bemühen sich weiter, gleichgültig, auf welche Schwierigkeiten sie stoßen. Unermüdlich strengen sie sich an, einen Weg zur Heilung zu finden, wenn sie krank sind; sie geben nicht auf, alles ihnen Mögliche zu versuchen, um eine Besserung ihres Zustandes zu erreichen. Somit sind sie genau das Gegenteil der *Gorse*-Menschen, die nur zu leicht dazu neigen, die Flinte ins Korn zu werfen, wenn die Situation hoffnungslos scheint. Auch wenn der *Oak*-Typ am Verzagen ist und oft auch verzweifelt angesichts der Zustände oder Umstände, die ihn umgeben, wird er doch weiterkämpfen. Wenn seine schlechte Gesundheit ihn bei der Arbeit behindert, ist er mit sich selbst unzufrieden und enttäuscht. *Oak*- Menschen sind zuverlässige, vertrauenswürdige Leute, denen viele Zeitgenossen gerne ihre eigene Last aufbürden, ihre eigene Verantwortung übertragen. Der *Oak*-Mensch hilft gerne und aus eigenen Stücken, deshalb überarbeitet er sich zuweilen. *Oak* ist die Hauptstütze, der ruhende Pol in der Familie, der sich phasenweise auch von Tag zu Tag vorwärtsplagt und seine Erschöpfung, Müdigkeit und womöglich Krankheit vor den anderen verbirgt, damit seine Verzweiflung und Ermattung nicht entdeckt werden. Wie der Eichbaum selbst ist auch der *Oak*-Mensch körperlich kräftig und kann großen Belastungen standhalten. Er ist sehr geduldig und besitzt viel gesunden Menschenverstand. Doch es kann eine Zeit kommen, da Mutlosigkeit und Verzweiflung größer werden, als ein Mensch sie ertragen kann; unter diesen Umständen kann auch die *Oak*-Persönlichkeit zerbrechen und einen Nervenzusammenbruch erleiden.
Dr. Bach charakterisierte die positiven Aspekte des *Oak*-Typs mit folgenden Worten: „Sie sind tapfere Menschen, die gegen große Schwierigkeiten ankämpfen, ohne daß ihre Anstrengungen oder ihre Hoffnung dabei nachlassen." Sie zeigen Ausdauer, Mut und Festigkeit unter allen Umständen.

Frau, 42 Jahre, ledig. Sie hatte eine verantwortungsvolle, arbeitsreiche Position im Berufsleben und dazu auch noch ein Zuhause zu versorgen. Als sie zu uns kam, sagte sie, sie sei müde bis zur Erschöpfung, würde aber trotzdem weiter arbeiten. Sie war mit sich selbst unzufrieden, und jeden Monat litt sie unter einer so starken Migräne, daß sie nicht zur Arbeit gehen konnte. Sie war ein sehr gewissenhafter, zurückhaltender Mensch. Sie litt unter Schlaflosigkeit und gelegentlichen Phasen von Mutlosigkeit. *Oak* wurde ihr als Typenmittel verordnet aufgrund ihres sehr gewissenhaften Wesens, ihres Verantwortungsgefühls und ihrer versteckten Mutlosigkeit, dazu *Olive* für die Erschöpfung von Gemüt und Körper. Ihr erster Zustandsbericht war erfreulich. Sie hatte wieder einen Migräneanfall gehabt, konnte aber trotzdem zur Arbeit gehen. Sie fühlte sich nicht mehr so müde und konnte besser schlafen. Sie nahm die gleichen Blütenmittel weiter ein und konnte nach Ablauf eines Monats berichten, daß sie sich – abgesehen von einer leichten Kopfschmerz-Attacke – viel wohler fühle. Nach weiteren zwei Monaten schrieb sie, daß sie sich Zeit ihres Lebens noch nie so wohl gefühlt und keine Kopfschmerzen mehr zu beklagen habe. Jetzt könne sie ihre vielfältigen Verpflichtungen wieder aufnehmen.

Frau, mittleren Alters, ledig. Sie war Leiterin einer Vorschule. Als sie zu uns kam, äußerte sie das Gefühl, ihre Verantwortung würde ihr zu groß, aber das würde sie gegenüber anderen nie zugeben. Sie litt unter Streß und daraus resultierenden Verdauungsstörungen. Sowohl die Kinder als auch ihre Eltern kamen ständig zu ihr und fragten sie um Rat, weil sie einen so stabilen Charakter und reichlich gesunden Menschenverstand besaß. Sie bekam *Oak* verschrieben für ihren Kampf gegen die Ermattung in ihrer Arbeit, *Gentian* für die dadurch ausgelöste Niedergeschlagenheit. Nach drei Monaten meldete sie in jeder Hinsicht gute Fortschritte. Sie sei nun nicht mehr müde und habe auch nicht mehr unter ihren Verdauungsstörungen zu leiden. Nun könne sie ohne Mühe mit den Kindern und ihren Eltern fertig werden, und mit all der Arbeit, die die Schule darüber hinaus mit sich brachte. Die Blütenmittel nahm sie noch einen Monat weiter ein und fühlte sich völlig geheilt.

Mann, 45 Jahre. Er kam während des Krieges zu uns. Vor dessen Ausbruch hatte er unter Asthma gelitten, und nun plagte ihn eine Lungenfellentzündung. Er erhielt einen Monat Krankheitsurlaub; statt aber die ganze Zeit zu beanspruchen, war er zu früh wieder an seinen Arbeitsplatz zurückgekehrt. Er hatte Nachtschicht und sagte schlicht: „Das ist mein Beruf, das ist mein Opfer, das mußte ich doch tun." Dann erhielt er eine Büroarbeit zugeordnet und mußte zwei Vorgesetzten gerecht werden. Die beiden Chefs gaben einander widersprechende Anweisungen, aber – obwohl ihn das sehr belastete und verwirrte – wieder sagte er sich einfach: „Das muß ich doch tun." Der wachsende Arbeitsdruck löste einen schweren Asthma-Anfall aus, dem weitere, schlimmere, folgten. Obwohl der Patient von Natur aus keine starken Nerven und nur wenig Selbstvertrauen besaß, versuchte er, sich nichts anmerken zu lassen, und arbeitete unbeirrt weiter. Ihm wurde *Oak* verordnet für seine heroischen Anstrengungen, *Mimulus* für seine Nervosität und *Larch* aufgrund seines mangelnden Selbstvertrauens. Nach dem ersten Monat der Behandlung berichtete er, daß er sich in jeder Hinsicht besser fühle; jetzt gehe alles leichter, und er habe auch mehr Vertrauen. Nach weiteren zwei Monaten konnte er wieder normal atmen, das Asthma war völlig verschwunden. Er fühlte sich wohl, seine Arbeit war ihm ein Vergnügen. Er erlitt keinen Rückfall.

Mann, 38 Jahre, Lehrer. Fünfzehn Jahre, bevor er zu uns kam, hatte er bereits einen Nervenzusammenbruch erlitten und konnte zwei Jahre danach nicht arbeiten. Schließlich erholte er sich wieder so weit, daß er seinen Beruf ausüben konnte, aber sein Selbstbewußtsein war schwer angeschlagen. Jetzt bekleidete er eine verantwortungsvolle Stelle an der Schule. Er bemühte sich mutig, ließ sich seine Ermüdung und Niedergeschlagenheit nicht anmerken, weil er nicht wollte, daß seine Arbeit darunter zu leiden hätte. *Oak* wurde ihm wegen seines tapferen Bemühens verordnet, dazu *Hornbeam* zur geistigen und körperlichen Kräftigung und *Mimulus* für seine gelegentliche Angst, er könne der Belastung nicht mehr standhalten. Er nahm die Blütenmittel drei Monate lang ein und wurde in dieser Zeit von Selbstvertrauen, Frieden und innerem Glück erfüllt. In seinem Brief teilte er uns mit: „Eine feine Veränderung ist in mir geschen, die ich nicht erklären kann, aber jetzt geht alles gut."

Frau, mittleren Alters, verwitwet. Sie hatte einen erwachsenen Sohn, den sie trotz ihrer schlechten Gesundheit gut durch die Schule bringen konnte. Sie hatte nie daran gedacht, den Kampf aufzugeben, und jetzt konnte sie sehr stolz auf ihren Jungen sein, der eine gute Stellung in den Vereinigten Staaten hatte. Als sie zur Behandlung zu uns kam, litt sie unter Ausfluß und den Symptomen der Wechseljahre. Sie war eine tapfere Frau, die immer einen sehr beherrschten Eindruck machte. Trotz ihrer äußerlich ruhigen Erscheinung war sie durch viele Schwierigkeiten deprimiert. *Oak* wurde ihr als Typenmittel wegen ihres heldenhaften Kampfes gegen viele Widrigkeiten des Lebens verordnet, *Crab Apple* zur Reinigung und *Gentian* für die Depression, die sie so erfolgreich überspielte. Die Patientin sprach rasch auf die Behandlung an und schrieb nach einem Monat: „Meine allgemeine Gesundheit hat sich sehr gebessert. Der Ausfluß hat ganz aufgehört, und ich fühle mich – fast zum ersten Mal in meinem Leben – prächtig."

Mann, 48 Jahre. Er war Geschäftsmann und hatte sehr viel zu tun mit mehreren Firmen, Familiensorgen und anderen Verpflichtungen. Äußerlich war er ruhig, hatte aber schon seit Jahren an Nebenhöhlenbeschwerden sowie einem Katarrh von Nase und Hals zu leiden. Diese Krankheit war so schwer, daß er ständig einen Inhalationsapparat benutzen mußte – besonders nachts –, um noch durch die Nase atmen zu können. Ungeachtet dieser Probleme blieb er nie einen Tag seinem Arbeitsplatz fern und kämpfte und mühte sich dauernd weiterzuarbeiten. Er hatte schon viele Therapien von den unterschiedlichsten Spezialisten versucht, aber jeden Winter fing das Übel von neuem an, und er war schon nahe daran zu bezweifeln, daß er überhaupt noch eine Heilung erleben werde. Für seine tapferen Anstrengungen wurde ihm *Oak* als Typenmittel verordnet, *Crab Apple* zur Reinigung des Organismus, und *Hornbeam* zur Stärkung. Nach dem ersten Monat der Behandlung berichtete der Patient, daß er den Inhalationsapparat nicht mehr benötige und auch nachts durch die Nase atmen könne. Nach einem weiteren Monat schrieb er, daß er den besten Winter seit vielen Jahren genieße und keine Nebenhöhlenbeschwerden mehr habe; der Katarrh sei fast verschwunden. Einen Monat später schrieb er wieder, er fühle sich nun ganz wohl. Vom Katarrh war keine Spur geblieben, und er habe auch sonst keine Beschwerden. Nach vielen Jahren schrieb er uns noch einmal, daß keines seiner Symptome je wieder aufgetaucht sei.

Frau, 40 Jahre, alleinstehend. Ihre Gesundheit war schon immer in schlechtem Zustand gewesen. Als sie zu uns kam, klagte sie über Heuschnupfen und Hämorrhoiden. Sie neige auch zu Unfällen, und vor einigen Jahren sei sie gestürzt, habe sich die Wirbelsäule verletzt und mußte mehrere Monate im Krankenhaus bleiben. Man gab ihr die Auskunft, daß sie am Ende nicht mehr gehen könne und mit einer allmählich um sich greifenden Lähmung rechnen müsse. Trotz dieser düsteren Prognose sagte sie: „Ich weigerte mich, das zu glauben. Ich muß meinen Lebensunterhalt verdienen, also ging ich weiter zur Arbeit." Jetzt geht sie sogar den weiten Weg zu ihrer Arbeitsstätte zu Fuß! Sie sagte uns auch, daß sie sich nur schwer entspannen könne und morgens häufig mit fest geschlossenem Kiefer und Fäusten erwache. Sie erhielt *Oak* als Typenmittel wegen ihres tapferen Verhaltens, *Vervain* für ihre körperliche und innerliche Spannung und Verkrampfung, sowie *Honeysuckle*, um ein für allemal das Damoklesschwert der drohenden Lähmung zu beseitigen. Binnen zwei Monaten wurde die Patientin ein anderer Mensch. Der Heuschnupfen war verschwunden. Die Hämorrhoiden hatten sich zurückgebildet und verursachten keine Schmerzen mehr. Sie schlief gut und wachte morgens erquickt und entspannt auf. Sie konnte sagen: „Zum ersten Mal in meinem Leben fühle ich mich wirklich wohl!"

Kapitel 24

Olive – Ölbaum

Schlüssel: völlige Erschöpfung, geistige Ermattung

Der Ölbaum ist dem Menschen nützlich mit seinen Blättern und Früchten, mit seiner Rinde und dem Holz seines Stammes. Er war schon immer ein Symbol für Frieden und Harmonie. Das aus den Blüten des Ölbaums gewonnene Heilmittel besitzt die Kraft, in einem erschöpften Gemüt den Frieden wiederherzustellen und dem durch langes Leiden ermüdeten Körper Stärke zu schenken. So ist *Olive* das Mittel für jene, die schon lange unter widrigen Umständen gelitten haben oder von einer lange bestehenden, schlimmen Krankheit betroffen sind, die ihnen ihre Vitalität raubte. Auch ihr Gemüt ist ausgelaugt und erschöpft, die Kraftreserven verbraucht. Ein Patient drückte es so aus: „Ich leide unter totaler Ermattung und einem völligen Mangel an Lebenslust", ein anderer sagte: „Ich bin so erschöpft, daß ich heulen könnte." *Olive* hilft auch den Menschen, die ein erfülltes Leben und so viel zu tun haben, daß ihnen kaum noch Zeit zur Erholung und Entspannung übrig bleibt. Sie ermüden leicht und rasch und besitzen keine Kraftreserve, mit der sie weiterarbeiten können. Alles wird ihnen zur Anstrengung, und weil sie so müde sind, macht ihnen die Arbeit keine Freude mehr, auch nicht das, was ihnen früher einmal Vergnügen bereitete oder ihr Interesse weckte. Die *Olive*-Erschöpfung unterscheidet sich von der des *Hornbeam*-Typs. Letzterer ist im Gemüt ermattet und mag der Zukunft oder auch nur der alltäglichen Routine-Arbeit nicht mehr ins Auge zu sehen; im Laufe des Tages stellt er aber dann fest, daß er die ihm zugewiesene Aufgabe wohl erfüllen kann. Die Erschöpfung von *Olive* dagegen ist total: Gemüt und Körper haben keine Kraft mehr und sind völlig ermattet. *Olive* ist auch das Mittel, das man während der Genesung von einer lange anhaltenden Krankheit gibt. Es stellt Vitalität, Stärke und sogar das Interesse am Leben wieder her.

Die positiven Aspekte der *Olive*-Menschen zeigen sich bei jenen, die sich nicht allein auf ihre persönlichen Anstrengungen stützen, um ihre

Schwierigkeiten zu überwinden. Statt dessen berufen sie sich auch auf die Kraft und Vitalität, die ihnen – wie sie wissen – gegeben und sie unterstützen, erhalten und leiten wird in jeder Beziehung. Die positiven Aspekte von *Olive* sehen wir da, wo Menschen ihren Seelenfrieden und ihr Interesse am Leben auch dann noch behalten, wenn sie vielleicht erzwungenermaßen nicht aktiv sein können. Man könnte den positiven *Olive*-Typ auch mit den Worten charakterisieren: „Auch sie dienen, die nur stehen und warten."

Fallbeispiele

Frau, 64 Jahre, verheiratet. Im Laufe der letzten Jahre waren alle Menschen, die ihr soviel bedeuteten, gestorben: Ehemann, Kind und Bruder. Jetzt fühlte sie sich sehr müde, und das Leben bedeutete ihr nichts mehr. Sie sagte: „Ich bin an nichts mehr interessiert, und ich habe auch nicht die Energie, etwas daran zu ändern." Sie war deprimiert und schlief schlecht. *Olive* wurde ihr verschrieben aufgrund ihrer totalen Erschöpfung, ihres verlorenen Interesses am Leben und ihrer Niedergeschlagenheit. Sie nahm das Mittel drei Monate lang regelmäßig ein und konnte bald berichten, daß sie wieder besser und länger schlafen könne, daß sie wieder esse und an Gewicht zunehme. Nach viermonatiger Behandlung schrieb sie: „Jetzt geht es mir viel besser, und ich bin wieder unterwegs. Ich kann herrlich schlafen. Die Depressionen gehören nun der Vergangenheit an."

Frau, 50 Jahre, verwitwet. Sie war Mutter von zwei erwachsenen Söhnen, für die sie den Haushalt besorgte. Das Haus war groß, und die Arbeit überforderte sie bei weitem. Sie wurde sehr müde und begann unter schweren Depressionen zu leiden. Sie sagte uns, daß sie sich von ihrer Gebärmutterentfernung im Jahr zuvor nie richtig erholt habe. *Olive* wurde ihr wegen ihrer Erschöpfung verordnet, dazu *Mustard* für ihre tiefe Depression. Nach drei Monaten schrieb sie, daß sie sich nun viel besser fühle und gut in der Lage sei, alle Hausarbeit zu erledigen, ohne sich dabei zu überanstrengen. Vor allem aber habe sie schon sechs Wochen lang keine Depressionen mehr gehabt.

Frau, 73 Jahre, verwitwet. Familiäre Schwierigkeiten hatten sie kürzlich recht belastet. Sie sagte: „Ich werde plötzlich so erschöpft, als ob ich innerlich ganz leer wäre." Die jahrelangen Sorgen hatten dazu geführt, daß sie sich schwach fühlte und unfähig, die Probleme zu bewältigen, die das Leben mit sich brachte. *Olive* wurde ihr verschrieben, und sie nahm es lange. Allmählich kam sie wieder zu Kräften und konnte sich von neuem den Problemen stellen, die auf sie zukamen.

Frau, 60 Jahre, verwitwet. Sie war von Natur aus ein aktiver, eifriger Mensch und neigte dazu, ihre Kräfte zu überschätzen. Die letzten drei Jahre hatte sie das Baby ihrer Tochter versorgt, während diese arbeiten ging, und so war sie allmählich an den Rand der Erschöpfung gelangt. Ihr Leben war insgesamt nicht leicht gewesen. Ihr Mann war nach langer, schleichender Krankheit gestorben, und sie mußte ihren Lebensunterhalt selbst verdienen, um das Kind unterstützen zu können. Als sie zu uns kam, war sie der völligen Erschöpfung nahe und hatte schon seit etlichen Monaten Blut gespuckt. Gegen vieles hegte sie Groll, obwohl sie, wie sie selbst zugab, dazu keinen Grund hatte. Für ihre schwere Erschöpfung wurde der Patientin *Olive* verordnet, dazu *Willow* gegen den Groll, sowie *Crab Apple* zur Reinigung ihres Organismus von den Giftstoffen der Ermattung. Nachdem sie diese Kombination einen Monat lang eingenommen hatte, berichtete sie, kein Blut mehr zu spucken und zwar noch müde zu sein, aber den inneren Groll verloren zu haben. Sie nahm die Blütenmittel noch weitere zwei Monate ein. Einmal im Laufe dieser Zeit hatte sie wieder Blut im Speichel, aber nur kurzfristig. Dann meldete sie, wieder ganz bei Kräften und ein fröhlicher, glücklicher Mensch zu sein.

Frau, 73 Jahre, verheiratet. Sie war von Natur aus ein freundlicher, sanfter Mensch, der sich oft seinen Tagträumen hingab. Während der letzten drei Monate hatte sie sehr viel zu tun und übernahm sich dabei. Plötzlich stellte sie fest, daß sie mit der rechten Hand nicht einmal mehr einen Stift oder eine Tasse halten konnte. Als sie versuchte zu schreiben, purzelten die Buchstaben alle durcheinander. Völlig ermattet ging sie zu Bett und hatte offenbar das Interesse an allem verloren. *Olive* wurde ihr für ihre Erschöpfung und *Clematis* für ihre Tendenz zum Tagträumen gegeben. Darauf reagierte sie rasch und deutlich. Nachdem sie die Mittel zwei Monate lang eingenommen hatte, berichtete sie, sich wieder wie früher zu fühlen und Kraft und Interesse am Leben zurückgewonnen zu haben.

Frau, 39 Jahre, ledig. Sie war Beschäftigungstherapeutin in einer großen Stadt und mit ihrer Arbeit stark überlastet. Eines Tages erlitt sie einen Ohnmachtsanfall und wurde für einen Monat in ein Pflegeheim eingewiesen. Als sie zur Behandlung zu uns kam, war sie noch schwach und hatte das Interesse an ihrer Arbeit verloren. Verschlimmert wurde die Situation noch dadurch, daß man ihr mitgeteilt hatte, die Ohnmacht könnte durch eine Epilepsie oder durch einen Gehirntumor verursacht worden sein, und das bereitete ihr viel Sorgen und innere Pein. Im Pflegeheim hatte sie Phenobarbital[5] in starker Dosierung bekommen, und bei ihrer Entlassung war sie noch zu schwach, um wieder arbeiten zu können. Der Patientin wurde *Olive* wegen ihrer Erschöpfung gegeben, dazu *Honeysuckle,* damit sie die erschrekkende Verdachtsdiagnose leichter vergäße. Sie genas rasch, und binnen drei Monaten war sie wieder wohlauf und an ihrem Arbeitsplatz. Sie schrieb: „Ich fühle mich wirklich wesentlich besser und habe meine frühere Kraft wiedergewonnen. Ich kann es kaum glauben!"

Frau, mittleren Alters, verwitwet. Ihr Mann war vor zwei Jahren beim Absturz eines Geschäftsflugzeuges tödlich verunglückt. Sie hatte aus dem Rundfunk von dem Unfall erfahren und erlitt natürlich einen schweren Schock. Seit damals hatte sie das Interesse am Leben verloren und schien außerstande, etwas zu unternehmen, um die extreme Ermattung zu überwinden, unter der sie litt. Mit ihren Gedanken weilte sie dauernd in der Vergangenheit. Sie hatte unter zahlreichen körperlichen Beschwerden und dem Gefühl zu leiden, das Leben habe ihr nichts mehr zu bieten. *Olive* wurde ihr für ihre geistige und körperliche Erschöpfung gegeben, *White Chestnut*, um ihr Gemüt von den ständig wiederkehrenden Gedanken zu befreien, und *Star of Bethlehem* gegen den erlittenen Schock. Sie sprach auf die Blütenmittel

[5] Beruhigungsmittel, wird auch in der Epilepsie-Behandlung verwendet (Anm.d.Ü.)

gut an. Binnen zwei Monaten konnte sie berichten, daß sie ihren Gemütsfrieden wiedergefunden habe. Sie war wieder zu Kräften gekommen und begann sich für vieles zu interessieren; die meisten ihrer früheren Tätigkeiten hatte sie wieder aufgenommen.

Frau, 46 Jahre, ledig. In den vergangenen Jahren hatte sie zahlreiche Krankheiten. Mit ihrer Arbeit war sie unglücklich, weil sie zuviel zu tun hatte. Ihre Mutter war Invalide, und so mußte sie sich allein um die Unterstützung ihrer jüngeren Schwester kümmern. Als sie zur Behandlung zu uns kam, war sie fast am Ende ihrer Kräfte. Sie litt unter Herzklopfen, Punkte tanzten vor ihren Augen, und sie hatte ständig Ohrensausen. Sie war an Gemüt und Körper so erschöpft, daß sie meinte, dies keine weitere Minute mehr ertragen zu können. Sie bekam *Olive* wegen ihrer extremen Erschöpfung; zwei Monate lang nahm sie das Mittel ein. Ihre Kraft kehrte zurück, das Herzklopfen, die Punkte vor ihren Augen und die Ohrgeräusche hörten auf. Sie konnte ihre Arbeit wieder verrichten, ohne dabei über das Maß zu ermatten, und sie konnte sich gegen ihren ausbeuterischen Chef behaupten.

Kapitel 25

Pine – Kiefer

Schlüssel: Selbstvorwürfe, Schuldgefühle, Verzagtheit

Pine ist das Mittel für die Menschen, die unter Selbstverurteilung leiden, die nie richtig zufrieden mit sich sind und dem, was sie erreicht haben, und die sich immer wieder vorwerfen, daß sie keine bessere Leistung erbringen. Sie neigen auch dazu, die Schuld an den Fehlern anderer bei sich selbst zu suchen, da sie meinen, irgendwie dafür verantwortlich zu sein. *Pine*-typisch sind diese Worte: „Ich bin immer müde und deprimiert und habe das Gefühl, der schlechteste Mensch auf Erden zu sein. Ich mache mir selbst alles zum Vorwurf, was im Hause schiefgeht." Der *Pine*-Mensch ist übertrieben gewissenhaft, und die hohen Maßstäbe und Ziele, die er sich selbst (anderen jedoch nicht!) setzt, bringen es mit sich, daß er sich überarbeitet und emotional unter Druck gerät in seinen Bemühungen, seinen Charakter „zu verbessern". Ist er krank, macht er sich sein Versäumen gegenüber Familie, Freunden und Arbeit zum Vorwurf. Sein Schuldkomplex nimmt ihm einen großen Teil der Freude im Leben weg. Ein *Pine*-Patient sagte einmal: „Ich habe solche Schuldgefühle, dieses zusätzliche Geld anzunehmen, obwohl ich es ganz dringend benötige. Es gibt doch viele andere Menschen, die in einer viel schlimmeren Lage sind als ich." Ein anderer sagte: „Sie wissen ja, daß ich lange Zeit kein Zuhause hatte, und jetzt habe ich ein kleines Appartement gefunden, das genau das richtige für mich wäre. Aber ich glaube, wenn ich es nehme, werde ich mir Vorwürfe deswegen machen, denn es gibt doch so viele andere, die ein Zuhause brauchen." Der *Pine*-Typ ist das Gegenteil des *Willow*- Menschen, der die Schuld an seinen eigenen Fehlern anderen anlastet und diese mit Groll und Bitterkeit bedenkt. Der *Pine*-Typ unterscheidet sich auch vom *Rock Water*-Typ, der aus einer Art spirituellen Stolzes heraus sich selbst ein harter Zuchtmeister ist; *Rock Water* unterdrückt seine Fehler und tut dies mit Freude. Trotz ihrer Bescheidenheit und entschuldigenden Haltung bewältigen *Pine*-Menschen ihre Aufgaben gut und haben eigentlich allen Grund, mit ihren Fähigkeiten zufrieden zu sein. Sie verhalten sich nicht wie der *Larch*-Typ, der eine Sache gar nicht erst versuchen wird, weil er zu scheitern fürchtet. *Pine* wird alles versuchen und sein Bestes geben, um Gutes zu leisten. Wenn er aber seinen eigenen Maßstäben und Vorstellungen nicht gerecht werden kann, ist er niedergeschlagen und verzagt; er kann auch einmal in apathische Mutlosigkeit sinken. Die vier Typen *Pine, Willow, Rock Water* und *Larch* bilden eine Gruppe. Dr. Bach schrieb über sie: „[Sie haben noch nicht erkannt:] eine Spur von Verurteilung gegen uns selbst oder gegen andere ist zugleich eine Spur von Verurteilung gegen die universale Schöpfung der Liebe; sie behindert uns, sie begrenzt unser Vermögen, die universelle Liebe durch uns auf andere überfließen zu lassen.“(6) An einer anderen Stelle schrieb er: „Kein großer Aufstieg gelang je ohne Fehler und Rückschritte; wir müssen sie als Erfahrungen ansehen, die uns helfen, in Zukunft weniger häufig zu stolpern. Keine Gedanken an Irrtümer der Vergangenheit sollen uns je niederdrücken, sie sind vorbei und vergangen; aber das aus ihnen gewonnene Wissen wird uns helfen, ihre Wiederholung zu vermeiden.“(7)

Die positiven Aspekte des *Pine*-Typs finden wir in jenen Menschen, die willens sind, die Verantwortung und die Lasten anderer auf sich zu nehmen, wenn sie ihnen dadurch wirklich helfen können. Dabei ist ihnen allerdings bewußt, daß dies nicht immer die beste Art ist, einander zu helfen. Der *Pine*-Mensch erkennt seine Fehler an, bleibt aber nicht an ihnen hängen. Er zeigt große Ausdauer und eine echte Bescheidenheit in bezug auf seine Talente.

Fallbeispiele

Frau, 45 Jahre, ledig. Im Laufe einer Konsultation bemerkte sie: „Ich mache mir immer Vorwürfe, etwas nicht getan zu haben, das ich wohl hätte tun sollen – oder jetzt auch, weil ich krank bin und meinem Arbeitsplatz fernbleiben muß, wo andere zusätzlich belastet werden. Ich

(6) Edward Bach: *Heal Thyself* (in: *Gesammelte Werke,* Kp. XII)
(7) ibid.

schäme mich schrecklich und habe Schuldgefühle. Ich leide unter Organsenkungen im Leib und habe viel Beschwerden; ich bin auch müde und habe das Gefühl, wohl nie wieder gesund zu werden." *Pine* wurde ihr verschrieben wegen ihrer Schuldgefühle und Selbstverurteilung, dazu *Gorse* wegen ihrer Hoffnungslosigkeit. Sie nahm beide Mittel einen Monat lang, und beim nächsten Gespräch sagte sie: „Ich fühle mich in mancher Hinsicht viel besser, aber ich neige immer noch zu Schuldgefühlen und meine, ich sollte zur Arbeit zurückgehen, obwohl ich noch sehr müde bin und nur wenig Interesse für etwas habe." Nun erhielt sie außer den beiden bereits verabreichten Mitteln noch *Olive* für ihre Mattigkeit, und das Ergebnis war gut. Nach einem weiteren Monat sagte sie: „Ich besitze jetzt mehr Vitalität und Kraft, aber ich habe mich übernommen, und das hat mich wieder zurückgeworfen. Aber erstaunlicherweise mache ich mir dies nicht zum Vorwurf!" Die Blütenmittel-Kombination wurde wiederholt und noch einmal drei Monate lang eingenommen. Bei ihrem letzten Besuch sagte die Patientin, daß sie nun schon einige Monate keine Beschwerden im Bauch mehr gehabt habe, und „jetzt sehe ich ein, wie töricht es ist, mir selbst an so vielen Dingen die Schuld zu geben. Ich lerne die Lektion, dank Ihrer Hilfe."

Frau, mittleren Alters, verwitwet. Sie hatte einen erwachsenen Sohn, der bei ihr wohnte. In jüngster Zeit machte sie sich Vorwürfe, nicht imstande zu sein, ihm ein schönes Zuhause zu bieten, da er daran dachte, in die Vereinigten Staaten zu gehen, um dort Arbeit zu suchen. Zudem litt sie an Ausfluß und fühlte sich dadurch unrein. *Pine* wurde ihr wegen ihrer Schuldgefühle gegeben, dazu *Crab Apple* zur Reinigung von Gemüt und Körper. Nach Ablauf des ersten Behandlungsmonats schrieb sie: „Ich habe große Hilfe erfahren. Der Ausfluß hat nun aufgehört, und ich fühle mich wieder richtig wohl. Ich bin glücklich, daß mein Sohn in die Vereinigten Staaten gegangen ist und dort erfolgreich ist."

Frau, 65 Jahre, verheiratet. Sie litt schon seit einem halben Jahr unter akuten Ischiasbeschwerden. Die Neuralgie war so schlimm, daß sie manchmal vor Schmerzen schrie. Sie hatte schon mehrere Behandlungen versucht, die aber nahezu erfolglos blieben. Sie war von Natur aus zurückhaltend und schüchtern, zudem geradezu beherrscht von Schuldgefühlen und der festen Überzeugung, daß sie mit ihrem Leiden bestraft werde und dies auch verdient habe. Vor kurzem erlitt sie einen schweren Schock, als eine Freundin von ihr nachts starb, und sie es nicht bemerkte, bis sie am Morgen den Leichnam entdeckte. Für ihre Schuldgefühle wurde ihr *Pine* als Typenmittel verschrieben, *Star of Bethlehem* für den Schock, den der Tod der Freundin ausgelöst hatte, und *Mimulus* wegen ihrer Schüchternheit und Ängstlichkeit. Nach drei Wochen fühlte sie sich wesentlich besser, obwohl immer noch Schmerzen im linken Bein auftraten. Die gleiche Arzneikombination wurde wiederholt, und nach einem weiteren Monat berichtete die Patientin: „Jetzt sehe ich ein, daß ich meine Freundin nicht hätte retten können, und ich mache mir keine Vorwürfe mehr. Die Schmerzen sind nun ganz verschwunden; sie sind einfach weggegangen."

Mann, 59 Jahre, Zahnarzt mit Privatpraxis. Er war von Natur aus ein ruhiger und gewissenhafter Mensch, der fast alles getan hätte, um Meinungsverschiedenheiten zu vermeiden. Er machte sich unnötig Sorgen über Dinge, die er ganz gut beherrschte, und so war sein Leben eine dauernde Belastung. Seine Frau hatte im Laufe ihrer langjährigen Ehe schon neun Nervenzusammenbrüche erlitten, an denen er sich die Schuld gab. Er arbeitete hart in seiner Praxis, übernahm auch die Arbeit in Haushalt und Garten, wenn seine Frau nicht disponiert war. Als er mit uns sprach, sagte er, sein größter Kummer sei, daß er für seine Frau nicht mehr tun könne. Er fühlte sich frustriert. Er war erschöpft und machte sich selbst verantwortlich für alles, was irgendwie mißglückte. Er hatte einen hohen Harnsäurespiegel im Blut und wiederholt unter akuten Gichtanfällen zu leiden. Ihm wurde *Pine* verschrieben wegen seiner Selbstvorwürfe, *Crab Apple* zur Reinigung seines Organismus von der Harnsäure und *Agrimony* als sein Typenmittel. Nach sechs Wochen berichtete er, daß die Gicht fast verschwunden sei, und er wieder im Garten arbeiten könne; er schlafe auch wieder besser als seit Jahre. Nach einem weiteren Monat schrieb er erneut und meldete einen Rückfall. Er hatte unter einer zu großen Belastung gestanden. Eine seiner Töchter habe geheiratet, und seine Frau abermals einen Nervenzusammenbruch erlitten. Die Gicht war wieder ausgebrochen, der Anfall war aber nicht so schlimm wie die früheren. Er bekam wieder *Pine*, dazu *Elm* für seine zahlreichen Verpflichtungen, sowie *Crab Apple* und *Agrimony*. Die Gicht verschwand rasch. Er meldete, nun wieder mit seinen Verpflichtungen klarzukommen. Nach einem weiteren Monat schrieb er: „Ich habe wirklich Hilfe erfahren. Ich mache mir keine Vorwürfe mehr und auch keine Sorgen wegen meiner Frau. Es ist ein seltsames Gefühl, sich nach all den Jahren nicht mehr Sorgen zu machen. Ich nehme die Dinge nun leichter, und mein gesundheitlicher Allgemeinzustand ist exzellent."

Frau, 58 Jahre, ledig. Sie war Sekretärin in einer bedeutenden Gesundheitsorganisation. Als sie zu uns kam, war sie völlig erschöpft und überarbeitet und stand am Rande eines Nervenzusammenbruchs. Patienten- und Telefongespräche den ganzen Tag über schienen ihre Kräfte zu übersteigen. Nun litt sie unter Herzklopfen, Kniezittern, Frösteln und Schlaflosigkeit. Ihre größte Sorge war, ihren Chef zu enttäuschen, für den sie schon viele Jahre gearbeitet hatte. Sie machte sich Vorwürfe, daß sie sich nicht wohl fühlte und nicht wie gewöhnlich zur Arbeit gehen konnte. Aufgrund ihrer Selbstanklagen wurde der Patientin *Pine* verordnet, dazu *Olive* wegen ihrer Erschöpfung; außerdem sollte sie einen langen Urlaub nehmen, um wieder zu Kräften zu kommen. Zuerst lehnte sie es ab, auch nur über diese Empfehlung nachzudenken, da die Blütenmittel ihr Kraft gegeben hatten. Schließlich erkannte sie, daß sie trotzdem Ruhe brauchte, denn sie war immer noch schwach und konnte nicht mit voller Kraft arbeiten. Sie ging in den Ruhestand und zog ans Meer. Dort konnte sie ihre Gesundheit wieder vollständig zurückgewinnen und war seitdem wohlauf. Jetzt ist sie über siebzig und der Inbegriff von Gesundheit und Fröhlichkeit.

Frau, 50 Jahre, ledig. Im Gespräch mit uns sagte sie: „Ich habe große Schuldgefühle und schäme mich ohne jeden Grund, und das macht mich sehr unglücklich. Ich leide unter Eingeweidesenkungen, und obwohl ich von einem Osteopathen betreut werde, habe ich das Gefühl, daß ich nie wieder wirklich gesund werde." Sie erhielt *Pine* als Typenmittel wegen ihrer Neigung zur Selbstverurteilung, dazu *Gentian* aufgrund ihrer Zweifel, wieder gesund zu werden. Die Patientin sprach rasch darauf an und fühlte sich bald so wohl, daß sie ihre Kräfte überschätzte, sich übernahm und einen Rückfall verursachte. Daraufhin bekam sie *Hornbeam* zur Stärkung. Nach weiteren zwei Monaten konnte sie berichten, daß sie keine Beschwerden mehr habe oder sich Vorwürfe mache. Lange Zeit danach schrieb sie, daß keines ihrer körperlichen und psychischen Probleme je wiedergekehrt sei.

Frau, jung, verheiratet. Sie hatte zwei Knaben adoptiert, Zwillinge von vier Jahren. Die beiden waren höchst lebhaft und voll Tatendrang, und es erschöpfte die Patientin sehr, den ganzen Tag hinter ihnen herzusein. Trotzdem versuchte sie, ihr Bestes zu geben, denn sie liebte die Kinder sehr. Sich selbst machte sie harte Vorwürfe, daß sie ab und zu reizbar wurde und die Geduld mit den beiden Jungen verlor. Wegen ihrer dauernden Anspannung konnte sie nachts nicht schlafen und fühlte sich tagsüber müde und erschöpft. Jetzt hatte sie auf der linken Seite eine Brustentzündung bekommen, die sehr schmerzhaft war. Wegen ihrer Selbstvorwürfe wurde ihr *Pine* verschrieben, *Impatiens* wegen ihrer Ungeduld und Reizbarkeit. Nachdem sie die Mittel einen Monat lang eingenommen hatte, konnte sie über glänzende Resultate berichten. Die Brustentzündung war vollkommen geheilt, sie machte sich keine Vorhaltungen mehr und wurde auch nicht mehr ungehalten oder reizbar mit den Zwillingen.

Kapitel 26

Red Chestnut – Rote Kastanie

Schlüssel: Schlimme Befürchtungen, Angst um andere

Dr. Bach charakterisierte die *Red Chestnut*-Persönlichkeit so: „Die … *[Red Chestnut-]* Angst … ist die Angst um andere, besonders um jene, die uns lieb sind. Wenn sie spät nach Hause zurückkehren, dann beherrscht uns die Angst, es könnte ihnen etwas zugestoßen sein; wenn sie in Urlaub fahren, dann fürchten wir, es könnte sie dort ein Unglück ereilen. … man [hat] große Angst selbst für jene, die gar nicht gefährlich … erkrankt sind, [denn ein kleines Leiden wird in der Vorstellung zu einer schweren Erkrankung]. Immer fürchtet man das Schlimmste und stellt sich vor, daß anderen ein Mißgeschick begegnet."[8] Das ist auch die Angst, die unseren Atem stocken läßt, wenn wir sehen, wie ein Kind vor einem schnell näherkommenden Auto die Straße überquert, oder wie jemand von der Sprosse einer Leiter abgleitet.
Wenige Tage, bevor er *Red Chestnut* entdeckte, hatte Dr. Bach einen schlimmen Unfall bei der Arbeit mit einer Axt, und alle, die ihm nahestanden, waren sehr verängstigt, als Erste-Hilfe-Maßnahmen angewendet wurden, um die Blutung zu unterbinden. Als er sich einigermaßen erholt hatte, sagte Dr. Bach, daß wir genau den Gemütszustand erlebt hätten, der dem nächsten Blütenmittel entspreche, das er suchen werde: ein Mittel gegen die Angst um andere. Er bemerkte auch, daß ihm unsere Angst um ihn – auch wenn wir unser Möglichstes getan hätten, sie zu verbergen – nicht im geringsten geholfen habe. Seine Sensitivität war so ausgeprägt, daß er gar nicht umhin konnte, unsere augenblicklichen Empfindungen zu spüren und darauf zu reagieren. Jeder Gedanke aus Depression, Sorge oder Angst eines anderen Menschen verursachte bei Dr. Bach akuten körperlichen Schmerz. Wir wollen nie vergessen, daß negative Gedanken nicht nur uns, sondern auch den Menschen in unserer Umgebung schaden!
Der positive Aspekt von *Red Chestnut* besteht in der Fähigkeit, Ge-

[8] Edward Bach: *Vortrag in Wallingford* (in: *Gesammelte Werke*, Kp.I)

danken wie Sicherheit, Gesundheit und Mut zu jenen auszusenden, die sie benötigen und vielleicht gerade in Gefahr oder krank sind. Dazu gehört auch die Fähigkeit, in jedem (auch Not-!) Falle geistig und körperlich ruhig zu bleiben.

Fallbeispiele

Mann, 60 Jahre. Als er sich um eine Behandlung an uns wandte, litt er unter einem schlimmen Hautausschlag, der Rücken und Sohlen beider Füße erfaßt hatte. Blasen bildeten sich, brachen auf, und die Haut wurde hart und schuppig; der Juckreiz war stark. Dieser Vorgang wiederholte sich ständig, seit er vor gut achtzehn Jahren begonnen hatte. Um jene Zeit hatte der Sohn des Patienten einen Unfall. Er brach sich den Arm, der später gelähmt blieb. Das war ein großer Schock für den Vater, der sich sehr ängstigte. Wenige Tage nach jenem Unglück begann sein Hautleiden. Nach einer Behandlung mit Röntgenstrahlen verschwanden die Hautsymptome eine Zeitlang, als er aber zehn Jahre später zwei Fußknochen brach, erschienen die Blasen von neuem. Wieder bekam er Röntgen-Bestrahlungen, und die Haut normalisierte sich. Ein paar Jahre danach brach er sich den Oberschenkel; das Hautleiden kehrte zurück, wurde bestrahlt, und verschwand. Im Jahr darauf wurde der Patient operiert, man mußte seine rechte Niere entfernen. Die Operation war ein voller Erfolg, jedoch das Hautleiden kehrte zurück. Diesmal weigerte sich der Röntgenologe, weitere Bestrahlungen zu geben, da die bisherige Strahlenbelastung nicht mehr gesteigert werden sollte. Der Patient erhielt Salben und Cremes, die ihm aber nicht halfen. Als er zu uns kam, war sein Gesundheitszustand miserabel. Beide Füße waren entzündet und der Juckreiz so stark, daß der Mann nicht schlafen konnte. Er war sehr müde, erschöpft, nervös und appetitlos. Er sagte, daß er anfange, den Menschen aus dem Weg zu gehen und das Interesse am Leben zu verlieren: „Jahrhunderte scheinen vergangen zu sein, seit das Leben zuletzt einen Reiz für mich hatte.“ Am meisten aber bekümmerte ihn die Möglichkeit, daß er seine Arbeit verlor und nicht mehr in der Lage wäre, seine Familie zu ernähren. Vor seinem inneren Auge sah er sie bereits vor sich, wie sie ihn obdachlos und verhungernd anstarrte. Er erhielt *Red Chestnut* für seine Angst um die Familie, *Star of Bethlehem* für die bereits erlittenen Schocks und *Crab Apple* zur Reinigung von Körper und Gemüt. Nach einem Monat berichtete er, daß der Juckreiz nachgelassen habe und auch die Entzündung zurückgegangen sei. Er hatte den Eindruck, daß sein gesundheitlicher Allgemeinzustand sich gebessert habe und konnte nachts wieder gut schlafen. Er bekam die gleiche Blütenmittel-Kombination noch einmal und meldete nach vier Monaten, daß seine Gesundheit nun sehr gut und das Hautleiden verschwunden sei. Er schrieb: „Seit ich die Blütenmittel einnehme, hat sich meine ganze Lebenseinstellung gewandelt, sehr sogar! Ich bin zutiefst dankbar."

Frau, 38 Jahre, verheiratet. Ihr Mann litt noch an den Folgen eines Nervenzusammenbruchs, und der sechsjährige Sohn war Diabetiker. Sie sagte zu uns: „Seit einem Jahre fühle ich mich nun krank und erschöpft, und seit einigen Tagen habe ich überhaupt kein Gefühl mehr im linken Bein. Ständig mache ich mir Sorgen um meinen Mann und den Jungen. Sobald sie außer Sicht sind, ängstige ich mich, es könnte ihnen etwas zustoßen. Jeden Morgen, wenn ich aufwache, frage ich mich, ob sich der Zustand meines Sohnes verschlechtert hat." *Red Chestnut* wurde ihr wegen ihrer übergroßen Angst um Gatten und Sohn verabreicht, dazu *Vervain* wegen ihrer Angespanntheit und den seelischen Druck. Beide Mittel nahm sie zwei Monate lang. Kurz nach Beginn der Behandlung kehrte das Gefühl im Bein bereits zurück, die Patientin wurde viel ruhiger und konnte wieder gut schlafen. Obwohl ihr Mann im Krankenhaus bleiben mußte, gab sie an, sich wesentlich weniger um ihn zu ängstigen als früher. Sie fühlte sich kräftiger und hatte viel Hoffnung für die Zukunft. Sie überlegte sogar, ob sie nicht noch einen Jungen als Kameraden für ihren Sohn adoptieren sollte.

Frau, älter, Großmutter. Seit dem Tod seiner Mutter hatte sie ihren Enkel versorgt und nahm diese Verantwortung sehr ernst. Sie war überängstlich in bezug auf das Kind und sorgte sich immer, daß er auf dem Schulweg einen Unfall erleiden könnte oder sich im Regen erkältete. Ständig war sie von Angst um den Jungen erfüllt. Sie selbst litt unter häufigen Erkältungen, Verdauungsstörungen und hartnäckigen Kopfschmerzen. *Red Chestnut* wurde ihr als Typenmittel verordnet wegen ihrer Überängstlichkeit um den Enkel, dazu *White Chestnut*, weil sie dauernd um seine Sicherheit und sein Wohlergehen bedacht war. Eine Woche, nachdem sie angefangen hatte, die Blütenmittel einzunehmen, sagte sie schon, daß sie sich wohler fühle als seit langer Zeit. Sie nahm die Mittel noch weitere sechs Wochen ein. Dann war sie frei von Erkältungen und Verdauungsstörungen. Sie sagte, sie fühle sich glücklicher und weniger ängstlich um ihren Enkel; sie meinte sogar, er sei ganz gut in der Lage, selbst auf sich aufzupassen.

Frau, älter, verheiratet. Ihr Mann hatte vor kurzem eine Herzattacke. Sie selbst war recht zart gebaut, erschüttert und besorgt um seinen Zustand. Wegen ihrer Angst um den Gatten erhielt sie *Red Chestnut*, dazu *Cherry Plum*, da man den Eindruck hatte, sie leide selbst so unter der Belastung, daß sie sich einem Nervenzusammenbruch näherte. Sie pflegte weiterhin ihren Mann, während sie die Blütenmittel einnahm. Nach dem ersten Monat der Behandlung schrieb ihre Tochter, sie sei überrascht zu sehen, wie gut es ihrer Mutter gehe, und sie hätte nie gedacht, daß eine so merkliche Veränderung in derart kurzer Zeit möglich sei.

Frau, mittleren Alters, verwitwet. Ihre Tochter hatte den Vater angehimmelt, und als dieser starb, gab sie der Mutter die Schuld an seinem Tode. Die Tochter hatte gerade eine Fehlgeburt hinter sich, und das verstärkte noch die Spannung und psychologische Barriere, die ohnehin zwischen den beiden Frauen bestand. Die Mutter war von Natur aus ein heiterer und glücklicher Mensch, sie war praktisch veranlagt und hatte viele Interessen. Als sie zur Behandlung zu uns kam, hatte die ständige Spannung zwischen ihr und ihrer Tochter bereits ihren Zoll gefordert: Die Patientin litt unter Durchblutungsstörungen, Verstopfung und Schlaflosigkeit. *Red Chestnut* wurde wegen ihrer Sorge um Gesundheit und Einstellung der Tochter verordnet, dazu *Crab Apple* zur Reinigung von Körper und Gemüt, sowie *Vervain* aufgrund der Spannung, die die Beziehung der beiden Frauen belastete. Nach zwei Wochen berichtete die Patientin, daß sie sich viel besser fühle.

Die Spannung hätte merklich nachgelassen, und auch ihre Verstopfung begann auf die Arznei anzusprechen. Sie nahm die Medizin noch weitere sechs Wochen ein und berichtete dann: „Die Verstopfung gehört nun fast ganz der Vergangenheit an. Ich genieße mein Leben wieder und ängstige mich nicht mehr um meine Tochter. Wir sind jetzt wieder gute Freunde, und ich bin sicher, daß dies auf meine veränderte Einstellung zu ihr zurückzuführen ist."

Frau, 75 Jahre, verwitwet. Sie schrieb uns folgendes: „Seit ich die Arznei *[Red Chestnut]* nehme, die Sie mir geschickt haben, ist meine Gesundheit viel besser, und ich will versuchen, den Unterschied zu erklären. Ich habe mich immer sehr um das Auf und Ab meiner Tochter gekümmert, eifrig darauf bedacht, ihr zu helfen, wann immer es nötig sei, und ich habe mir Sorgen gemacht, wenn ich das nicht tun konnte. Jetzt scheine ich mich nicht mehr so sehr zu sorgen, und obwohl ich ganz in ihrer Nähe wohne, gehe ich nur noch zu ihr hinüber, wenn sie sagt, daß sie mich braucht. Ich mache mir auch keine Sorgen mehr um das, was sie tut, und darüber, ob sie zurechtkommt oder nicht. Die Arznei, die Sie mir geschickt haben, hat diesen glücklichen Zustand bewirkt, und ich bin sehr dankbar dafür."

Frau, 70 Jahre, verheiratet. Ihr 80jähriger Mann war im Krankenhaus und stand vor einer schweren Operation. Sie ängstigte sich sehr um ihn und seine Chance, den Eingriff zu überleben. Nachts konnte sie nicht schlafen, weil sie sich dauernd Sorgen um ihren Mann machte, und tagsüber achtete sie nicht mehr darauf, regelmäßig etwas zu essen. Ihr wurde *Red Chestnut* gegeben. Nach wenigen Wochen konnte sie dann gut schlafen und hatte wieder Appetit. Sie besuchte ihren Gatten täglich und sagte, daß sie heiter und unbekümmert mit ihrem sprechen könne. Sie war nun optimistisch und fühlte sich wohl.

Kapitel 27

Rock Rose – Gemeines Sonnenröschen

Schlüssel: Entsetzen, Panik, extreme Angst

Rock Rose ist immer da zu geben, wo starke Furcht und Schrecken vorherrschen, unabhängig davon, ob der Betroffene bei guter Gesundheit ist oder nicht. Menschen, die unter diesem Gemütszustand leiden, sind im allgemeinen in einer ernsten Lage; bei solchen Gelegenheiten ist *Rock Rose* notwendig, auch bei Unfällen oder 'Beinahe-Unfällen'. Es ist auch nützlich, wenn der Zustand des Patienten so bedenklich ist, daß er den Menschen um ihn große Angst einjagt. Mit anderen Worten: man gebe *Rock Rose* immer dann, wenn Entsetzen und große Furcht vorherrschen, beim Patienten und denen, die um ihn sind. Ein Patient, der von einer Krankheit genas, bemerkte bezüglich der Haltung der Menschen, die um ihn waren: „Sie sagen mir, ich sei bewußtlos gewesen – ich hatte jedenfalls ein sehr friedvolles, tröstliches Gefühl. Dann traf mich etwas wie ein Schlag. Es tat weh, und ich spürte den Schmerz, und mir ging es so schlecht. Ich versuchte, es fortzuschieben, was auch immer es war. Später erfuhr ich, daß genau zur gleichen Zeit meine Frau und Tochter mitgeteilt bekamen, daß sie mit dem Schlimmsten rechnen müßten." Extreme Furcht und Panik mag auch jene befallen, die sich mit einem unerwarteten oder nicht vertrauten Erlebnis konfrontiert finden. Sie können auch ausgelöst werden durch einen schrecklichen Anblick, wie zum Beispiel den von Unfallopfern oder –toten; glücklicherweise haben wir es hier aber nur mit einem vorübergehenden Gemütszustand zu tun. Kinder sind oft nach einem Alptraum sehr erschreckt. In jedem Falle äußerster Furcht oder Panik sollte man vier Tropfen *Rock Rose* auf ein Glas Wasser in kleinen Schlucken und kurzen Abständen nehmen; das wird rasch helfen und beruhigen.
Die positiven Aspekte von *Rock Rose* zeigen sich bei militärischen oder zivilen Helden-Persönlichkeiten, die mutig bereit sind, ihr Leben zu riskieren, um anderen zu helfen. In diesem Gemütszustand ist das Ego-Selbst völlig vergessen.

Mädchen, 12 Jahre. Einer ihrer Schulfreundinnen war ein tragisches Unglück zugestoßen, das sie sehr entsetzte. Sie begann unter Alpträumen zu leiden und schrie im Schlaf auf, warf sich die ganze Nacht von einer Seite auf die andere und begann zu schlafwandeln. Sie war von Natur aus ein empfindliches Kind, und nach dem schrecklichen Erlebnis hatte sie ihren Appetit verloren. Sie nahm rapide ab. *Rock Rose* wurde ihr als Typenmittel gegeben. Nach den ersten beiden Tagen ging sie nicht mehr im Schlafe umher, war aber immer noch unruhig, verstört und redete im Traum. Einen Monat nach Beginn der Behandlung schlief sie friedlich und war ruhiger, glücklicher und aß wieder. Nun erhielt sie zum Typenmittel *Rock Rose* noch *Honeysuckle*, das ihr helfen sollte, sich von dem Erlebnis in der Vergangenheit zu lösen. Nach fünfmonatiger Behandlung schrieb ihre Mutter, daß das Mädchen völlig genesen sei, daß es ihr nun gut gehe und sie ihr emotionales Gleichgewicht wiedergefunden habe.

Mann, mittleren Alters. Er war Patient in einem Krankenhaus, wo er nach einer größeren Bauchoperation schwerstkrank mit einer Darmlähmung lag. Aufgrund seiner mächtigen Angst, die durch Panik und Furcht seiner Frau nur verstärkt wurden, bekam er alle zehn Minuten ein Schlückchen *Rock Rose* verordnet. Eine halbe Stunde nach der ersten Dosis war die Peristaltik des Darmes wieder in Bewegung gekommen, und er hatte Stuhlgang. Das rettete ihm das Leben. In der Folge bekam er andere Blütenmittel, je nach seiner Stimmungslage, bis er völlig genesen war.

Frau, 54 Jahre, verwitwet. Sie hatte panische Angst vor allen Arten von Reisemitteln: Bus, Eisenbahn oder Auto. Wenn sie eines dieser Verkehrsmittel benutzen mußte, konnte sie in der Nacht davor nicht schlafen und hatte das Gefühl, vor Panik buchstäblich „in Stücke zu gehen". Bei solchen Gelegenheiten litt sie unter schlimmen Kopfschmerzen, und ihre Hände zitterten so stark, daß sie den Mantel nicht zuknöpfen oder die Handtasche festhalten konnte. *Rock Rose* wurde ihr als ihr Typenmittel verschrieben mit der Anweisung, vor jeder Fahrt eine zusätzliche Dosis zu nehmen. Nach einem Monat schrieb sie uns: „Jetzt fühle ich mich wesentlich wohler, und statt zum Einkaufen zu Fuß in die Stadt zu gehen, habe ich den Bus genommen, und das hat mir kaum etwas ausgemacht. Aber mein Sohn heiratet in zwei Wochen, und ich fürchte mich vor der Autofahrt zur Kirche. Zusätzlich zum Typenmittel *Rock Rose* wurde ihr nun *Larch* verordnet zur Stärkung ihres Selbstvertrauens. In ihrem nächsten Bericht schrieb sie, daß sie tatsächlich im Auto mitgefahren sei und sich nun auf weitere Fahrten mit dem Wagen freue. Ihre Kopfschmerzen seien zurückgegangen und sie schlafe gut. In ihrem letzten Brief teilte sie uns mit, daß sie überhaupt keine Kopfschmerzen mehr habe und daß sie und ihre Familie wegen ihrer Heilung nun viel glücklicher seien.

Mädchen, 11 Jahre. Sie war wegen der Prüfungen in der Schule in Panik, ungeachtet der Tatsache, daß sie ein sehr intelligentes Kind war und trotz der Zusicherung ihrer Eltern, daß es nichts ausmache, ob sie die Prüfungen bestehen werde oder nicht! Das Kind war so verängstigt, daß es nicht mehr schlafen konnte; wenn sie aber einmal einschlief, hatte sie schlimme Alpträume und wachte laut schreiend auf. Jeden Morgen hatte sie starke Kopfschmerzen und keinen Appetit. Es war offensichtlich, daß sie geradenwegs auf eine ernste Erkrankung zusteuerte. Als Typenmittel wurde dem Kind wegen seiner panischen Angst *Rock Rose* verschrieben. Binnen vier Tagen wurde sie deutlich ruhiger. Sie aß besser und schlief gut. Nach einer weiteren Woche war sie völlig ausgeglichen und wieder so glücklich und heiter wie früher. Sie aß und schlief gut und sagte selbst, daß die Prüfungen wohl doch gar nicht so schlimm sein könnten. Sie bestand sie mit Erfolg.

Frau, 55 Jahre, ledig. Sie fürchtete sich vor vielen Dingen. Sie hatte panische Angst vor Schmerzen, um ihre Gesundheit und vor dem Tode. Sich zu entscheiden, fiel ihr sehr schwer. Sie zögerte und zauderte und erschöpfte sich selbst mit ihrer Nervosität. Körperlich litt sie unter Verstopfung, Blähungen und Sodbrennen; häufig mußte sie sich übergeben. Dieser Zustand dauerte nun schon seit Jahren, aber abgesehen von einer Eingeweidesenkung konnten ärztliche und Röntgen-Untersuchungen keinen Befund feststellen. Die Patientin behauptete, daß die Medikamente, die sie einnehme, „dunkle, ölige Punkte vor den Augen“ verursachten, und ihre Ernährung bestehe seit Jahren aus einem kleinen Stück Fisch, Toast und Tee. In jüngerer Zeit hatte sie eine Reihe von Schocks erlitten; es hatte mehrere Todesfälle in der Familie und schwere Erkrankungen in ihrem Freundeskreis gegeben. Wir hatten den Eindruck, daß ihren Problemen Angst zugrundelag und somit auch die körperlichen Beschwerden verursachte. *Rock Rose* wurde ihr also als Typenmittel für ihre Ängste gegeben, dazu *Star of Bethlehem* wegen der Schocks, dic sie erlebt hatte. Die Blütenmittel, gab sie an, hätten bei ihr keine unangenehmen Nebenwirkungen, und seit Beginn ihrer Einnahme habe sie sich nicht mehr übergeben müssen. Obschon die Verstopfung noch anhielt, machte der Magen weniger Kummer, das Sodbrennen hörte auf, und die Patientin hatte allgemein weniger Angst. Sie nahm die Mittel noch drei Monate weiter ein. Alle ihre Ängste lösten sich auf, und die Verstopfung verschwand fast gänzlich.

Frau, 60 Jahre, verwitwet. Sie war ein sehr nervöser Mensch mit tief verwurzelten Ängsten, die zu entsetzlichen Alpträumen führten, aus denen sie schreiend erwachte. Dieser Zustand dauerte nun schon gut dreiunddreißig Jahre. Als ihr Mann noch am Leben war, pflegte er ihr zuzureden, sie zu trösten und zu beruhigen, aber jetzt war sie allein und verging vor Angst vor diesen nächtlichen Schrecken. Kürzlich hatte sie unter einer Venenentzündung und allgemeiner Erschöpfung gelitten. *Rock Rose* wurde ihr aufgrund ihrer panischen Ängste verordnet, *Hornbeam* zur Kräftigung. Nach einem Monat schrieb sie uns: „Ich bin sehr zufrieden mit mir. Seit ich die Medizin nehme, habe ich im Schlaf nicht mehr geschrien. Meine Beine tun nicht mehr weh, und ich kann wieder im Garten arbeiten, ohne müde zu werden. Ich bin soviel glücklicher!“ Später schrieb sie noch einmal, daß keine ihrer Beschwerden je wiedergekehrt sei.

Frau, 74 Jahre, verheiratet. Sie war von Furcht und Angst erfüllt. Sie fürchtete, von anderen abhängig zu werden oder ihren Mann zu verlieren. Sie fürchtete Unfälle, wenn sie in der Zeitung darüber las, und sie dachte, daß sie nie wieder gesund würde. Als sie zur Behandlung zu uns kam, litt sie unter einer stark juckenden Hautreizung. Sie gab an, normalerweise ein fröhlicher und glücklicher Mensch zu sein, der versuchte, seine Ängste für sich zu behalten. *Rock Rose* wurde ihr für die Angst verordnet, *Agrimony* als Typenmittel, weil sie versuchte, ihre Ängste zu verbergen. Nach einem Monat berichtete sie, daß sie gut schlafe, und die Hautreizung besser geworden sei. Sie nahm die gleichen Mittel weiter ein und teilte uns zwei Monate später mit, daß es ihr – abgesehen von zwei leichten Rückfällen – körperlich und emotional wesentlich besser gehe. Zu den beiden bereits bekannten Mitteln erhielt sie nun noch *Gentian* zur Neutralisierung der Entmutigung durch die beiden Rückfälle. Nach einem weiteren Monat berichtete sie, völlig geheilt zu sein, und sie habe sich weder körperlich noch seelisch je besser gefühlt.

Mädchen, 10 Jahre. Als wir zu ihr gerufen wurden, befand sie sich in einem halbkomatösen Zustand. Sie litt an einer Lungenentzündung, hohem Fieber und war sehr unruhig. Ihre Eltern hatten panische Angst und der Hausarzt gerade Dienst. Das Mädchen und seine Eltern bekamen auf der Stelle *Rock Rose*. Dies sollte den bedenklichen Gesundheitszustand des Kindes beheben und dem Schrecken entgegenwirken, der sich ihm durch die Panik und Angst der anwesenden Eltern mitteilte. Lippen und Gaumen des Mädchens wurden wiederholt mit *Rock Rose*-Tropfen benetzt. Innerhalb von zwei Stunden ging die Körpertemperatur drastisch zurück, und in der Nacht erhielt die Patientin *Rock Rose* weiterhin in stündlichen Abständen. Am nächsten Morgen wachte sie wieder auf. Ihre Temperatur war nun normal, aber das Kind war noch sehr geschwächt und mürrisch. Wir gaben *Centaury* – das Mittel für jene, die sich wegen ihrer Schwäche kaum anstrengen können –, *Chicory* (für jene, die mürrisch sind) und wieder *Rock Rose*. Das Kind machte sichere, glänzende Fortschritte und war nach kurzer Zeit wieder ganz gesund.

Kapitel 28

Rock Water – Quellwasser

Schlüssel: Selbstunterdrückung, Selbstverleugnung, geistige Starrheit

Es wäre gewiß interessant, Spekulationen darüber anzustellen, warum Dr. Bach geführt wurde, Wasser als eines der 38 Heilmittel zu wählen, da die übrigen 37 Arzneien ausschließlich aus Bestandteilen von Pflanzen hergestellt wurden. Vermutlich erkannte er den durch dieses Mittel auszugleichenden Gemütszustand als besonders starr und unbeugsam – in gewissem Sinne hart wie Felsen. Ein solcher Gemütszustand braucht den steten, sanften Wassertropfen, der in der Tat den härtesten Stein aushöhlen und abtragen kann! Dr. Bach sagte selbst, daß *Rock Water* für jene Menschen sei, die sehr starre Ansichten über Religion, Politik oder Reformen vertreten, für jene, die zulassen, daß ihr Denken und Leben von den hochgeschätzten Theorien beherrscht werden. Die *Rock Water*-Menschen sind sich selbst sehr gestrenge Zuchtmeister. Sie sind streng in ihrer Art zu leben und haben hochgesteckte Idealvorstellungen entwickelt, von denen sie nicht abzubringen sind; sie zwingen sich, nach ihnen zu leben, um ihnen gerecht zu werden. Sie praktizieren Selbstverleugnung und unterziehen sich selbst einem Märtyrerleben, um den Verhaltensmaßstab oder Gesundheitszustand aufrechtzuerhalten, den sie für richtig oder gar heiligmäßig erachten. Das aber ist *keine* Meisterung des Selbst, denn echte Meisterschaft über das Selbst erlangt man durch Vergessen und Loslassen des Selbst, nicht indem man sich darauf konzentriert. Der *Rock Water*-Charakter übt vielmehr eine Art Selbst-Tyrannei aus und regiert sich selbst mit eiserner Faust. Er kann nicht verstehen, daß Dinge – wie gewisse Arten von Ernährung oder Lebensführung – die Früchte und nicht die Ursachen geistigen Wachstums sind! Der *Rock Water*-Typ ist das Gegenteil des *Vine*-Menschen, denn letzterer versucht, andere Menschen zu dominieren, während *Rock Water* sich in der Regel nicht in das Leben anderer einmischt. Der Grund hierfür liegt allerdings darin, daß *Rock Water* viel zu sehr mit seiner Selbst-Vervollkommnung beschäftigt ist, um ein leuchtendes Vorbild zu wer-

den, das alle bestaunen können. Über einen *Rock Water*-Menschen wurde einmal gesagt: „Sie hält sich sehr gerade, sie beherrscht sich sehr und versucht die ganze Zeit, so perfekt zu sein und die Menschen ihrer Umgebung durch ihre eigene Haltung und Vorbildlichkeit zu beeinflussen." Ein anderer *Rock Water*-Mensch meinte in bezug auf sich selbst: „Ich beobachte mich und bin sehr streng mit meiner Diät. Ich esse kein Fleisch, aber viel Obst. Tee oder Kaffee trinke ich nicht. Ich esse auch kein weißes Brot oder andere Weißmehlprodukte. Ich führe ein sauberes Leben. Ich rauche nicht und trinke keinen Alkohol." Es sei nicht unterlassen anzumerken, daß diese starre Haltung dem Patienten wesentlich mehr Leiden brachte als ein Stück Weißbrot wohl hätte bewirken können! *Rock Water*-Menschen sind die 'Asketen im härenen Hemde', die Fakire, die das Fleisch abtöten, die Märtyrer, die sich selbst die winzigsten Freuden des Lebens versagen, um nicht gegen die starren Regeln zu verstoßen, die sie sich selbst auferlegt haben. Einer von ihnen schrieb einmal: „Glauben Sie nicht an den Rat jenes Weisen der Antike: 'Du sollst die Malve pflanzen, aber du sollst nicht ihre Früchte essen'? Das bedeutet, daß wir sanft und voll Vergebung zu anderen sein sollen, aber nicht gegenüber uns selbst." Unsere Antwort auf *diese* Frage ist ein sehr deutliches *NEIN!* Wir können nicht im Zustand des Nichtvergebens oder, noch schlimmer, gar der nachtragenden Unversöhnlichkeit leben, nicht einmal uns selbst gegenüber. Wir sind Kinder der Liebe, und zu lieben heißt zu vergeben; nur wer gelernt hat, sich selbst zu vergeben, kann auch anderen wirklich vergeben!
Die positiven Aspekte von *Rock Water* zeigen sich bei jenen Menschen, die hohe Ideale haben, aber – wenn ihnen eine höhere oder bessere Wahrheit überzeugend scheint – bereit sind, ihre ursprünglichen Theorien und Glaubensvorstellungen zu vergessen. Solche Menschen sind geistig flexibel. Sie lassen sich nicht leicht von anderen beeinflussen, weil sie schon im voraus wissen, daß ihnen größere und tiefere Wahrheiten gezeigt werden. Freude und Frieden, die sie in ihrem Leben erfahren, regen andere an, ihrem Weg zu folgen.

Frau, 70 Jahre, verwitwet. Sie war sehr streng mit sich selbst und hatte ein starres Schema für ihr Leben aufgestellt; einen anderen Gesichtspunkt nachzuvollziehen, schien ihr unmöglich zu sein. Sie war eine Tagträumerin und Fanatikerin. Seit dem Tod ihres Mannes arbeitete sie als Schreibkraft zu Hause, aber Frostbeulen setzten ihrer Tüchtigkeit im Winter wie im Sommer Grenzen. Auch ihre Füße waren befallen, und nachts befielen sie heftige Krämpfe, an denen sie oft aufwachte. Sie erhielt als Typenmittel *Rock Water,* dazu *Clematis* für ihre Tagträume. Nach vier Wochen berichtete sie, daß die Frostbeulen an Händen und Füßen fast verschwunden seien, obwohl das kalte Wetter eingesetzt habe. Gelegentlich traten noch Krämpfe auf, die aber nicht so schmerzhaft wie früher seien. Sie sei zudem entspannter in Körper und Gemüt. Die Blütenmittel nahm sie sechs Monate lang ein und schrieb dann: „Ich habe während der Wintermonate in einem ungeheizten Haus gearbeitet, und sogar während der letzten Kältephase ohne Handschuhe. Die Frostbeulen sind nicht wiedergekehrt, und ich hatte nachts keinen einzigen Krampf mehr. Ich bin so dankbar, diese Probleme loszusein, die mich Zeit meines Lebens plagten! Ich habe auch den Eindruck, daß ich zu mir selbst jetzt freundlicher bin. Ich merke, daß ich früher viel zu starr in meinen Ansichten gewesen bin und den normalen Komfort im Leben ganz vernachlässigt habe."

Mann, 53 Jahre, Junggeselle. Er trank und rauchte nicht und war fanatisch, wenn es um seine Ernährung ging. Er aß nichts, das ihm vielleicht Freude bereitet hätte, denn er fürchtete, es könnte ihm nicht bekommen. Er hetzte sich selbst erbarmungslos an seinen Schreibtisch im Amt, und wenn er mit der Arbeit eines Tages nicht fertig wurde, nahm er sie mit nach Hause, um sie dort zu vollenden. Immer war er auf dem Sprung; das, meinte er, sei er sich schuldig, um den hohen Maßstäben gerecht zu werden, die er sich gesetzt hatte. Menschen, die laut waren oder die Welt mit ihrem Abfall verschandelten, konnte er nicht ausstehen – auch nicht das, was er als die Dummheit anderer bezeichnete. Körperlich klagte er über ein leichtes Herzleiden – arrhythmische Tachykardie –; er hatte auch Schlafstörungen, nervöse

Anspannung und Verdauungsprobleme, besonders, wenn er spät abends noch gegessen hatte. Er erhielt *Rock Water* als sein Typenmittel aufgrund seiner strengen Selbstdisziplin, sowie *Beech* wegen seiner Intoleranz gegenüber anderen Menschen. Nach dem ersten Monat der Behandlung fühlte er sich besser; er war entspannter und trieb sich nicht mehr übermäßig zur Arbeit an. Er begann, an einigen Annehmlichkeiten des Lebens Freude zu finden, und seine Toleranz und Verständnisbereitschaft wuchsen. Nach weiteren drei Monaten war er geheilt. Sein Herzleiden hatte sich normalisiert, seine Verdauungstätigkeit gebessert. Er aß wieder gut und, vor allem: er handelte und empfand wieder wie ein menschliches Wesen.

Frau, 33 Jahre, Krankenschwester. Sie bildete sich weiter, um als Gemeindeschwester tätig sein zu dürfen. Früher hatte sie auf den Bahamas gearbeitet, doch dort stellten sich arthritisch-rheumatische Beschwerden in den Gelenken ein, und sie litt unter starken Schmerzen. Als sie sich zur Behandlung an uns wandte, ging es ihr etwas besser, obwohl sie noch vor kurzem einen starken Anfall zu überstehen hatte. Das geschah, während sie bei Verwandten zu Besuch war, die sie – wie sie selbst sagte – schwer enttäuscht hätten: sie lebten nicht in Übereinstimmung mit den Idealvorstellungen unserer Patientin. Diese gab an, sich immer fest an der Kandare zu haben. Sie gönnte sich nur wenig Vergnügen und war – jedenfalls sich selbst – ein gestrenger Zuchtmeister. Sie sagte: „Ich habe festgestellt, daß Arroganz und Stolz meine Schwierigkeiten sind. Ich glaubte, ohne die Hilfe von Gott oder Menschen durch das Leben gehen zu können, wenn ich an meinen eigenen Vollkommenheitsidealen festhielte." *Rock Water* wurde ihr aufgrund ihrer strengen Selbstdisziplin als Typenmittel verordnet, *Water Violet* für ihren Stolz. Bei ihrem nächsten Besuch sagte sie: „Der Schmerz in meinen Gelenken läßt nach, und eigenartigerweise habe ich das Bedürfnis zu beten und demütig zu sein, aber es fällt mir noch schwer. Das bedrückt mich sehr." Zusätzlich zu ihrer Grundrezeptur erhielt sie noch *Gentian* für ihre Entmutigung. Das half in gewissem Maße, und als sie wiederkam, sagte sie: „Ich befinde mich in einem echten Konflikt mit dem, was meine Ausbilder mir zu lernen aufgeben, weil ich glaube, daß sie sich irren. Ich fühle mich so von Panik erfaßt, daß ich bezweifle, die Ausbildung beenden zu können. Ich fühle Ärger und Groll in mir." Daraufhin erhielt sie eine andere Blütenmittel-Kombination: *Rock Water, Water Violet, Rock Rose* (für Panik) und *Willow* (für Groll). Sie nahm diese Mittel drei Monate lang. Als sie uns danach schrieb, teilte sie mit, daß sie den Kurs beendet habe und nun als Gemeindeschwester tätig sei. Sie schrieb: „Mein Leben hat sich so stark verändert, seit ich angefangen habe, die Blütenmittel einzunehmen. Ich werde von Tag zu Tag stärker. Wenn ich die Wirkung der Mittel nicht selbst erlebt hätte, könnte ich so etwas nicht glauben! Sie haben mir die Schmerzen genommen und in Freude verwandelt."

Frau, mittleren Alters. Sie übte strengste Selbstdisziplin und war sehr hart zu sich. Seit ihrem vierten Lebensjahr habe sie unter Verstopfung gelitten und seitdem niemals ohne ein Abführmittel Stuhlgang gehabt. Im Emotionalen litt sie unter Ängsten unbekannter Herkunft und unter Unentschlossenheit. Sie erhielt *Rock Water* als Typenmittel aufgrund ihrer harten Selbstdisziplin, *Scleranthus* wegen ihrer Unentschlossenheit, und *Aspen* für die Ängste unbekannten Ursprungs. Nach drei Wochen berichtete sie, daß sie fast zum ersten Mal im Leben normal Stuhlgang habe und keine Abführmittel mehr benötige. Sie sagte auch, daß sie von ihren Ängsten frei und jetzt sehr wohl imstande sei, Entscheidungen zu treffen. Sie sei jetzt ein wirklich glücklicher Mensch! Viele Jahre danach schrieb sie noch einmal, um uns mitzuteilen, daß es keinen Rückfall gegeben habe.

Mann, 54 Jahre, Geschäftsmann. Seit anderthalb Jahren hatte er zunehmend Schmerzen im Nacken, die den Kopf empor und über das linke Ohr zogen. Eine Röntgenuntersuchung ergab Anzeichen einer Wirbelkörperentzündung, der Patient wurde von einem Arzt mit Osteopathie behandelt. Er war von Natur aus aktiv, zielstrebig und ungeduldig; er liebte und suchte die Stille. Er hatte sich sehr hohe Ideale gesetzt und versagte sich viele Freuden des Lebens, weil er fürchtete, sie könnten sein spirituelles Wachstum behindern. Er verglich sich selbst mit einem Stier, der gesenkten Hauptes stand und bereit war, die hohen Grundsätze zu verteidigen, die er sich gesetzt hatte. Diesen Idealismus bezog er auch auf sein Geschäft und nahm seine Verantwortung sehr ernst. *Rock Water* wurde ihm wegen seiner Selbstdisziplin verordnet, *Impatiens* für seine von Natur aus ungeduldige Wesensart und *Elm*, weil er seine geschäftlichen Verpflichtungen zu ernst nahm. Die Besserung trat nur langsam sein, aber nach zwei Monaten sagte er, daß sein Nacken nicht mehr so hart und steif sei, und seine Frau schrieb später: „Mein Mann kann jetzt lachen, wenn er zu Hause ist.“ Er setzte die Behandlung noch etliche Monate fort, und sein steifer Nacken wurde immer flexibler. Im Laufe dieser Zeit erlebte er eine Krise in seinem Geschäft; Schmerzen und Steifheit setzten sofort wieder ein, und er wurde von Panik erfaßt. *Rock Rose* wurde seinem Rezept hinzugefügt, um seine Panik auszugleichen, und *Star of Bethlehem* wegen des Schocks. Bei einem weiteren Gespräch äußerte er, daß es wohl Stolz sei, was die Schmerzen verursachte, denn er sei sehr stolz auf seine Ideale und Lebensführung, aber auch auf seine Arbeit. Daraufhin wurde der ursprünglichen Kombination von *Rock Water*, *Impatiens* und *Elm* das Mittel *Water Violet* hinzugefügt. Nach einiger Zeit schrieb er uns, daß er einen leichten, aber bestimmten Fortschritt spüre. Obwohl er harte Gartenarbeit leiste, machten ihm Nacken und Schultern keine Schwierigkeiten mehr, und er fügte hinzu: „Ich wünschte, ich könnte ein stilles Leben auf dem Lande führen. Den Ehrgeiz, ein erfolgreicher Geschäftsmann zu sein, habe ich nicht mehr; ich möchte mich lieber meines Lebens und Zuhauses freuen.“ Sein Nacken war nun frei von Steifheit – die Hartnäckigkeit ließ nach –, und die Frau des Patienten schrieb, dieser sei ein anderer Mensch geworden. Nun sei er sanft, freundlich und nicht mehr ungeduldig. Tatsächlich nehme er das Leben jetzt leichter als früher und hatte sogar seine unmöglich erreichbaren Ideale modifiziert!

Frau, mittleren Alters, verheiratet, Mutter dreier Kinder. Sie sagte über sich selbst: „Ich führe ein Leben der Selbstdisziplin und der Entfaltung des inneren Lebens, denn das ist mein wahres Selbst.“ Ihre medizinische Vorgeschichte war lang und umfangreich. Die Patientin litt unter Verdauungsstörungen und hatte oft ganz plötzlich furchtbare Magenschmerzen. Die letzte solche Attacke dauerte zehn Wochen. Ihre Ärzte konnten keine pathologische Ursache dieser Beschwerden finden und ihr nur Medikamente geben, die schmerzlindernd wirkten.

Doch die Schmerzen kehrten in Abständen wieder, und obwohl sie schon mehrere Spezialisten konsultiert hatte, konnten diese der Patientin nicht helfen, sondern rieten ihr, sich an die Vorstellung zu gewöhnen, mit ihrem Leiden zu leben. Sie war von sehr aktiver Wesensart und hatte einen Hang zum Perfektionismus; doch sie konnte auch auf dem Stuhl sitzen und in Gegenwart anderer Menschen einschlafen. *Rock Water* wurde verordnet wegen der Härte, die sie sich selbst gegenüber zeigte; *Vervain*, weil sie sich zwang, nicht aufzugeben; *Clematis* für ihre unkontrollierbare Schläfrigkeit, die im Grunde eine Flucht vor bestehenden Schwierigkeiten war. Die Behandlung wurde über viele Monate durchgeführt. Der Schmerz ließ allmählich nach, sowohl an Stärke als auch in seiner Häufigkeit. Die Patientin schrieb uns: „Es ist eine ungeheuere Erleichterung, nicht mehr so schläfrig zu sein und sich von einigen Schmerzen befreit zu wissen." Sie nahm die Mittel über ein Jahr ein, dann schrieb sie wieder und teilte mit: „Meine Verdauung hat sich enorm gebessert. Die ganze Zeit über traten keine Schmerzen mehr auf, und auch die anderen Symptome sind nicht mehr so stark. Ich bin viel weniger angespannt und versuche auch nicht mehr so hart zu arbeiten wie früher oder mich mit soviel Einsatz zu engagieren bei dem, was ich tue." Schließlich, nach einem weiteren halben Jahr, schrieb sie: „Jetzt bin ich in jeder Beziehung ganz in Ordnung, und ich bin dafür so dankbar! Die Schmerzen sind nie wiedergekehrt!"

Frau, 70 Jahre. Sie litt unter Nierensteinen, und man hatte ihr zu einer Operation geraten. Als sie zu uns kam, hatte sie anfallsweise sehr starke Schmerzen und wartete auf ein Bett und einen Operationstermin im Krankenhaus. Von Natur aus war sie eine sanfte, selbständige Frau, die die höchsten Ideale verkörperte und ihren Charakter zu vervollkommnen suchte, damit andere aus ihrem Beispiel lernen könnten. *Rock Water* wurde ihr wegen ihrer strengen Selbstdisziplin verschrieben, *Crab Apple* zur Reinigung des Organismus von den Nierensteinen. Fast sofort, nachdem sie begann, die Blütenmittel einzunehmen, hörten die Schmerzen auf. Sie nahm die Arznei weiter, bis sie ins Krankenhaus aufgenommen wurde. Die Operation wurde ein voller Erfolg, und ihr gesundheitlicher Allgemeinzustand besserte sich beträchtlich. Sie wurde viel nachsichtiger gegen sich selbst und erfreute sich eines erfüllteren, glücklicheren Lebens als je zuvor.

Kapitel 29

Scleranthus – Einjähriger Knäuel

Schlüssel: Unsicherheit, Unentschlossenheit, Zweifel, Mangel an Ausgeglichenheit

Scleranthus ist das Heilmittel für die Menschen, die unter ihrer Unentschlossenheit leiden. Ihnen fehlt die Fähigkeit, sich für etwas zu entscheiden, und deshalb schwanken sie zwischen zwei Dingen oder Möglichkeiten hin und her. Der *Scleranthus*-Mensch erlebt auch die Extreme von Freude oder Traurigkeit, Energie oder Apathie, Pessimismus oder Optimismus, Lachen oder Weinen. In gewisser Hinsicht ist er unzuverlässig und unsicher, weil er sich wegen seiner sich ständig verändernden Einstellung nicht konzentrieren kann. Die Konversation des *Scleranthus*-Typs ist manchmal etwas sprunghaft, denn er hat die Neigung, von einem Thema zum anderen zu wechseln. Dessen ungeachtet sind die *Scleranthus*-Menschen ruhige Zeitgenossen und fragen nicht jedermann um Rat, wie es *Cerato* zu tun pflegt. Sie vergeuden kostbare Zeit, weil sie sich über ihre Entscheidung nicht klarwerden können, und so geht ihnen manchmal auch eine Chance verloren, weil sie zu keinem Entschluß gelangen. Wenn der *Scleranthus*-Mensch krank ist, kommen und gehen die Symptome, oder sie wandern im Körper. Da sind die Schmerzen erst an der einen Stelle, dann an einem anderen Ort, oder die Körpertemperatur steigt und fällt abwechselnd, und die Entwicklung der Krankheit geht sprunghaft vor sich. Der Mangel an Ausgeglichenheit des *Scleranthus*-Typs kann die verschiedensten Arten von Kinetosen – zum Beispiel See-, Luft- oder Autokrankheit – verursachen. Folgende Zitate aus Patienten-Briefen illustrieren die Grundzüge des *Scleranthus*-Charakters deutlich: „Mein Gemüt ist wie ein Elsternhort: gefüllt mit den unterschiedlichen Fundstücken.“ – oder: „Ich habe eine Grashüpfer-Mentalität und springe immer von einem Thema zum anderen, ohne Zusammenhang.“ – oder: „Tagsüber bin ich sehr aktiv und voll Selbstvertrauen, aber nachts ist es völlig umgekehrt. Da zweifle ich an meinen Entscheidungen und bedauere gewisse Dinge, die ich getan habe, und dann wache ich auf oder kann nicht mehr einschlafen." Eine Tochter schrieb: „Meine Mutter hat seit ihrer Jugend unter periodisch auftretenden Asthma-Anfällen gelitten. Sie scheint zwischen Extremen gewaltiger, wenn auch nicht produktiver, Aktivität und völliger Erschöpfung hin- und herzuwechseln. Es fällt ihr schwer, Beständigkeit zu zeigen." Andere sagen: „Meine Stimmungen verändern sich wie die ruhelose See"; „Ich fühle mich wie auf Wolken, wenn alles gut geht, und bin tief deprimiert, wenn auch nur die kleinste Belanglosigkeit mißglückt." Solche Zitate sind typische Aussagen über den *Scleranthus*-Gemütszustand.

Die positiven Aspekte von *Scleranthus* sind Ruhe und Bestimmtheit. Solche Menschen können rasch eine Entscheidung fällen und umgehend danach handeln. Sie bewahren ihr inneres Gleichgewicht unter allen Umständen und bei allen Gelegenheiten.

Fallbeispiele

Mann, 70 Jahre. Er war von Natur aus ein stiller, freundlicher Mensch. Seit sechzig Jahren hatte er unter Verstopfung gelitten. Er sagte, sie sei durch Unentschlossenheit entstanden und die Sorgen, die aus ihr erwachsen. Immer wenn es galt, eine Entscheidung zu treffen – zu Hause oder am Arbeitsplatz –, litt er seelische Qualen mit seiner Unentschlossenheit, bis er sich endlich für etwas entschied. Es hatte drei Monate gedauert, bis der Entschluß feststand, zur Behandlung zu uns zu kommen! Der plötzliche Tod seiner Frau und die darauf folgende Einsamkeit brachten den Patienten schließlich zu uns. Er bekam sein Typenmittel *Scleranthus* wegen seiner Unentschlossenheit verordnet, dazu *Gorse* aufgrund seiner Hoffnungslosigkeit und *Star of Bethlehem* gegen den Schock, den der Tod seiner Frau ausgelöst hatte. Nach drei Wochen berichtete er, daß er sich besser und hoffnungsvoller fühlte; seine Verstopfung habe sich jedoch nicht gebessert. Am wichtigsten aber war ihm, daß er eine Entscheidung über sein zukünftiges Lebens gefällt habe. Nun erhielt er *Scleranthus*, sein Typenmittel, allein. Nach zwei Monaten berichtete er, nicht mehr von Unentschlossenheit geplagt und auch die Verstopfung los zu sein, und er fühle sich wesentlich zuversichtlicher als zuvor. Einige Jahre danach schrieb er uns wieder: es habe keinen Rückfall gegeben, und keines seiner körperlichen oder Gemüts-Symptome sei zurückgekehrt.

Frau, 40 Jahre, verwitwet. Sie hatte gerade einen Heiratsantrag erhalten, wußte aber nicht, wie sie sich dazu stellen sollte. Sie schrieb uns: „Mein Gemüt befindet sich in einem ständigen Konflikt. Da ist ein dauerndes Hin und Her, und ich kann nicht entscheiden, welchen Weg ich einschlagen soll.“ Sie schrieb ferner, daß sie manchmal tief traurig, dann aber wieder ganz fröhlich sei, mal voll Energie, dann wieder lethargisch. *Scleranthus* war ihr Typenmittel und wurde für ihre Unsicherheit und Stimmungsschwankungen verordnet, dazu *Wild Oat,* das ihr helfen sollte, einen klareren Überblick über ihr Leben und ihre Pläne für die Zukunft zu gewinnen. Der Erfolg stellte sich bald ein. Sie schrieb uns schließlich, daß sie nun wieder verheiratet und glücklich sei und nicht mehr unter ihrer Unentschlossenheit zu leiden habe.

Frau, 51 Jahre, Witwe mit zwei Töchtern, die noch von ihrer Unterstützung abhängig waren. Sie arbeitete in einem städtischen Krankenhaus als Empfangsdame, und obwohl ihr diese Arbeit gefiel, hatte sie zunehmend größere Schwierigkeiten, Entscheidungen zu fällen. Sie konnte sich nicht darüber klarwerden, ob sie ihre Arbeit aufgeben oder weiter im Krankenhaus bleiben sollte, und diese Unsicherheit bedrückte und entmutigte sie. Seit zwölf Jahren hatte sie unter anfallsweise auftretenden Gallenbeschwerden zu leiden, die mit Erbrechen und Migräneschmerzen einhergingen. Solche Attacken dauerten meist etwa zwei Tage, und das heftige Erbrechen erschöpfte sie sehr und verursachte eine Gewichtsabnahme. Die Ärzte, die sie bereits konsultiert hatte, konnten nichts unternehmen, das die Anfälle gelindert hätte, und man hatte ihr die Empfehlung gegeben, sie müsse sich darauf einstellen, mit ihrem Leiden zu leben. Um die Schwierigkeiten noch zu verschlimmern, war die Patientin inzwischen in den Wechseljahren und lebte in ständiger Angst vor der plötzlichen Übelkeit, so daß sie kaum noch Nahrung zu sich nahm. *Scleranthus* war ihr Typenmittel, das aufgrund der Unentschiedenheit verordnet wurde; außerdem bekam sie *Gentian* für ihre entmutigte Haltung und *Mimulus* für ihre Angst vor dem nächsten Anfall. Nach Ablauf des ersten Behandlungsmonats meldete die Patientin, daß sie keine Übelkeit mehr gehabt habe, aber noch unter Klimakteriumsbeschwerden leide. Daraufhin wurde die ursprüngliche Medikation um *Walnut* ergänzt, um die Veränderungen in ihrem Leben zu neutralisieren, die sie bei ihrer Aktivität störten. Nach weiteren drei Monaten berichtete sie, daß es ihr weitaus besser gehe. Sie habe keine Gallenblasen-Beschwerden mehr, ihre Perioden seien schwach und ohne Unannehmlichkeiten, und sie habe nur noch selten sehr leichte Kopfschmerzen. Inzwischen hatte sie sich entschieden, weiterhin am Krankenhaus zu arbeiten. Die Blütenmittel nahm sie danach noch zwei Monate ein und teilte uns dann mit, daß sie geheilt sei und völlig frei von ihren früheren Symptomen.

Knabe, 12 Jahre. Er sagte uns, er habe „ein komisches Gefühl“ im Bauch. Das Kind hatte nur sehr wenig Selbstvertrauen und langweilte sich ständig. Er wußte nicht, was er tun wollte, und konnte sich auch zu nichts entschließen. Aufgrund seiner Unentschiedenheit wurde ihm *Scleranthus* verordnet, dazu *Larch* wegen seines mangelnden Selbstvertrauens. Daraufhin ging es ihm eine Zeitlang besser, aber eines Morgens wachte er wieder mit Leibschmerzen auf. Er bekam zusätzlich zur ursprünglichen Mischung *Gentian* verordnet, um seiner Entmutigung und Niedergeschlagenheit entgegenzuwirken. Nachdem er alle drei Mittel einen Monat lang eingenommen hatte, berichtete uns seine Mutter: „Jetzt geht es ihm ganz gut, und er ist sehr stabil. Er hat beschlossen, sich den Pfadfindern anzuschließen.“

Frau, 40 Jahre, verwitwet. Nach dem Tod ihres Mannes war sie sehr unsicher in bezug auf ihre Zukunft. Sie konnte sich nicht entscheiden, ob sie nach Cornwall ziehen oder dort bleiben sollte, wo sie wohnte. In ihrem Brief stand: „Ich bin in einem Durcheinander.“ Sie erhielt *Scleranthus* als Typenmittel. Kurze Zeit später schrieb sie uns folgendes: „Ich bin neugierig, was Sie mir da verschrieben haben. Ich fühle mich wesentlich wohler, aber das Eigenartige ist, daß meine innere Einstellung sich verändert hat. Plötzlich stellte ich fest, daß meine Gedanken ganz klar geworden sind, und da merkte ich, wie wirr und unklar sie vorher so lange Zeit gewesen waren."

Frau, 28 Jahre, ledig. Sie war Schauspielerin und das einzige Kind italienischer Eltern. Es war ihr schon immer schwergefallen, sich zu entscheiden, und sie änderte dauernd ihre Absichten. Hin und wieder wurde sie von Depressionen befallen, die keine klare Ursache hatten; außerdem litt sie abwechselnd unter Verstopfung und Durchfall. *Scleranthus* wurde ihr verschrieben aufgrund ihrer Unfähigkeit, Entscheidungen zu treffen; dazu erhielt sie *Mustard* für die Depressionen unklarer Herkunft. Diese Kombination erreichte eine gewisse Besserung. Nach dem ersten Monat schrieb sie uns, daß sie keine Schmerzen mehr habe, aber unter der Vorstellung leide, sie *könnte* bei ihrer nächsten Periode Beschwerden haben. Sie teilte auch mit, daß sie unter Ausfluß leide. Daraufhin erhielt sie zusätzlich das Mittel *Crab Apple* zur Reinigung. Zwei Monate später schrieb sie: „Ich habe keine Schmerzen mehr gehabt, und ich nehme wieder an Gewicht zu. Sowohl der Darmkatarrh als auch der Ausfluß haben aufgehört. Ich sehe aus wie neu geboren, und mein Teint ist viel besser. Ich esse und schlafe gut. Vor allem aber bin ich jetzt imstande, Entscheidungen zu treffen."

Frau, 37 Jahre, verheiratet. Sie schrieb uns: „Ich kann keinen Entschluß fassen. Alle Entscheidungen schiebe ich bis zum letzten Augenblick vor mir her, und dann beeile ich mich und komme zu spät. Ich habe zwei Söhne. Während des Krieges arbeitete ich zu hart, um genügend Essen für die Familie zu haben, machte meine Hausarbeit und zog von einem Ort zum anderen, immer auf der Flucht vor den Bomben, wegen der Kinder. Jetzt fehlt mir das Selbstvertrauen und ich fühle mich 'fehl am Platze', wenn ich unter Fremden bin. Ich möchte wirklich wieder in Ordnung kommen und habe das Gefühl, daß ich es mir selbst und meiner Familie so schwer mache. Mir geht doch der Wert dieser schönen Jahre im Familienkreis ganz verloren wegen meines Zauderns und des fehlenden Selbstvertrauens." Der Patientin wurde *Scleranthus* verordnet wegen ihrer Unentschlossenheit, dazu *Larch* für ihr mangelndes Selbstvertrauen. Zunächst war der Fortschritt aber nur langsam. Nach zwei Monaten schrieb sie: „Jetzt fühle ich mich wesentlich gefestigter und auch körperlich wohler.“ Im gleichen Brief erwähnte sie auch, daß sie Diabetikerin sei. Daraufhin wurde ihr *Crab Apple* als drittes Mittel gegeben, und der Erfolg war glänzend. Sie schrieb uns: „Ich habe die tägliche Insulinmenge reduzieren können; es scheint sich in dieser Hinsicht also auch etwas zu tun.“ Nach weiteren zwei Monaten empfingen wir wieder einen Brief von ihr, in dem es hieß: „Jetzt geht es mir viel besser; ich fühle mich wohler und kann jetzt klare Entscheidungen fällen. Meine Mutter sagt, daß sie entzückt sei zu sehen, wieviel besser mein Befinden jetzt in jeder Hinsicht sei.“

Kapitel 30

Star of Bethlehem – Goldiger Milchstern

Schlüssel: Nachwirkungen eines körperlichen oder seelischen Schocks

Star of Bethlehem ist eines der fünf Blütenmittel, die im Kombinationspräparat *Rescue* enthalten sind; seine Aufgabe ist es, Schockwirkungen jeder Art zu neutralisieren. Man sollte es immer nach einem Unfall anwenden, denn – ob dieser ernst oder glimpflich ausgegangen ist – ein Schock ist mit jedem Unfall verbunden. Wenn die Schockwirkung ausgeglichen ist, kann sich auch der Körper wesentlich schneller erholen. Überraschende schlimme Nachrichten, ein böser Schreck, eine traurige Enttäuschung – alle diese Dinge erzeugen einen Schock und stimmen den Menschen unglücklich. Dr. Bach nannte dieses Mittel den „Tröster und Linderer von Schmerz und Kummer". Manchmal manifestieren sich die Auswirkungen eines psychischen Schocks fast noch im gleichen Augenblick im Körper. Dies veranschaulicht der Fall einer vordem gesunden Frau, die während eines besonders schlimmen Bombenangriffs in London auf den Stufen ihrer Kellertreppe saß. Als sie nach dem Angriff aufstehen wollte, stellte sie fest, daß ihr das kaum möglich war: Ihre Hüftgelenke schienen blokkiert, und die Beine gehorchten ihr nicht. Der Arzt teilte ihr mit, daß der erlittene Schock eine Arthritis beider Hüftgelenke verursacht habe. Eine andere Frau wurde von rasenden Kopfschmerzen befallen, als sie erfuhr, daß ihre einzige Tochter bei einem Fliegerangriff ums Leben gekommen war. Sie litt viele Jahre lang sehr unter Kopfschmerzen, bis sie schließlich durch Bach-Blütenmittel geheilt wurde. Ein anderer Patient, ein Musiker, schrieb: „Wenn ich zurückblicke, kann ich erkennen, daß fast alle meine Krankheiten Auswirkungen von Schocks gewesen sind. Ganz gewiß gilt das jedenfalls für die rheumatische Arthritis! Man warf mir vor, einen alten, kostbaren chinesischen Porzellanteller zerbrochen zu haben – was nicht stimmte. Das war damals so ein Schock für mich, daß meine Hände steif wurden, und ich mußte meine Musik aufgeben." Manchmal wird die Schockwirkung unterdrückt, aber sei gewiß: sie ist trotzdem vorhanden; wenn es einen Schock gegeben hat, dann gibt es immer auch eine Auswirkung! Ein Mensch, der einen Schock erlitten hat, mag zunächst ruhig wirken; aber später – Wochen, Monate oder gar Jahre danach – wird sich die Auswirkung des Schocks manifestieren, auch wenn das ursächliche Erlebnis längst in Vergessenheit geraten ist. Dann kommt es zu einem Nervenzusammenbruch, einer Hautkrankheit, einer Koronarerkrankung oder irgendeinem anderen jener körperlichen oder seelischen Leiden, für die sich keine Ursache finden läßt. Bei der Behandlung eines Falles, der nicht auf die verordneten Mittel anspricht, ist es also angebracht, an *Star of Bethlehem* zu denken; es könnte sich als der Katalysator erweisen, der gefehlt hatte, um die Heilreaktion des Patienten zu ermöglichen. Versuche aber so behutsam wie möglich herauszufinden, ob der Patient irgendwann in seinem bisherigen Leben einen Schock erlitten hat. Versuche zu ergründen, ob es in jüngerer Zeit eine besondere Belastung oder Enttäuschung gegeben hat. Denke aber immer daran: die meisten Menschen haben irgendwann im Laufe ihres Lebens einen traurigen Schock erlitten. *Star of Bethlehem* wird seine Auswirkungen rasch neutralisieren!

Fallbeispiele

Junge Frau, ledig. Sie schrieb uns im Jahre 1941: „Ich war bis Ende November letzten Jahres in London, als wir ständig bombardiert wurden. Jetzt fange ich an, die Folgen der nervlichen Belastung jener Wochen zu spüren. Mein Kopf und Nacken fühlen sich an, als seien sie in einem eisernen Band eingeschlossen, und die Drüsen am Hals sind geschwollen.“ *Star of Bethlehem* war durch die Spätfolgen des Schocks indiziert, *Vervain* für die Spannung, die der Patientin – wie sie in ihrem Brief mitteilte – nicht erlaubte, auszuruhen und sich zu entspannen. Nach sechs Monaten schrieb sie abermals, um uns mitzuteilen, daß sie sich wie ein anderer Mensch fühle und daß die Kopfschmerzen fast ganz verschwunden seien. Sie bekam die gleichen Blütenmittel noch einmal, und einen Monat später schrieb sie: „Die Kopfschmerzen haben jetzt ganz aufgehört, und auch die Drüsen am Hals sind wieder wie normal. Bevor ich Ihnen das erste Mal schrieb, hatte ich meine

Augen prüfen lassen, denn mein Sehvermögen hatte stark nachgelassen. Der Arzt sagte, daß den Augen nichts fehle, es seien nur meine Nerven. Jetzt sind meine Augen wieder so gut, daß ich keine Brille mehr brauche. Meine Zunge, die früher immer belegt war, ist jetzt rein und rosa. Ich fühle mich wohler als seit Jahren." Später, nach vielen Jahren, schrieb sie noch einmal, um uns mitzuteilen, daß es keinen Rückfall gegeben habe.

Frau, mittleren Alters, verheiratet. Sie schrieb folgendes. „Ich stecke in einer Phase unsagbaren Kummers. Der, den ich am meisten auf der Welt liebe, hat Krebs und liegt im Sterben." *Star of Bethlehem* wurde ihr für den Schock verordnet, dazu *Chicory,* weil wir den Eindruck hatten, daß ihre Liebe und Trauer *besitzergreifend* waren; dieser Gemütszustand würde weder ihrem Geliebten noch ihr selbst hilfreich sein. Kurz nachdem sie die Blütenmittel erhalten hatte, schrieb sie wieder und berichtete: „Es war wunderbar. Ich konnte weinen, und das Gefühl der Trostlosigkeit war verschwunden."

Frau, 56 Jahre, verwitwet. Als sie wegen einer Behandlung zu uns kam, litt sie noch unter einer Reihe von Schocks. Sechs Monate zuvor hatte man ihr die linke Brust abgenommen. Nach der Operation kam es zu einer Thrombose im linken Bein. Fünf Wochen danach starb ihr Mann ganz plötzlich und überraschend. Ihr linker Arm war nun angeschwollen und praktisch nicht zu gebrauchen. Sie schlief nur schlecht, weil sie innerlich keine Ruhe fand. *Star of Bethlehem* wurde ihr als einziges Mittel verordnet. Zwei Monate später konnte sie berichten, daß sie sich wohler fühle; ihr körperlicher Zustand bessere sich, und sie könne wieder die ganze Nacht durchschlafen. Aber sie sagte, daß ihr immer noch traurige Gedanken durch den Kopf gingen, die sie nicht zerstreuen konnte, was immer sie auch versuchte, um sich abzulenken. Daraufhin erhielt sie zusätzlich *White Chestnut,* um den wiederkehrenden, beunruhigenden Gedanken entgegenzuwirken. Sie nahm die Blütenmittel noch weitere zwei Monate ein und konnte in dieser Zeit eine langsame, aber stetige Besserung erleben. Schließlich schrieb sie: „Ich fühle mich jetzt soviel wohler. Ja, ich bin ein anderer Mensch geworden. Mein Arm und das Bein sind jetzt wieder normal.

Die Medizin [Blütenheilmittel] nehme ich jetzt nur noch, wenn ich das Gefühl habe, sie zu brauchen." Die Patientin blieb noch vier Jahre nach diesem Schreiben mit uns in Verbindung; während dieser Zeit gab es keinen Rückfall.

Frau, 50 Jahre, ledig. In ihrem Brief schrieb sie: „Ich habe ein Problem mit seelischen Depressionen, die in Abständen kommen und mich nun schon eine Reihe von Jahren quälen. Die Depressionen fingen an, nachdem ich ein sehr unglückliches, persönliches Erlebnis vor einigen Jahren hatte. Es war ein großer Schock für mich, und ich glaube, davon habe ich mich nie richtig erholt. Immer, wenn ich nun vor einer unglücklichen Begebenheit oder Situation stehe, habe ich wieder einen Anfall von Depression, der von starker Aufregung, Nervosität und Unruhe begleitet ist. Ich grüble über meine Symptome. Meine Gedanken gehen einfach im Kopf herum, und das Leben scheint überhaupt keinen Sinn mehr zu haben." *Star of Bethlehem* wurde ihr für den Schock verschrieben, den sie mit jenem unglücklichen Erlebnis vor Jahren erlitten hatte, *White Chestnut* für die Gedanken, die in ihrem Gemüt umgingen. Nach zwei Monaten schrieb die Patientin wieder und berichtete: „Ich bin so dankbar. Ich fühle mich besser als seit Jahren. Es ist wirklich wunderbar, daß ich keine dieser starken Medikamente mehr nehmen muß, die ich früher bekam. Ich konnte solche Drogen nie billigen, weil sie so unangenehme Nebenwirkungen auslösen, die mich körperlich krank machten." Sie nahm ein weiteres Fläschchen der Blütenmittel und sagte, sie sei erfreut festzustellen, daß sie keine Depressionen mehr habe, und Frieden in ihre Seele eingekehrt sei.

Mann, mittleren Alters, Bankier. Er hatte kürzlich einen großen Schock wegen einiger finanzieller Rückschläge erlitten und sich darüber einige Monate lang große Sorgen gemacht. Laut ärztlicher Diagnose hatte er an Magengeschwüren gelitten, als sein stark entzündeter Blinddarm durchbrach; im Krankenhaus wurde sein Zustand sehr ernst, als es zusätzlich noch zu einer Darmlähmung kam. Medizinische Bemühungen schienen keine Hilfe zu bringen, und die Situation wurde äußerst bedenklich. Für die erlittenen Schocks wurde auf der

Stelle *Star of Bethlehem* verordnet, dazu *Rock Rose* für den Schrekken, den der Patient mit Krankheit, Ärzten und Klinik erlebt hatte. Eine halbe Stunde nach Einnahme der ersten Dosis wurde der atrophierte Darm wieder aktiv, und das Leben des Patienten war gerettet. Als dies passierte, gewann der Mann seinen Sinn für Humor zurück – obwohl sein Zustand noch sehr geschwächt war –, und verlor die meiste Angst, so daß er seine Erkrankung bagatellisieren konnte. *Star of Bethlehem* wurde erneut angeordnet, dazu *Olive* wegen seiner geschwächten Allgemeinverfassung, sowie *Agrimony,* da er seine innere Qual so gut überspielte. Seine Kräfte kehrten rasch wieder, und er wurde aus dem Krankenhaus entlassen, um zu Hause zu genesen. Sein Fortschritt ging zügig vonstatten, und binnen kurzer Zeit war der Patient völlig genesen.

Frau, 46 Jahre, verwitwet. Als sie sich um eine Behandlung an uns wandte, litt sie unter den Folgen einer Reihe von Schocks sowie unter nervöser Erschöpfung und Depressionen. Ihre Vorgeschichte lautete folgendermaßen: Die einzige Tochter – sie lebte in Portugal – verlor plötzlich ihren Mann. Sie kehrte nach Hause zurück, um bei ihrer Familie zu leben, und brachte ihre zwei kleinen Töchter mit. Kurz nach der Rückkehr ihrer Tochter starb der Mann der Patientin ganz unerwartet. Um das Unglück noch zu verschlimmern, brannte wegen eines Kurzschlusses im Radiogerät ihr Haus nieder, und sie mußten eine andere Bleibe finden. Kaum waren sie in das neue Haus umgezogen, erlitt die Mutter – die Patientin in unserem Falle – eine Herzattacke und mußte zwei Monate im Bett bleiben. In dieser Zeit stellte man fest, daß sie unter einer Störung der Schilddrüse litt, und eine Operation war dringend geboten. Der Eingriff war erfolgreich, und die Patientin fühlte sich eine Zeitlang besser, aber dann mußte sie wieder den größeren Teil des Tages wegen einer weiteren Krankheit das Bett hüten. Für die vielen Schocks, die sie nun erlitten hatte, wurde ihr *Star of Bethlehem* verordnet, dazu *Olive* für ihre Erschöpfung und Niedergeschlagenheit. Vier Wochen nach Beginn der Behandlung sagte sie, daß sie sich kräftiger fühle und bereits wieder vom Bett aufstehen und sich selbst ankleiden könne. Jeden Tag machte sie nun Fortschritte und konnte länger aufbleiben. Nach einem weiteren Monat hatte sie das Gefühl, viel kräftiger zu sein. Jetzt konnte sie schon kleine Spaziergänge unternehmen, und nachts schlief sie gut; Depressionen traten keine mehr auf. Sie nahm die Blütenmittel noch einen weiteren Monat ein, nach dessen Ablauf sie berichtete, daß sie sich besser denn je fühle, und ihre schmerzlichen Erlebnisse nun der Vergangenheit angehörten.

Mann, 70 Jahre, verwitwet. Wenige Wochen, bevor er zu uns zur Behandlung kam, war seine Frau plötzlich und unerwartet gestorben, und dieser Schock hatte ihn sehr getroffen. Er wurde depressiv und empfand, das Leben habe keinen Sinn mehr für ihn. Für den Schock wurde ihm *Star of Bethlehem* verordnet, dazu *Gorse* für seine tiefe Hoffnungslosigkeit. Zwei Wochen später schrieb er, daß er keine Besserung erfahren habe, er fügte hinzu, daß er seit über sechzig Jahren unter Verstopfung gelitten habe. Daraufhin bekam er noch *Mustard,* um der tiefen Niedergeschlagenheit und Melancholie entgegenzuwirken. Sechs Wochen danach schrieb er, daß die Depressionen nun verschwunden seien, und daß er seinen Seelenfrieden wiedergewonnen habe. Zu seiner großen Überraschung, fügte er hinzu, sei auch seine Verstopfung, die ihn schon so lange geplagt habe, viel besser geworden und mache ihm fast überhaupt keinen Kummer mehr; dafür sei er sehr dankbar.

Kapitel 31

Sweet Chestnut – Edelkastanie

Schlüssel: Überwältigender innerer Schmerz, Verzweiflung, Hoffnungslosigkeit

Dr. Bach schrieb über *Sweet Chestnut* folgendes: „Dies ist [das Heilmittel] für jene schreckliche, entsetzliche Verzweiflung des Gemüts, in der man meint, daß die Seele selbst ihrer Vernichtung entgegengehe. [Das ist] die hoffnungslose Verzweiflung jener, die das Gefühl haben, daß sie die Grenze ihrer Belastbarkeit erreicht haben." Das ist äußerste Seelenqual. Das Gemüt ist an den Punkt gelangt, an dem es meint, nicht noch mehr ertragen zu können. Es hat der Belastung bis zum Äußersten standgehalten; nun ist alles nur noch Leere, die Vergangenheit ebenso wie die Zukunft. Erschöpfung und Verlassenheit von Gemüt und Körper sind total. Ein Patient schilderte diesen Zustand in seinem Brief: „Ich denke, ich weiß – obwohl ich körperlich nicht sehr tapfer bin –, was es heißt, in eine Welt gestoßen zu sein, in der Anblick nicht gleich Sehen und Klang nicht gleich Hören ist, und in der der nächste Mensch Millionen von Meilen fern ist, eine Welt, wo selbst der Tod einem nicht zu Hilfe kommen kann." Die *Sweet Chestnut*-Menschen haben einen starken Charakter. Sie neigen nicht zu Selbstmord, wie zum Beispiel der *Cherry Plum*-Typ. Ihre Emotionen haben sie voll unter Kontrolle, und ihre Qual behalten sie für sich. In dieser Hinsicht ähneln sie den *Agrimony*-Menschen, die ebenfalls ihre Schwierigkeiten für sich behalten, aber die Pein von *Sweet Chestnut* ist bei weitem größer. Die Hoffnungslosigkeit von *Sweet Chestnut* ist tiefer, akuter als jene, die *Gorse*-Menschen spüren. Der *Sweet Chestnut*-Typ leidet in einer Intensität, die fast das von Menschen Ertragbare übersteigt. Wer solche entsetzliche Verzweiflung erlebt und sich gegen sie behauptet, hat oft das Gefühl, er müsse gegen seinen Willen oder Absicht zerbrechen. Ein Patient, der jahrelang unter diesem Zustand gelitten hatte, schrieb: „Ich habe das Gefühl, an das Ende von allem gekommen zu sein. Ich glaube, daß ich nicht einmal mehr würdig bin zu beten; die

Zukunft ist vollkommenes Dunkel. Ich habe keine Hoffnung, keinen Frieden. Ich stehe ganz im Leeren und bin so allein."
Der positive Aspekt von *Sweet Chestnut* ist bei jenen zu finden, die – obwohl ihre Seelenqual so groß ist, daß sie unerträglich scheint – ihren himmlischen Vater um Hilfe bitten können und ihre Hoffnung auf Ihn werfen. Dann – so sagte Dr. Bach – „wird der Hilfeschrei erhört, und das ist der Augenblick, in dem Wunder vollbracht werden." Wer je diese Form des Leidens erlebte, hat Verständnis und den inneren Wunsch, allen anderen zu helfen, die verzweifelt sind.

Fallbeispiele

Mann, 70 Jahre, verwitwet. Sein Leben war die letzten vierzig Jahre äußerst schwierig gewesen und erfüllt mit Enttäuschungen, Schocks und Kummer, die der Patient ausnahmslos standhaft und ohne zu verzagen ertragen hat. Aber als seine Frau starb, fühlte er, daß er der Belastung des Lebens nicht länger standhalten könne und das Ende seines Durchhaltevermögens erreicht habe. Er war verzweifelt, niedergeschlagen, einsam und hoffnungslos. Er spürte, daß es nichts mehr gab, woran er sich noch festhalten könnte. Als er zu uns kam, war er körperlich recht gesund, abgesehen von einer chronischen Verstopfung, gegen die er jeden Tag ein Abführmittel einnahm. *Sweet Chestnut* wurde ihm aufgrund seiner Depression und Hoffnungslosigkeit als Typenmittel verordnet. Sein Bericht nach einem Monat war ermutigend: „Die Depression wird besser, kann ich voll Dankbarkeit feststellen. Jetzt gibt es wieder einen Lichtblick, und mein Selbstvertrauen kehrt allmählich zurück." Er nahm *Sweet Chestnut* noch weitere zwei Monate ein. Danach schrieb er erneut: „Die hoffnungslose Depression ist nun ganz vorbei, und die Verstopfung hat sich unbeschreiblich gebessert. Ich brauche jetzt keine Abführmittel mehr einzunehmen. Vor allem aber habe ich echten Seelenfrieden gefunden."

Frau, 56 Jahre, verheiratet. Sie hatte schon sehr jung geheiratet, als sie praktisch noch so gut wie kein Wissen über Sexualität oder eheliche

Beziehungen besaß. Sie gebar kurz nacheinander drei Kinder, bevor sie begann, etwas zur Empfängniskontrolle zu unternehmen. Doch dann sagte ihr jemand, daß diese Praktik eine Art von Mord am ungeborenen Leben sei, und sie machte sich schlimme Vorwürfe, während ihre Schuldgefühle immer größer wurden. Sie konnte sich nie von ihren Schuldgefühlen befreien und meinte die ganze Zeit, daß ihr niemals vergeben werden könne. Als sie zu uns kam, litt sie unter Schlaflosigkeit und entsetzlichen Alpträumen. Sie fürchtete manchmal, daß sie ganz die Kontrolle über sich verlieren und jemandem Leid zufügen könnte, und aus diesem Grunde ließ sie nicht zu, daß ihr jüngstes Kind bei ihr im Bett schlief. Sie war eine verzweifelte, unglückliche Frau, die das Gefühl hatte, am Ende zu sein und die Belastung nicht länger mehr ertragen zu können. Sie sah keine Hilfe mehr aus ihrer Not. Sie konnte keinen Frieden, keine Hoffnung und keine Zukunft mehr für sich sehen, nur noch die verzweifelte, gewaltige Schwärze. Als Typenmittel wurde ihr aufgrund ihrer tiefen Verzweiflung *Sweet Chestnut* verordnet, dazu *Cherry Plum* wegen der mangelnden Kontrolle über ihre Emotionen. Allmählich kehrte Besserung ein. Nach zwei Monaten konnte sie melden, daß die Angst vor ihrer eigenen Gewalttätigkeit am Verebben sei, und daß sie etwas besser schlafen könne. Sie sei aber immer noch von Selbstvorwürfen erfüllt und dem Gedanken beunruhigt, daß sie nie Vergebung erlangen werde. Daraufhin erhielt sie außer den beiden ersten Mitteln noch *Pine,* um diesen Gemütszustand auszugleichen. Nach weiteren zwei Monaten schrieb sie, daß sie sich nun wesentlich besser fühle und langsam auch wieder Hoffnung habe. Wieder zwei Monate später teilte sie uns mit: „Ich habe mich im letzten Monat besser gefühlt, als ich es seit Jahren kannte." Die Behandlung wurde noch einige Monate fortgesetzt; ein Rückfall wurde uns nie gemeldet.

Mann, 70 Jahre, verwitwet. Als er zu uns kam, berichtete er über eine Serie von Unglücksfällen, die sein Leben über Jahre hinweg zu einem Elend gemacht hatten. Seine beiden Söhne waren im Krieg ums Leben gekommen. Vor kurzem waren binnen weniger Wochen seine Frau und sein ältester Freund gestorben. Nun war er allein und hatte das Gefühl, es habe keinen Sinn mehr weiterzuleben. Er sagte, seit dem

Tode seiner Frau fehlten ihm Freunde und Zuneigung. Er empfand, daß selbst Gott ihn vergessen habe, und meinte, er könne die seelische Qual nicht mehr länger ertragen. *Sweet Chestnut* wurde ihm als Typenmittel für seine Verzweiflung und Seelenpein verordnet. Er sprach nur langsam – aber sicher – auf die Behandlung an. Allmählich erschien für ihn ein kleiner Lichtblick, und ein dünner Hoffnungsstrahl wuchs in sein Gemüt. An diesem Punkt der Entwicklung griff das Schicksal in Gestalt eines kleinen, streunenden Hundes ein, den er zu sich aufnahm und versorgte. Das war der Wendepunkt. Einige Monate später schrieb er, daß er seinen Glauben an Gott wiedergewonnen habe und imstande sei, unerschrocken in die Zukunft zu blicken.

Mann, 26 Jahre, Feldwebel. Während des Krieges hatte er seinen Militärdienst hauptsächlich in Nordafrika geleistet. Er war tüchtig, kräftig, feinfühlig und bei seiner Mannschaft sehr beliebt. Dreimal war er verwundet worden und hatte schon zahlreiche Tapferkeitsauszeichnungen erhalten. Als er nach dem Krieg ins Zivilleben entlassen wurde, begann er eine Reaktion auf die vielen schrecklichen Erlebnisse zu spüren, die er und seine Männer im Laufe des Krieges durchmachen mußten. Den Anblick der Schlachtfelder, auf denen er gekämpft hatte, konnte er nicht aus seinem Gedächtnis löschen. Er hatte zunehmend entsetzliche Alpträume und wachte laut schreiend und vor Angst bebend auf. Er begann sich immer mehr zurückzuziehen und die Gesellschaft anderer Menschen zu meiden. Er sagte, er fühle sich allein in einer Dunkelheit, in der es kein Licht gab, keine Freude, ja überhaupt nichts außer der entsetzlichen Qual, dem schrecklichen Kummer seiner Seele. Er wisse nicht, wie lange er noch geistig gesund bleiben könne und habe das Gefühl, von Gott im Stich gelassen zu sein. Ungeachtet seiner inneren Verfassung mußte er arbeiten, denn er hatte Frau und Familie zu unterstützen. *Sweet Chestnut* wurde ihm für seine tiefe Verzweiflung gegeben, dazu *Rock Rose* gegen den entsetzlichen Schrecken. Langsam, über Wochen hinweg, begann er seinen Mut und wieder einen schwachen Hoffnungsschimmer zurückzugewinnen. Der Fortschritt war nur langsam, aber stetig, und der Patient hielt durch, bis er wieder ganz ruhig und mutig wie früher war; die quälenden Erinnerungen an die Erlebnisse der Vergangenheit hatten sich aufgelöst. Dreiundzwanzig Jahre sind inzwischen vergangen, und er hat nie einen Rückfall gehabt oder irgendwelche weiteren Beschwerden. Heute ist der Patient von damals ein gesunder, glücklicher Mensch.

Frau, 63 Jahre, ledig. Sie hatte eine unglückliche Kindheit und ein schwieriges Leben. Ein Elternteil hatte Selbstmord begangen, und die frühen Jahre unserer Patientin waren von seelischem Druck, Armut und Unglück geprägt. Sie war Musikerin, ein künstlerischer und höchst feinfühliger Mensch. Als sie zu uns kam, sagte sie, daß sie mit einer Freundin zusammenwohnte, die ständig krank sei und, gelinde gesagt, ein sehr schwieriger Mensch. Die Patientin litt unter tiefen Depressionen und füchtete, bald nicht mehr arbeiten zu können. Die Depressionen hatten mit schwindender Gesundheit zugenommen, und jetzt stand sie am Rande des Zusammenbruchs. Sie sagte selbst, sie könne sich auf und über nichts mehr freuen, die Depressionen würden unerträglich, und nichts als schwarze Finsternis umgebe sie. Weder Hilfe noch Linderung schienen in Sicht. Aufgrund ihrer Hoffnungslosigkeit und Verzweilflung wurde ihr *Sweet Chestnut* verordnet, dazu *Olive* zur Kräftigung von Körper und Gemüt. Obwohl sie nur langsam darauf ansprach, fing sie doch wieder an, Klavier zu spielen, und dies gab Anlaß zu der Hoffnung, daß sie eines Tages auch wieder glücklich sein könnte. Allmählich kam sie wieder zu Kräften, bis sie schließlich auch imstande war, einige Schüler anzunehmen. Die Depressionen wurden leichter und seltener. Die Patientin nahm die Blütenmittel über ein Jahr lang ein, bis sie geheilt war. Sie schrieb: „Wie hat sich doch die Mühe gelohnt, um endlich gesund zu werden! Ich bin wieder fleißig am Musizieren, und ich liebe diese Arbeit. Ich gebe sogar wieder Konzerte! Meine Freundin ist ins Krankenhaus gekommen, wo sie die Pflege haben wird, die sie benötigt."

Frau, 66 Jahre, verheiratet. Den größten Teil ihres Lebens war sie ein durchschnittlich fröhlicher Mensch, der Freude am Leben empfand. Doch die letzten vier Monate hatte sie unter einer schmerzhaft kranken Kehle und Zunge gelitten. Ihr Hals war dauernd entzündet und tat weh; die Zunge war trocken und mit kleinen weißen Flecken bedeckt. Die Patientin war völlig überzeugt, Krebs zu haben, und lehnte es ab, den gegenteiligen Erklärungen ihres Arztes Glauben zu schenken. Sie stand gleichsam im Banne einer tiefdunklen Verzweiflung, aus der sie sich nicht befreien konnte. Ihr Zustand wurde immer unerträglicher, und die Patientin hatte selbst das Gefühl, diese Belastung nicht mehr lange aushalten zu können. Ihrem Mann hatte sie nichts davon gesagt und versuchte, ihre Qual allein zu erdulden. Als wir sie das erstemal sahen, hatte sie fast alle Hoffnung verloren. *Sweet Chestnut* wurde ihr für ihre tiefe Depression und Verzweiflung verordnet, dazu *Star of Bethlehem* für den Schock, den der Gedanke, Krebs zu haben, verursacht hatte. Nach einem Monat berichtete die Patientin, daß sie sich aus ihrer schwarzen Verzweiflung in einen ruhigeren, glücklicheren Gemütszustand gehoben fühle, und sie sagte: „Ich bin sehr überrascht und dankbar." Ihre Zunge war in einem besseren Zustand und fast wieder rein, und der Hals war nicht mehr so schmerzhaft. Bei ihrem nächsten Besuch teilte sie uns mit: „Ich darf die Krankheit nicht zum Hauptgegenstand meines Denkens machen, sonst werden die Beschwerden mein Gemüt beherrschen. Ich habe auch eine zu starke Tendenz, mich in der Vergangenheit aufzuhalten." Daraufhin bekam sie zusätzlich *Honeysuckle*, um diese Neigung auszugleichen, in Gedanken in der Vergangenheit zu weilen. Die Patientin führte die Behandlung noch sechs Monate fort. Es kam gelegentlich zu Rückschlägen, aber diese waren nur geringfügig und wurden im Laufe der Zeit immer seltener. Schließlich erhielten wir folgenden Bericht: „Ich mache jetzt sehr gute Fortschritte. Mein Hals ist gut, die Zunge ist frei und sauber, und ich weiß inzwischen natürlich selbst, daß ich gar keinen Krebs habe."

Kapitel 32

Vervain – Eisenkraut

Schlüssel: Überanstrengung, Streß, innere Spannung, Überschwenglichkeit

Vervain ist das Mittel für die Extreme innerer Energie, die sich in Form von übertriebenen Anstrengungen, Streß und Spannung manifestieren. *Vervain* ist für jene Menschen, die sich mit schierer Willensgewalt dazu zwingen, Dinge zu tun, die ihre körperlichen Kräfte übersteigen. Solche Leute leben und zehren praktisch von ihrer Nervenkraft, und das führt zu physischer Erschöpfung, Krankheit und Nervenzusammenbrüchen. Der *Vervain*-Typ hat sehr festgefügte Meinungen und Vorstellungen, die er kaum je zu ändern bereit ist und am liebsten anderen Menschen oktroyiert. Er peitscht eine Angelegenheit bis zum letzten durch, wenn er von ihrer Richtigkeit überzeugt ist. Solche Menschen sind die Fanatiker, die Reformer, die Propagandisten und Märtyrer für eine Sache. Sie besitzen großen Mut und sind bereit, sich auch in Gefahr zu begeben, um ihre Grundsätze zu verteidigen. In der Regel sprechen und bewegen sie sich rasch und haben einen drahtigen Körper. Oft lassen andere sich von ihrem Enthusiasmus mitreißen und erleben dann später, daß sie unter dem Druck dieses Einflusses erschöpft werden. Die *Vervain*-Menschen sind reizbar und empfindlich; sie ärgern sich und regen sich auf, wenn sie nicht alles tun können, was sie tun wollen. Das Gefühl, nicht schnell genug voranzukommen, spornt sie zu noch größeren Anstrengungen an. Für *Vervain* typisch sind folgende Worte: „Im Denken bin ich dem Körper immer schon einige Sprünge voraus. Ich stolpere über mich selbst, und mein Puls fängt sofort an zu steigen." Ein anderer Patient schreibt: „Ich befinde mich in einem Zustand der Anspannung und Übereifrigkeit, der mir erhebliche Schlafstörungen bereitet. Ich stelle fest, daß ich mir viel zuviel aufbürde und keine Minute zum Ausspannen übrig habe. Ich überschätze meine Kräfte, und das hält mich nachts wach; oder wenn ich schlafe, wache ich plötzlich wegen irgendwelcher beunruhigender Gedanken auf, und das verdirbt mir den Schlaf." Die *Vervain*-Menschen sind so aufgedreht, daß sie Körper und Gemüt nie entspannen können, und dies führt zu großer Müdigkeit und Überanstrengung. Das ist ein verschwenderischer, falscher Einsatz der Energie, denn er raubt dem Körper die Vitalität, was wiederum die Widerstandskräfte gegen Erkrankungen schwächt. Ein Patient schrieb uns: „Ich weiß, daß ich nervös und empfindlich bin. In meiner Jugendzeit sagten die Leute, daß ich mich wie ein 'geölter Blitz' bewege. Ich habe nicht die Gewohnheit, mein eigenes Urteilsvermögen anzuzweifeln und habe einen immensen Glauben an die Richtigkeit meiner Ansichten." Dr. Bach schrieb über die *Vervain*-Menschen: „Sie zeigen die erregte Begeisterung, großes Wissen zu besitzen, und das brennende Verlangen, alle in die gleiche Lage zu setzen, aber ihr Enthusiasmus mag ihrer Sache im Wege stehen. Es *[Vervain]* ist das Heilmittel gegen Übertreibung. Es lehrt uns, daß wirklich Großes eher durch *Sein* als durch *Tun* erreicht wird."

Der positive Aspekt von *Vervain* zeigt sich im ruhigen, weisen Menschen, der sein Gemüt kennt und weiß, daß auch andere ein Recht auf eigene Meinungen haben. Ein solcher Mensch bleibt geistig flexibel; er ist immer bereit, anderen zuzuhören und seine Meinung zu ändern, wenn er sich davon überzeugt hat, daß dies notwendig ist.

Fallbeispiele

Aus den Aufzeichnungen von Dr. F. J. Wheeler: „Mann, mittleren Alters, ein sehr angespannter Mensch, energisch und dogmatisch. Er hatte seit Jahren einen krampfartigen Schmerz in der linken Leiste. Die ursprüngliche Diagnose lautete Blähungen, aber ein Röntgenbild zeigte, daß sich in der linken Niere ein Stein gebildet hatte. Der Mann lehnt eine Operation ab. Das war im Februar 1933. In der Zeit bis Oktober desselben Jahres – in diesem Monat suchte er meinen ärztlichen Rat – hatte er drei schwere Schmerzattacken pro Woche. Er konnte vor Schmerzen nicht einmal ruhig im Bett liegen bleiben. Ich gab ihm *Agrimony* für seine innere Pein und *Impatiens* für seine Anspannung. Die Blütenmittel linderten den Schmerz, und der Patient konnte wieder arbeiten. Fünf Tage danach kehrten die Schmerzen zurück, und er hatte nachts sehr zu leiden. Diesmal gab ich ihm noch *Vervain* für seine innere Spannung, seinen starken Willen und seine Entschlossenheit, nicht aufzugeben. Das war um 9 Uhr vormittags. Später erhielt ich eine schriftliche Mitteilung folgenden Inhalts von ihm: ‘Ca. 10.30 Uhr. Ich ging auf die Toilette, um Wasser zu lassen. Eine Minute lang kam gar nichts, doch dann kam mit einem scharfen Schmerz der Stein heraus! Ich werde heute abend nach der Arbeit bei Ihnen vorbeikommen.‘ Der Mann war also rund anderthalb Stunden nach Einnahme von *Vervain* zur Arbeit gegangen. Am Abend brachte er den Stein mit, er wog ungefähr 0,2 Gramm. Abgesehen von sehr leichten Beschwerden während einiger Tage nach dem Abgang des Steines ging es dem Patienten sehr gut. Sein letzter Bericht im Jahre 1951 stellte fest, daß es ihm gut gehe, und keine Schwierigkeiten mehr zu beklagen seien.“

Frau, 49 Jahre, verwitwet. Sie befand sich in einem Zustand dauernder Spannung. Sie war überängstlich und das Opfer grundloser Befürchtungen, die ihr Urteilsvermögen beeinträchtigten und ihren Schlaf störten. Nie konnte sie einen Augenblick zum Entspannen finden. Tagsüber zeigte sie sich aktiv und zuversichtlich, abends und nachts aber peinigten sie ihre Befürchtungen und unbegründeten Ängste sehr. Ihr Leben bestand nur noch aus Arbeit, für Leichtigkeit war kein Platz übrig. Das Typenmittel *Vervain* wurde aufgrund der überaktiven Wesensart und der daraus entstehenden inneren Spannung verordnet; *Aspen* für die Angst und die grundlosen Befürchtungen; *White Chestnut* für das überdrehte Gehirn und die sorgenvollen Gedanken, die die Patientin am Schlafen hinderten. Innerhalb von vier Wochen ging es ihr bereits wesentlich besser. Sie war nun viel ruhiger und hatte nur noch eine unangenehme Nacht erlebt, seit sie mit der Einnahme der Blütenmittel begonnen hatte. Ihr Schlaf wurde normal und erquickend, und sie fand auch tagsüber Zeit, sich zu entspannen.

Mann, 52 Jahre. In seinem Brief charakterisierte er sich selbst als „Kämpfer“, als einen aktiven, aber frustrierten Menschen. Wir zitieren: „Wenn ich mir um etwas Sorgen mache, dann lasse ich mich davon völlig absorbieren – wie bei allen Dingen –, und Sorgen mache ich mir, weiß Gott, viele." Er tadelte sich selbst schwer wegen gewisser Erlebnisse in der Jugendzeit. Diese Schuldgefühle setzten ihn nun in eine dauernde nervliche Hochspannung und erzeugten eine ernste Magenstörung, Übersäuerung und Schmerzen. Das Typenmittel *Vervain* wurde ihm für sein aggressives, angespanntes Wesen verordnet, dazu *Pine* wegen der Selbstvorwürfe. Nachdem er die Mittel zwei Monate eingenommen hatte, konnte er berichten, daß die Magenschmerzen allmählich zurückgegangen und am Ende ganz verschwunden seien. Er fügte hinzu, daß er einen Sinn für Humor gewonnen habe, das Leben nun leichter nehme und es sogar genieße.

Mann, mittleren Alters. Durch einen Unfall hatte er auf einem Auge das Sehvermögen verloren. Als er eines Morgens im Bett lag und die Zeitung las, wurde sein anderes Auge plötzlich schwächer, und er erblindete vollständig. Der Augenarzt, den er konsultierte, teilte ihm mit, es sei möglich, daß sein Augenlicht in drei Monaten wiederhergestellt sei, aber mehr könne er ihm nicht versprechen. Auf Zureden mehrerer Freunde stimmte der Patient zu, die Bach- Blütenmittel auszuprobieren. Im Laufe unseres Gesprächs erwähnte er, daß er ein Perfektionist sei, und sich nie mit etwas zufrieden geben würde, das nicht perfekt sei. Sein Perfektionismus war ein Hinweis auf *Vervain*, das ihm auch ohne weitere Mittel verordnet wurde. Innerhalb einer Woche war sein Sehvermögen völlig wiederhergestellt. Seit damals fährt er wieder Auto und geht regelmäßig ins Kino, hatte aber insgeheim immer die Angst, sein Augenlicht wieder zu verlieren und unter dem gleichen seelischen Schock leiden zu müssen wie schon zuvor. *Star of Bethlehem* wurde ihm verordnet, in diesem Falle vorbeugend, d.h. um einen weiteren Schock zu *verhindern,* und um auch den *Gedanken* an einen Schock aufzulösen. Etliche Jahre danach schrieb er uns, daß es keinen Rückfall mit den Augen gegeben habe.

Frau, 74 Jahre, verwitwet. Sie war sowohl körperlich als auch geistig ein aktiver und energischer Mensch. Sie war immer sehr bestimmt und jederzeit bereit, andere davon zu überzeugen, daß sie recht hatte. Seit ihrem einundzwanzigsten Lebensjahr litt sie unter Migräne. Die Anfälle waren sehr schwer und kamen in der Regel, wenn sie ausgehen und Bekannte besuchen wollte. Sie war in allen Dingen übereifrig und empfand Groll im Zusammenhang mit den Grenzen, die die Kopfschmerzen ihren Plänen setzten. Als Typenmittel wurde ihr *Vervain* wegen ihres Übereifers und ihrer dogmatisch-schulmeisternden Art verordnet; zusätzlich bekam sie *Willow* gegen ihren Groll. In ihrem ersten Bericht nach zweimonatiger Einnahme der Medizin teilte sie uns mit, daß sie nur noch einmal Kopfschmerzen gehabt habe. Ihr letzter Brief ließ uns wissen, daß die Patientin nun festgestellt habe, daß ihr Leben ruhiger und angenehmer geworden sei.

Kapitel 33

Vine – Weinrebe

Schlüssel: machthungrig, dominierend, unbeugsam, ehrgeizig

Die *Vine*-Menschen sind tüchtig, sicher, willensstark und ehrgeizig. Sie sind rasche Denker, auf die man sich im Notfall verlassen kann, da sie die richtigen Anweisungen geben und andere zuverlässig lenken. Doch sie haben die Neigung, ihre großen Talente einzusetzen, um Macht zu gewinnen und andere Menschen zu beherrschen. Sie gehen rücksichtslos über die Meinungen anderer hinweg und verlangen und erwarten bedingungslosen Gehorsam. Sie gieren nach Macht und Autorität; sie sind skrupellos in ihren Methoden, um ihre Ziele zu erreichen. Nie stellen sie in Frage, daß sie alles besser als jeder andere wissen, und ihren Willen zwingen sie jedem auf. Typische Züge des *Vine*-Charakters finden wir in folgenden Zitaten aus Briefen. „Sie ist tüchtig und macht jede Arbeit gut, und sie erwartet, daß jedermann tut, was sie sagt"; „Sie ist der Gesetzgeber im Hause, und ihrem Gesetz haben alle, auch ihre Freunde, zu folgen – die infolgedessen natürlich nur selten zu Besuch kommen." *Vine*-Menschen können Tyrannen und Diktatoren sein – zum Beispiel Eltern, die Heim und Familie mit eiserner Disziplin beherrschen. Sie scheinen in der Tat sogar ihre Macht über andere zu genießen, denn sie zeigen sich hart und grausam und ohne eine Spur von Mitgefühl gegenüber denen, die um sie sind. Wenn sie erkranken, haben sie noch die Tendenz, dem Arzt Anweisungen zu geben; die Menschen, die sie pflegen, werden in Trab gehalten und haben alle Mühe mit dem Versuch, den Instruktionen des Patienten zu folgen. *Vine*-Menschen haben selten Meinungsverschiedenheiten oder Streit, denn sie sind sich absolut sicher, recht zu haben. Sie haben nicht das Verlangen, andere zu ihrer Denkweise umzustimmen oder zu bekehren. Sie fordern einfach Gehorsam, das ist für sie selbstverständlich und wird hinsichtlich seiner Berechtigung nie hinterfragt. Wenn es dem *Vine*-Typ nicht gelingt, die Macht über einen anderen Menschen zu gewinnen, verliert er schnell das Interesse an ihm und ignoriert ihn von da an einfach. Die starre Haltung und der unbeug-

same Willen des *Vine*-Typs, verbunden mit seiner angeborenen harten bis grausamen Wesensart, manifestiert sich häufig in extremer Spannung. Diese wiederum führt zu schmerzhaften körperlichen Beschwerden wie z.B. Krankheiten, die mit Unbeweglichkeit, Steifheit, hohem Blutdruck, Verhärtung der Arterien und anderen Formen physischer Behinderung einhergehen.
Die positive Seite des *Vine*-Typs finden wir verkörpert im weisen, liebe- und verständnisvollen Regenten, Anführer oder Lehrer. Jeder, der diese Eigenschaften besitzt und sie gebraucht, um andere zu leiten, hat das Dominieren nicht nötig. Er ist der, der den Menschen hilft, sich selbst zu erkennen und ihren Lebensweg zu finden. Er ist der Anführer, der die Menschen in seiner Umgebung inspirieren kann durch seine unerschütterliche Zuversicht und Gewißheit.

Fallbeispiele

Frau, 38 Jahre, verheiratet. Sie schrieb: „Ich bin Blutspenderin und habe es wohl übertrieben. Jetzt habe ich Kopfschmerzen und mache mir deswegen Sorgen; ich kann keinen Hut mehr tragen. Von Natur aus bin ich sehr entschlossen. Ich liebe meinen Mann und meinen Hund, aber ich regiere sie mit eiserner Hand. Ich komme mit Menschen aus, wenn sie meine Ansichten teilen und die Dinge auf meine Weise tun." Aufgrund ihrer dominierenden Art wurde *Vine* als Typenmittel verordnet, dazu *Mimulus* wegen der Angst und Nervosität um die Kopfschmerzen. Zwei Monate danach schrieb sie wieder: „Jetzt fühle ich mich schon viel besser. Die Kopfschmerzen haben aufgehört, und ich kann wieder Hüte tragen. Ich bin nicht mehr so aggressiv wie früher."

Frau, 45 Jahre, verheiratet. Sie war Mutter von drei Kindern, von denen sie absoluten Gehorsam verlangte. Von Natur aus war sie selbst eine fähige und zielstrebige Frau. Als sie zu uns kam, litt sie unter einem arthritischen Knie, das ihr viele Dinge, die sie tun wollte, unmöglich machte, und so breitete sich ein Gefühl von Frustration und Hoffnungslosigkeit aus. *Vine* wurde aufgrund des dominierenden Naturells verordnet, außerdem *Gorse* für das Gefühl von Frustration und Hoffnungslosigkeit. Im Laufe von drei Monaten besserte sich der Zustand der Patientin allmählich. Danach konnte sie normal und ohne Knieschmerzen gehen, obwohl das Gelenk noch etwas steif war. Sie sagte, daß sie sich innerlich viel wohler fühle, und daß die ganze Familie zu Hause nun glücklicher sei. Die Behandlung wurde noch einen weiteren Monat fortgeführt, und seitdem kam es zu keinem Rückfall.

Mann, 65 Jahre, verheiratet. Er war Arzt, ein sehr entschlossener und eindringlicher Mensch. Der hervorragende Heiler bestand darauf, daß seine Patienten und seine Familie ihm unbedingten Gehorsam leisteten, und dieser Anspruch war in der Regel gerechtfertigt. Als wir hinzugerufen wurden, litt er an einem Hexenschuß auf der rechten Seite und hatte Krämpfe in den Waden. Zur gleichen Zeit hatte er eine schwere Grippe bekommen, die mit hohem Fieber verbunden war. Seine einzige Sorge war, daß er sich nicht um seine Patienten kümmern könne. Das Typenmittel *Vine* wurde ihm aufgrund seines gebieterischen Wesens verordnet, weiterhin *Elm,* da er meinte, in seiner Verantwortung den Patienten gegenüber zu versagen, sowie *Rock Rose* aufgrund seines ernsten Gesundheitszustandes und der hohen Körpertemperatur. In den ersten beiden Tagen nach Beginn der Behandlung sank die Temperatur auf einen normalen Wert, der Patient sah wesentlich besser aus, und auch der Hexenschuß hatte sich weitgehend gebessert. Daraufhin wurde ihm noch *Hornbeam* gegeben, um seine Kräftigung zu unterstützen. Binnen einer Woche konnte er seine Arbeit in der Praxis wieder aufnehmen. Alle Schmerzen in Rücken und Beinen waren verschwunden. Seine Tochter bemerkte: „... und er ist auch nicht mehr so streng!"

Mann, 47 Jahre, im Kolonialdienst. Er war Vater von drei Kindern und verlange absoluten Gehorsam nicht nur von ihnen, sondern auch von allen, die unter ihm arbeiteten. Als er zu uns kam, war er körperlich in sehr schlechtem Zustand. Er litt unter Darmbeschwerden, die durch unreine Milch verursacht waren, außerdem hatte er Hämorrhoiden und ungewollten Stuhlabgang; auf Mauritius hatte sich dieses Leiden durch eine Amöbenruhr noch verschlimmert. Der Patient war sehr übergewichtig. Er sagte, daß er sich eigentlich nicht krank fühle, aber er habe starke Schmerzen in den Schultern, die ihn – zusammen mit den Bauchbeschwerden und der Inkontinenz – sehr störten. *Vine* wurde ihm als Typenmittel aufgrund seiner autoritären Art verordnet, außerdem *Impatiens* für seine Reizbarkeit und *Crab Apple* zur Bereinigung des Stuhlabgangs. Der erste Bericht des Patienten deutete an, daß die Leibschmerzen leichter wurden und der Schlaf tiefer, die anderen Beschwerden hielten jedoch noch an. Nach zwei Monaten meldete er sich wieder und sagte, daß er innerlich glücklicher und optimistischer sei, auch die Stuhlinkontinenz beginne sich zu bessern. Er setzte die Behandlung fort, bis er schließlich berichten konnte, daß er geheilt sei. Der ungewollte Stuhlabgang hatte aufgehört, die Leib- und Schulterschmerzen waren verschwunden, er hatte Gewicht verloren, war in seinem Wesen viel weniger streng und dafür glücklicher – was seine Familie sehr zu schätzen wußte.

Frau, 45 Jahre, Heilerin. Eine ihrer Freundinnen charakterisierte sie folgendermaßen: „Sie sagt jedem – bis hin zum Bischof – auf den Kopf zu, was er tun sollte, wie seine Gefühlslage beschaffen ist und welche guten Eigenschaften fehlen und deshalb gepflegt werden sollten. Sie ist für ihre Freunde und Mitarbeiter sehr schwierig und anstrengend." Die Patientin hatte sich überarbeitet und einen Kollaps erlitten, sie litt auch unter blutenden Hämorrhoiden. Als Typenmittel wurde ihr *Vine* verordnet, sowohl in Form von Tropfen zur Einnahme, wie auch als Salbe, die nach jedem Stuhlgang direkt auf die Hämorrhoiden aufzutragen sei. Ihr erster Bericht teilte uns mit, daß sie sich besser fühle, und die Hämorrhoiden hätten aufgehört zu bluten, seien aber noch vorhanden. Im zweiten Bericht hieß es, die Patientin fühle sich wesentlich wohler und könnte bereits wieder arbeiten. Eine Hämorrhoide sei noch vorhanden, blute aber nicht. Im letzten Bericht sagte sie, daß nun alle Hämorrhoiden spurlos verschwunden seien, und sie selbst wieder hart arbeite. Sie fügte hinzu, daß ihr aufgefallen sei, daß sie jetzt die guten Eigenschaften in anderen Menschen sehe statt ihrer Fehler, und ihr Freundeskreis sei von ihrer inneren Wandlung sehr angetan.

Frau, verheiratet, keine Kinder. Sie arbeitete sehr tüchtig, wollte aber jedermann dominieren, einschließlich ihres Mannes. Immer wollte sie anderen etwas Gutes tun, ob es den so Beglückten nun behagte oder nicht. Sie sagte, daß sie gut mit den Leuten auskäme, wenn diese die gleichen Ansichten hätten wie sie, und sie selbst habe natürlich in jedem Falle den richtigen Standpunkt! Als sie zur Behandlung zu uns kam, war sie körperlich in schlechter Verfassung. Sie hatte häufig Erkältungen, und wenn sie einen Hut trug, bekam sie davon Kopfschmerzen. *Vine* wurde ihr als Typenmittel wegen ihrer sehr beherrschenden Persönlichkeit verordnet, dazu *Impatiens* für die innere Spannung und die Kopfschmerzen. Nach ungefähr sechs Wochen berichtete sie, daß die Kopfschmerzen verschwunden seien, und sie ohne Probleme auch wieder Hüte tragen konnte. Es waren auch keine Erkältungen mehr aufgetreten und sie fühlte sich sehr wohl. Aber, wie sie selbst sagte, am wichtigsten sei: „Wissen Sie, ich bin nicht mehr halb so aggressiv wie früher, und meine Bekannten haben auch schon Bemerkungen darüber gemacht."

Mann, 69 Jahre. Sein ganzes Leben war er als guter Arbeiter bekannt gewesen, als ein Mensch, der auch in einem Notfall seinen klaren Kopf behielt. Er besaß einen starken, entschlossenen Charakter und schätzte es, wenn die Dinge auf seine Art getan wurden. Als er in den Ruhestand ging, entwickelte sich eine rheumatische Arthritis in Rükken und Hüften, und nach dem Tod seiner Frau verschlimmerte sich sein Leiden noch. Als er zu uns kam, war er sehr deprimiert und ohne Hoffnung; er konnte nur die Schattenseite des Lebens sehen und fühlte sich einsam. Die Schmerzen waren so stark, daß er sich nicht mehr aufrecht halten konnte. Er bekam *Vine* verschrieben aufgrund seines entschlossenen Charakters, ferner *Gorse* für die Hoffnungslosigkeit sowie *Impatiens* wegen seiner körperlichen und inneren Spannung. Er begann mit der Behandlung im November 1967. Allmählich wandelte sich seine Einstellung zum Leben. Er schöpfte neue Hoffnung und war nicht mehr so pessimistisch, als er feststellte, daß er gerader stehen konnte, und die Schmerzen immer weiter nachließen. Er setzte die Behandlung bis Juli 1968 fort. Bis dahin konnte er schon mit Leichtigkeit und völlig schmerzfrei fünf Kilometer pro Tag gehen. Er konnte alle Arbeit im Hause und auch schwere Gartenarbeit verrichten, ohne sich zu erschöpfen. Er war aufgeblüht und fröhlich und immer bereit, auch seinen Nachbarn bei deren Arbeit im Garten zu helfen. Die arthritischen Gelenke waren wesentlich besser geworden. Obwohl die Hüften immer noch etwas steif waren, war er doch völlig beschwerdefrei und man konnte davon ausgehen, daß die Arthritis zum Stillstand gekommen war. Er blieb weiter mit uns in Verbindung und hatte nie einen Rückfall zu melden.

Kapitel 34

Walnut – Walnuß

Schlüssel: überempfindlich gegenüber Einflüssen und Ideen, 'die Blüte, die den Durchbruch schafft'

Der *Walnut*-Typ hat feste Ideale und Ziele im Leben. Diese Ziele, die er sehr eifrig bemüht ist zu erreichen, sind ihm so wichtig, daß er darüber Konventionen, die ihm vielleicht im Wege stünden, schlichtweg ignoriert. Nur selten werden *Walnut*-Menschen von anderen beeinflußt, aber sie lassen sich von einer stärkeren, dominierenden Persönlichkeit umstimmen, auch von zwingenden Umständen. Eine Verbindung mit der Vergangenheit – Familienbande, Macht der Gewohnheit etc. – kann ihre Pläne vereiteln und sogar den Kurs ihres Lebensweges verändern. Sie müssen frei sein von solchen Bindungen, um ihre Mission zu erfüllen. *Walnut* bricht die Brücken zur Vergangenheit ab. *Walnut* ist das Mittel, daß den Menschen von solchen Fesseln befreit und vor Einflüssen von außen schützt. Dr. Bach schrieb: „Walnuß ist das Mittel für weiterführende Übergangsphasen: Zahnen, Pubertät, Wechseljahre. Auch für große Entscheidungen im Laufe des Lebens, wie Wechsel der Religion, des Berufes, des Landes, in dem man lebt. Es ist das Heilmittel für die große Veränderung. Das Mittel für jene, die beschlossen haben, in ihrem Leben einen großen Schritt voranzugehen. Die Entscheidung, weiterzuschreiten, mit alten Konventionen zu brechen, alte Grenzen und Beschränkungen hinter sich zu lassen und neu, auf bessere Weise, zu beginnen, bringt häufig körperliche Beschwerden mit sich wegen der leichten Gefühle des Bedauerns, des Herzeleides bei der Trennung von alten Banden, alten Verbindungen, alten Gedanken. ... Ohne Zweifel ist diese Arznei stark, wo es einen Bann zu brechen gilt, sei es eine Bindung an die Vergangenheit – auch, was wir ererbt nennen –, oder Umstände der Gegenwart."[9]
Der positive Aspekt des *Walnut*-Charakters ist Beständigkeit und Entschlossenheit, die sich bei Menschen zeigen, die nach ihrem Glauben

[9] Edward Bach: *Der Walnußbaum* (in: *Gesammelte Werke,* Kp. III)

ihr Lebenswerk vollbringen, ohne sich von widrigen Umständen davon abhalten oder von Meinungen und Spott anderer daran hindern zu lassen. Das sind die Züge des Pioniers und Erfinders. Dr. Bach war selbst ein gutes Beispiel des *Walnut*-Typs. Er löste sich von allen alten Vorstellungen über die Heilkunst, um eine bessere Methode zu finden, die Menschen zu heilen. Das tat er trotz des Gespötts, ausbleibender Ermutigung und gegenteiligen Ratschlägen seitens seiner früheren Kollegen. Er hielt durch, selbst gegen den starken Einfluß seiner eigenen Ausbildung und medizinischen Praxis.

Fallbeispiele

Frau, 50 Jahre, verheiratet. Als sie zu uns kam, war sie gerade in den Wechseljahren. Sie litt unter wundmachendem Ausfluß, Hitzewallungen und Verstopfung. Sie war gereizt und deprimiert, voll Hoffnungslosigkeit und Groll und lag sich mit jedem in den Haaren. Jeden Monat hatte sie starke Kopfschmerzen und Gallenbeschwerden. Früher war sie eine völlig ausgeglichene, energische und hart arbeitende Frau, aber jetzt hatte sie das Gefühl, sie könne kaum den Tag über durchstehen, und das Leben war ihr eine Last. *Walnut* war das Mittel, das durch die radikalen Veränderungen des Klimakteriums angezeigt wurde; *Gorse* erhielt die Patientin wegen ihrer Depression. In den ersten drei Monaten der Behandlung änderte sich nichts an ihrem Zustand, aber gegen Ende des ersten Monats bemerkte die Patientin, daß der Ausfluß zum Stillstand gekommen sei, auch das Wundheitsgefühl habe aufgehört. Kopfschmerzen oder Gallenbeschwerden hatte sie den ganzen Monat nicht zu beklagen gehabt. Bei ihrem zweiten Besuch sagte sie, daß sie vielleicht zu sehr an ihrer Tochter hänge. Seit diese von zu Hause ausgezogen war, fühlte sich die Patientin so einsam. Daraufhin bekam sie zusätzlich zu den beiden anderen Blütenmitteln noch *Chicory* für ihre besitzergreifende Art von Liebe. Einen Monat später meldete sie sich wieder. Der Ausfluß hatte inzwischen ganz aufgehört und die Wundheit war verschwunden; die Patientin fühlte sich in jeder Hinsicht besser. Sie setzte die Behandlung noch weitere drei Monate fort, dann teilte sie uns mit: „Jetzt geht es mir soviel besser; ich habe viel mehr Energie und bin weitaus glücklicher und fröhlicher. Das ist wirklich ein 'Wechsel' im allerbesten Sinne! Ich denke jetzt nur noch an das Glück meiner Tochter."

Frau, 45 Jahre, ledig. Viele Jahre stand sie unter dem beherrschenden Einfluß eines Freundes und hatte sich erst vor kurzem aus dieser Bindung lösen können. Seit dieser Zeit litt sie dauernd unter Gesundheitsstörungen und ihrem Pech. Als sie zu uns zur Behandlung kam, war sie sehr niedergeschlagen. Sie hatte eine Reihe von Erkältungen gehabt, Nebenhöhlenbeschwerden und Nackensteifigkeit. Sie sagte, sie sei früher „sehr am Leben interessiert gewesen. Jetzt schien alles nur schiefzugehen." Sie hatte schon viele verschiedene Behandlungsarten versucht, aber ohne Erfolg. Die Patientin *dachte,* sie hätte sich von dem dominierenden Einfluß ihres Freundes befreit, aber die Bindung war noch nicht gelöst; sie war immer noch von Angst und Haß gegen ihren früheren Gefährten erfüllt. *Walnut* wurde ihr verordnet, um sie vor jeglichen unerwünschten Einflüssen zu schützen und zu helfen, die Trennung auch innerlich zu vollziehen; *Rock Rose* bekam sie für ihre Angst, die sich bis zu panischer Furcht steigerte. Der Gesundheitszustand der Patientin begann sich fast augenblicklich zu bessern; sie konnte sich von ihren Erkältungssymptomen rascher erholen, aber die Steifheit im Nacken blieb noch bestehen. Sie schlief besser, wachte aber des öfteren mit sehr melancholischem Gemüt auf. Daraufhin erhielt sie zusätzlich zu der Ausgangs-Medikation die Blütenarznei *Mustard,* um ihre Melancholie auszugleichen. Die Besserung machte weitere Fortschritte, und Hoffnung und Interesse am Leben kehrten wieder. In diesem Stadium wurde der Patientin klar, daß sie die Angst und den Haß ausschalten müßte, wenn sie völlig freiwerden wollte von den Einflüssen und Bindungen der Vergangenheit. *Walnut, Rock Rose* und *Centaury* bildeten die nächste Blütenkombination, die ihr Kraft geben und ihre Entschlossenheit stärken sollte. Die Patientin nahm die Arznei einige Monate ein, bis ihre Gesundheit völlig wiederhergestellt war. Am wichtigsten für sie war aber, daß sie sich nun frei fühlte, ihr Leben so zu führen, wie sie es sich schon immer gewünscht hatte: frei von jeglichen Einflüssen von außen.

Frau, 40 Jahre, ledig. Sie war Geschäftsfrau in einer verantwortungsvollen Position und besaß einen überaus starken Charakter. Anfang 1957 wurde sie das Opfer plötzlicher und schwerer Attacken der Ménièreschen Krankheit (Symptomenkomplex: anfallsweise Drehschwindel, Übelkeit, Erbrechen, Ohrensausen, einseitige Schwerhörigkeit bis Taubheit – Anm.d.Ü.) und mußte ihre Arbeit unterbrechen. Ihr wurde schwindlig, sie mußte sich übergeben und konnte nicht mehr aufrecht gehen. Als sie sich an uns wandte, war sie sehr ängstlich und nervös. *Walnut* wurde ihr aufgrund der Störung verordnet, die die Krankheit für ihr Leben bedeutete. Weiterhin erhielt sie *Mimulus* wegen ihrer Ängste und *Scleranthus,* um den Drehschwindel und die Gleichgewichtsstörungen zu neutralisieren, die Anzeichen einer Ungewißheit in ihrem Wesen waren. Sie bekam die Arznei von uns, beschloß aber, nur dann von ihr Gebrauch zu machen, wenn sie sich krank fühlte, sie aber nicht einzunehmen, solange sie sich wohl fühlte. Das stand im krassen Widerspruch zu den Anweisungen, die wir ihr gegeben hatten. Die Folge war, daß die Patientin eine gewisse Besserung erlebte; die Symptome kehrten aber im Herbst wieder, und sie hatte über häufige, aber leichtere Anfälle zu klagen. Nach einer weiteren Konsultation beschloß sie, die Arznei so einzunehmen, wie es verordnet war, und zwar regelmäßig. Nun wurden ihr *Walnut, Scleranthus* und *Oak* verschrieben, letzteres aufgrund der Tatsache, daß die Patientin trotz ihrer Behinderung durch die Krankheit durchgehalten hatte. *Mimulus* erhielt sie nicht mehr, weil sie alle Angst vor den Attakken verloren hatte. Nun begann sich ihr Zustand stetig zu bessern, und im Januar 1960 schrieb sie uns: „Ich bin glücklich, Ihnen mitteilen zu können, daß ich seit Weihnachten 1957 keinen ernsten Anfall mehr gehabt habe. Doch ich habe noch mehr Gutes zu melden: Die Ohrgeräusche, die ich bei Ihnen gar nicht erwähnt hatte und die schon vor gut vier Jahren – also noch vor den Anfällen – begonnen hatten, haben aufgehört. Das Gehör hat sich also auch gebessert!“

Frau, 50 Jahre, verheiratet. Sie war in den Wechseljahren und litt unter lästigen Hitzewallungen. Diese störten sie bei ihrem Wirken als Sozialarbeiterin in der Stadt, in der sie lebte. Sie teilte uns mit, daß sie sich von anderen zu sehr beeinflussen lasse, die ihr rieten, sie solle die Arbeit aufgeben, um eine Zeitlang auszuruhen. Das wollte sie nicht tun, obschon der Druck auf ihr sehr groß war. *Walnut* wurde ihr verordnet, um dem Meinungsdruck ihrer Umwelt entgegenzuwirken, aber auch, um ihr bei dem Wechsel im Körperlichen zu helfen, der ihre bisher gewohnte Lebensroutine verändern sollte. (*Walnut* ist das Mittel, das die Auswirkungen jeder Veränderung neutralisiert, die in die normale Aktivität im Leben eines Menschen eingreift. Solche Veränderungen können zum Beispiel verursacht sein durch Zahnung, Einschulung, Adoleszenz, Klimakterium, Wohnortwechsel – oder eine neue Schwiegermutter.) Nach circa sechs Wochen schrieb die Patientin: „Die Arznei hat bei mir Wunder gewirkt. Es ist wie ein Traum, und ich fühle mich jetzt wie ein neuer Mensch. Ich habe keine Hitzewallungen mehr."

Frau, 84 Jahre, eine Geistheilerin. Sie hatte festgestellt, daß sie derartig sensitiv geworden war, daß sie die körperliche Verfassung der Menschen aufnahm, die zu ihr zur Heilbehandlung kamen. Da ihr eigener Körper schwächer wurde, war sie selbst mehr dem infizierenden Einfluß der Krankheiten anderer Menschen ausgesetzt. Sie hatte zunehmend den Eindruck, daß ihre eigene Schwäche so ausgeprägt sei und ihr Wirken als Heilerin so sehr behinderte, daß sie ihre Praxis aufgeben müßte. Der Patientin wurde *Walnut* verordnet, um sie von den Einflüssen anderer Menschen abzuschirmen. Innerhalb weniger Wochen fühlte sie sich viel besser und kräftiger; sie sagte, sie falle nun nicht mehr den Krankheiten und Beschwerden ihrer Patienten zum Opfer.

Mann, 22 Jahre. Bereits in jungen Jahren hatte er als Wunderkind gegolten; schon mit vier konnte er lesen. Nun lehrte er Geschichte in einer großen Schule, mußte seine Arbeit aber verlassen, weil er anfing, Stimmen zu hören und unter schrecklichen Alpträumen zu leiden. Diese Dinge schrieb er selbst dem Einfluß eines Mannes zu, den er vor einigen Jahren kennengelernt habe. *Walnut* wurde ihm verordnet, um ihn von dem Einfluß frei zu machen, den jener Mann auf ihn ausgeübt hatte, handelte es sich hier doch um eine Störung der Arbeit, die der Patient gerne ausübte. Fernerhin bekam er *Rock Rose* für den Schrekken der Alpträume und der Stimmen. Sein erster Bericht setzte uns davon in Kenntnis, daß er körperlich nun völlig entspannen könne; weiterhin schlafe er ohne Alpträume, und die Stimmen, die er wahrnahm, würden weniger. Er setzte die Behandlung noch sieben Monate fort und machte in dieser Zeit trotz einiger kleinerer Rückschläge gute Fortschritte. Während der ganzen Zeit nahm er *Walnut* ein, verbunden mit wechselnden weiteren Blütenmitteln, die nach seiner Gemütsverfassung ausgewählt wurden. Schließlich fühlte er sich wieder als freier Mensch und hatte sich völlig von jenem Manne getrennt, der die Probleme verursacht hatte. Man bot ihm eine glänzende Dozentenstelle an, und er sagte zu.

Frau, 39 Jahre, ledig. Sie war eine Karrierefrau. Sie lebte mit einer Tante zusammen, die sehr dominierend und zum Beruf der Patientin sehr ablehnend eingestellt war – ja, sie tat, was in ihren Möglichkeiten stand, um sie an der Arbeit zu hindern. Als sie zu uns zur Behandlung kam, war sie in sehr schlechtem gesundheitlichen Zustand und kam bereits in die Wechseljahre. Sie sagte, daß sie ihre Arbeit liebe und beruflich ständig weiter vorankomme; sie beabsichtige nicht, dies aufzugeben. Aber es fiel ihr schwer, der Opposition ihrer Tante Widerstand zu leisten, und sie empfand tiefen Groll gegen sie. *Walnut* wurde ihr verordnet, um sie von dem Einfluß ihrer Tante frei zu machen, dazu *Willow* gegen ihren Groll. Nach ungefähr sechs Wochen suchte sie uns erneut auf und teilte uns gute Nachrichten mit. Sie fühlte sich ruhiger, stärker und empfand auch weniger Groll gegen ihre Tante; sie war aber mehr denn je entschlossen, in dem Beruf ihrer Wahl weiterhin zu arbeiten. Nach einem weiteren Monat sagte sie, sie könne sich gegen ihre Tante behaupten, ohne daß es ihr etwas ausmache, und sie fühle sich besser als Jahre zuvor.

Folgendes ist ein Auszug aus dem Brief, den wir von der Mutter eines Kindes erhielten: „Mein kleiner Sohn hatte Schwierigkeiten beim Zahnen; er war mürrisch, schlief schlecht und weinte häufig. Nichts, was ich tun konnte, vermochte ihm zu helfen, und dann erinnerte ich mich, daß Dr. Bach sagte, *Walnut* helfe ‘in allen weiterführenden Übergangsphasen‘, und das Zahnen sei eine solche Phase im Leben. Ich gab dem Jungen *Walnut,* und er fing praktisch sofort an, ungestört zu schlafen und weniger mürrisch und unruhig zu sein. Jetzt ist er wieder ein glückliches kleines Kind."

Kapitel 35

Water Violet – Sumpfwasserfeder

Schlüssel: Stolz, Reserviertheit, Gefühl der Überlegenheit

Die *Water Violet*-Menschen sind still und freundlich. Sie sind glücklich, allein zu sein, denn sie besitzen einen tiefen inneren Frieden und Gelassenheit. Sie sind selbstbewußt; sie gehen ihre eigenen Wege und mischen sich nicht in die Angelegenheiten anderer ein, lassen aber auch keine Einmischung oder Einflußnahme in ihre persönlichen Dinge zu. Sorgen und Kummer ertragen sie, ohne zu klagen; sie würden nie andere damit belasten. Wenn der *Water Violet*-Typ erkrankt ist, will er am liebsten allein und ungestört bleiben. Er ist talentiert und klug, und seine Fähigkeiten und sein fundiertes Wissen lassen ihn stolz und überlegen erscheinen. Häufig fühlen sich die *Water Violet*-Menschen tatsächlich anderen überlegen, und manchmal sind sie geringschätzig und herablassend. Solche Phasen disponieren sie dazu, unter körperlichen Beschwerden zu leiden, denn Stolz und geistige Starrheit manifestieren sich häufig als körperliche Steifheit und Spannung im Physischen. *Water Violet* unterscheidet sich vom *Heather*-Typ, der nach der Aufmerksamkeit und Sympathie anderer verlangt, um mit ihnen über seine Probleme und Krankheiten zu diskutieren. Der *Water Violet*-Typ ist auch das genaue Gegenteil des *Vine*-Charakters. Dieser nämlich möchte andere gerne dominieren, was *Water Violet* verhaßt wäre, der sich in seiner großen Toleranz niemals in die Angelegenheiten anderer einmischen würde, obwohl er ihr Verhalten auch einmal entschieden mißbilligte.

Die positiven Eigenschaften von *Water Violet* finden sich in jenen Menschen verkörpert, die ihre großen Fähigkeiten in den Dienst anderer stellen. Dr. Bach schrieb über sie folgendes: „Jene, die sehr sanft und freundlich sind, sind ruhige, einfühlsame, kluge Ratgeber, die Ausgeglichenheit und Würde ausstrahlen und voll Anmut durch das Leben gehen."

Frau, 60 Jahre, ledig. Sie war die Leiterin eines großen Mädchen- Internats. Sie war eine große Frau, freundlich und gelassen und von sehr vornehmem Aussehen. Die Schule leitete sie erfolgreich und tüchtig; dabei war es ihr wichtig, sich nicht in die Aktivität des Personals einzumischen, solange es nicht absolut notwendig war. Als sie zur Behandlung zu uns kam, klagte sie über starke Kopfschmerzen. Sie wisse, daß die Ursache in ihrem Inneren liege. Seit einiger Zeit – und ganz entgegen ihrem eigentlichen Wesen – habe sie sich über eine Angestellte sehr geärgert, ihr gegenüber aber nichts davon erwähnt. Sie sagte zu uns: „Ich tadele mich selbst, daß ich mich davon derart hinreißen lasse." *Water Violet* wurde ihr als Typenmittel aufgrund der ruhigen und stillen Würde, die ihr Wesen ausstrahlte; *Pine* erhielt sie wegen ihrer Selbstvorwürfe. Nachdem sie diese Mittel drei Wochen lang eingenommen hatte, sagte sie: „Ich bin jetzt morgens deutlich entspannter, und die Kopfschmerzen sind leichter und treten weniger häufig auf. Ich kann jetzt die Schwierigkeiten in den Menschen erkennen und verstehen, die mich früher aufgeregt haben." Einen Monat danach berichtete sie, daß die Kopfschmerzen jetzt ganz verschwunden seien.

Frau, 70 Jahre, verwitwet. Als sie noch berufstätig war, hatte sie viele verantwortungsvolle Positionen bekleidet; nun war sie im Ruhestand und lebte in einer Wohnung in London. Sie war eine sehr würdevolle Dame, die sich ruhig und gemessen bewegte und sprach und sich in der Regel von nichts stören ließ. Sie entsprach dem Inbegriff von Weisheit und Gelassenheit. Plötzlich aber hatte sie festgestellt, daß der Lärm von ihren nächsten Nachbarn und vom Verkehr auf der Straße sie plagten und nervös machten. Als sie zur Behandlung zu uns kam, litt sie unter Schlaflosigkeit und war sehr müde und abgespannt. *Water Violet* wurde ihr als Typenmittel verordnet, dazu *Impatiens,* weil sie sich belästigt fühlte und über den Lärm gereizt war. Binnen kurzer Zeit berichtete sie, daß sie nun wieder gut schlafen könne. Nachdem sie die Arznei noch einen weiteren Monat eingenommen hatte, fing sie an, ihr Appartement in London zu genießen und fühlte sich durch den Großstadtlärm nicht mehr gestört.

Mann, 70 Jahre. Er war von Natur aus beim Sprechen zurückhaltend, ruhig und sehr talentiert. Normalerweise zeigte er viel Geduld mit anderen Menschen, war aber sich selbst gegenüber sehr ungeduldig geworden. Als wir ihn kennenlernten, litt er unter chronischer Bronchitis, die regelmäßig jedes Jahr im Herbst wiederkehrte. *Water Violet* wurde ihm aufgrund seiner ruhigen, talentierten und zurückhaltenden Wesensart als Typenmittel verordnet; weiterhin *Crab Apple* zur Reinigung seines Organismus, und *Impatiens,* weil er mit sich selbst keine Geduld mehr hatte. Er begann mit der Behandlung im Herbst und berichtete über eine rasche Besserung. Seine Atemwege wurden frei, und sein gesundheitlicher Allgemeinzustand war gut. Aber im nächsten Monat – er war gerade in Urlaub fort – hatte er eine Grippe-Attacke und mußte zwei Wochen im Bett bleiben. Nachdem er sich davon erholt hatte, verstauchte er sich das rechte Knie, das anschwoll und sehr schmerzhaft wurde. Er hatte an Gewicht verloren und war sehr niedergeschlagen. *Water Violet* wurde ihm als Typenmittel wieder verordnet, dazu *Crab Apple* zur Reinigung von Körper und Gemüt, und *Olive* wegen seiner Schwäche und Niedergeschlagenheit. Vier Wochen danach berichtete er über erstaunliche Fortschritte. Das Knie war wieder normal, der Gesundheitszustand hatte sich allgemein verbessert, und seine Depressionen gehörten nun der Vergangenheit an. Einen Monat später schrieb er uns: „Jetzt geht es mir insgesamt weit besser. Ich habe mehr Vertrauen in die Blütenmittel als in alles, was bisher irgendein Arzt für mich getan hat."

Frau, 51 Jahre, ledig, Physiotherapeutin. Von Natur aus war sie sehr tüchtig, still, sehr selbstsicher und etwas verschlossen. Sie kam zur Behandlung wegen einer großen und unansehnlich braunen Warze hinter dem Ohr. Sie störte sich sehr daran und dachte, es könne sich um eine bösartige Veränderung handeln. Sie hatte keine Angst vor der Hautwucherung, wollte sie aber so schnell wie möglich und ohne Operation loswerden. *Water Violet* wurde ihr als Typenmittel verordnet, dazu *Crab Apple* zur Reinigung von Körper und Gemüt. Einen Monat, nachdem sie mit der Einnahme der Blütenmedizin begonnen hatte, kam sie wieder zu uns in die Praxis, um uns zu zeigen, daß das Mal in der Zwischenzeit geschrumpft und schließlich ganz verschwunden war.

Frau, 46 Jahre, ledig. Sie war eine stille, ruhige und fähige Frau, die gerne allein war, aber trotzdem anderen viel Verständnis und Freundlichkeit entgegenbrachte. Ihren Vater hatte sie während seiner Krankheit bis zu seinem Tode gepflegt, und zu Kriegszeiten hatte sie als Zensorin gearbeitet. Als sie zu uns kam, litt sie unter einer Herzschwäche und ständiger Atemlosigkeit. Sie sagte, eine ihrer Schwestern sei an Tuberkulose gestorben, sie selbst habe aber keine Angst in dieser Hinsicht. Sie hatte zahlreiche Interessen, denen sie aber nicht nachgehen konnte, da sie so rasch ermüdete. *Water Violet* wurde ihr aufgrund ihrer selbständigen, selbstsicheren Wesensart als Typenmittel verordnet. Ihr erster Bericht zeigte an, daß ihre Gesundheit sich rasch besserte. Im nächsten Bericht stellte sie fest, daß sie nun viel kräftiger sei und auch lange nicht mehr so an Atemnot litte wie zuvor. Sie erwähnte auch, daß ihr schmerzhaft-empfindlicher Gaumen, von dem sie uns vorher nichts gesagt hatte, sich gebessert habe. Sie nahm die Blütenmittel noch weitere fünf Monate ein. Dann schrieb sie uns, daß sie sich jetzt wirklich kräftig fühle und voll Energie sei. Sie habe überhaupt keine Beschwerden mit dem Herzen mehr gehabt – das nun auch ärztlicherseits wieder als normal betrachtet werde –, und auch keine Atemlosigkeit mehr erlebt. Alle ihre früheren Interessen könne sie nun wieder verfolgen, und ihr Leben sei voll Freude. Das war im Jahre 1951. Achtzehn Jahre danach, 1969, erhielten wir abermals einen Brief von ihr, in dem sie uns mitteilte, daß sie sich bester Gesundheit erfreue und keines der früheren Symptome je zurückgekehrt sei; sie selbst sei gesund und glücklich.

Frau, 43 Jahre, ledig, Krankenschwester. Sie war von Natur aus ein ruhiger, stiller und tüchtiger Mensch. Sie war eine exzellente Stationsschwester und bei den Schwestern, die unter ihr arbeiteten, sehr beliebt, da sie sie mit Verständnis und Überlegung behandelte. Drei Jahre, bevor sie zu uns kam, hatte sie einen emotionalen Schock, als ihr Verlobter bei einem Unfall plötzlich ums Leben kam. Danach entwickelte sie eine chronische Dickdarmentzündung. Obwohl sie häufig

Schmerzen litt, ließ sie sich dadurch doch nie von der Arbeit abhalten. *Water Violet* wurde ihr als Typenmittel verordnet; *White Chestnut* für die ständig wiederkehrenden Gedanken, die sie aufwühlten, und *Honeysuckle* für ihre Gedanken, die in der Vergangenheit weilten. Binnen kurzem hatte sich der Darm normalisiert und die Patientin hatte viel weniger Schmerzen. Sie setzte die Behandlung noch sechs Wochen fort und berichtete dann, daß die Colitis ganz verschwunden sei, und sie selbst das Leben wieder genießen könne, frei von den unangenehmen Erinnerungen an die Vergangenheit.

Frau, 70 Jahre, ledig. Wir wurden gerufen, als sie einen leichten, aber schmerzhaften Herzinfarkt erlitt. Während der Attacke erhielt sie in kurzen Abständen wiederholte Gaben von *Rescue*-Tropfen. Damit kam der Krankheitsprozeß zum Stillstand, und die Schmerzen hörten auf. Die Patientin war von Natur aus eine ruhige, gefaßte Frau, die sich leise und still bewegte und sprach und ihre Qual leichtnahm. Nach dem Anfall wurde ihr aufgrund ihrer ruhigen Wesensart *Water Violet* als Typenmittel verordnet; dazu erhielt sie *Hornbeam* zur Kräftigung. Binnen vier Wochen war sie wieder völlig genesen, was jedermann überraschte. Sie war wieder auf den Beinen und unterwegs, konnte bereits große Entfernungen gehen, hatte keine Herzschmerzen mehr und erledigte wieder ihre übliche Arbeit. Sie fühlte sich wieder ganz wie früher. Aber obschon sie sich wohl fühlte und das Herz normal arbeitete, bewies sie doch die Klugheit, die Blütenmittel noch weitere vier Monate einzunehmen. Einige Jahre später schrieb sie, daß sie sich wohler denn je fühle und nie mehr irgendwelche Herzbeschwerden gehabt habe.

Kapitel 36

White Chestnut – Weiße Kastanie

Schlüssel: unerwünschte Gedanken, die ständig wiederkehren, quälender innerer Dialog

Die meisten Menschen haben wohl schon Phasen erlebt, in denen ein Kummer oder irgendein berunruhigendes Geschehen an ihrem Gemüt nagte, und man ist diesen Gedanken hilflos ausgeliefert, den Argumenten oder Worten, die „man hätte aussprechen sollen", und die nun wie ein Hamster im Tretrad in unserem Gemüt kreisen. Diese Art von Denken führt nur zu Ermüdung und erreicht oder löst nichts. Dr. Bach verglich diesen Gemütszustand mit einer „Grammophonplatte, die hängengeblieben ist". Die Nadel kommt auf ihrer Spur nicht weiter, und die quälenden Gedanken gehen im Kreise. Ein Patient schrieb: „Ich bin dauernd innerlich mit mir am Streiten. Mein Denken geht immer im Kreise, wie ein Karussell. Ich sehne mich so danach, daß dies aufhört und eine Zeitlang zur Ruhe kommt, denn es läßt mir keinen Frieden, und ich kann es nicht selbst abschalten." In manchen Fällen kann dieser Gemütszustand so akut und störend sein, daß er einen Menschen ganz aus seiner Umgebung und Gegenwart heraushebt, so daß er gar nicht hört, wenn er angesprochen wird. Dieser Zustand ist sehr gefährlich und kann im Straßenverkehr zu Unfällen führen; auf jeden Fall bewirkt er einen so starken Konzentrationsverlust, daß unsere tägliche Arbeit darunter leidet. Das ist echte, seelische Qual, über die der Leidende keine Kontrolle besitzt; sie verursacht auch Schlaflosigkeit, denn das gepeinigte Gemüt kann keine Ruhe finden. Ein Patient schrieb: „Ich schlafe erst ein, doch dann wache ich in der Nacht auf. Mein Kopf dröhnt und pocht, und alle meine Sorgen rasen darin umher, und ich kann nicht wieder einschlafen." Ein anderer sagte: „Ich werde so deprimiert. Am schlimmsten ist die Zeit zwischen vier und sieben Uhr morgens, denn dann drängen sich gräßliche Gedanken in meinen Kopf, und ich habe nicht die Macht, sie zu beherrschen." Der *White Chestnut*-Gemütszustand unterscheidet sich deutlich von der *Clematis*-Stimmung. Der *Clematis*-Typ ist ein Tagträumer

und baut sich gerne Luftschlösser, in denen er in seinen Träumen womöglich mit einem anderen, geliebten Wesen zusammenwohnt. Der *Clematis*-Mensch benutzt seine Gedanken, um vor der Welt zu fliehen, wohingegen *White Chestnut* alles darum gäbe, um aus seinem Gedankenkarussell in die Welt fliehen zu können. Diese Überaktivität des Denkens führt zu Depression und Ermattung; häufig zeigt sich auch ein Mangel an Konzentration und das Gefühl, der Kopf sei voll von Gedanken. Ein Patient meinte, daß „diese Art von ständigem, automatischem Geschwätz" schon seit vielen Jahren zu Kopfschmerzen führe, vor allem hinter der Stirn und über den Augen, und er hatte den Eindruck, sein „Gehirn scheine nie kühl und klar zu sein".
Der positive Aspekt dieses Typs zeigt sich bei dem Menschen, der ruhigen und stillen Gemütes ist. Er ist im Frieden mit sich selbst und der ganzen Welt. Seine Ruhe ist durch Einflüsse von außen nicht zu stören, und in dieser Stille erfährt er die Lösung seiner Probleme. Er hat gelernt, Denken und Imagination zu kontrollieren und sie zu einem konstruktiven Zweck einzusetzen.

Fallbeispiele

Frau, 49 Jahre, verheiratet. Sie hatte schon einige Zeit unter einer geschwollenen Kehle gelitten und klagte über Beschwerden beim Schlucken. Eine Röntgen-Untersuchung ergab, daß keine Abweichung vorlag, aber trotz dieses Beweises konnte die Patientin innerlich keine Ruhe finden. Sie dachte ständig über ihre Beschwerden nach und stritt sich innerlich mit ihrem Arzt. In ihrer Vorstellung hatte sie nur Platz für die schrecklichen Folgen eines Irrtums bei seiner Diagnosestellung. Sie konnte sich von den unablässig wiederkehrenden Gedanken nicht befreien und lag nachts wach mit ihren Überlegungen und Befürchtungen. *White Chestnut* wurde für die Gedanken verordnet, die sich verselbständigten und von der Patientin nicht mehr zu kontrollieren waren, *Rock Rose* für die Angst, die sie nicht zugeben wollte. Nach zweimonatiger Einnahme der Mittel konnte die Patientin sagen, daß ihr Hals wieder ganz normal sei, daß sie ungestört schlafe und nicht mehr von den Befürchtungen und beunruhigenden

Gedanken verfolgt werde: „Jetzt werde ich mich nicht mehr voreilig in Angst stürzen", meinte sie.

Frau, 53 Jahre, ledig. Jeden Morgen wachte sie mit Schmerzen zwischen den Augen auf, manchmal hatte sie auch Kopfschmerzen mit Übelkeit. Sie arbeitete als Büroangestellte und machte sich abends Sorgen wegen ihrer Arbeit; ihre Gedanken gingen ihr ständig im Kopf herum, und sie konnte nicht einschlafen. Gedanklich debattierte sie sogar, ob sie ihre Stellung aufgeben sollte oder nicht, konnte aber zu keiner Entscheidung finden. *White Chestnut* wurde ihr als Typenmittel aufgrund der besorgten Gedanken verordnet, die sie unkontrollierbar beherrschten; außerdem erhielt sie *Scleranthus* für ihre Unentschlossenheit. Nachdem sie die Arznei einige Wochen eingenommen hatte, schrieb sie: „Ich fühle mich ganz gewiß innerlich ruhiger, aber ich frage mich, ob das nur Wunschdenken ist?" Daraufhin bekam sie *Gentian* zu ihrer ersten Kombination einzunehmen, zum Ausgleich für ihre Zweifel, ob sie tatsächlich Fortschritte machte. In ihrem letzten Bericht heißt es: „Ich kann mit Bestimmtheit sagen, daß ich meine Gedanken nun unter Kontrolle habe, und der Schmerz zwischen den Augen ist vorbei. Im Laufe der letzten drei Monate hatte ich nur noch einmal starke Kopfschmerzen gehabt. Ich bin sehr dankbar."

Frau, 24 Jahre, ledig. Sie hatte viel Kummer, sowohl mit kranken Verwandten, als auch im Zusammenhang mit ihrer Arbeit. Sie konnte nicht gut schlafen, da ihre Gedanken ihr ständig im Kopf herumgingen. Es schien, als gäbe es für ihre Probleme keine Lösung. Als die Patientin zu uns kam, war sie sehr mutlos. *White Chestnut* allein wurde ihr verordnet. Die Wirkung stellte sich fast augenblicklich ein. Sie sagte, es sei gewesen, als schöbe sich plötzlich eine Wand zwischen ihre Gedanken und sie; ja, sie habe sogar versucht, mit der Hand über die Mauer zu reichen und die Gedanken zurückzuholen, aber das sei ihr nicht möglich gewesen. Sie hatte keine weiteren Probleme mehr, behielt aber das Fläschchen *White Chestnut* immer in Reichweite, für alle Fälle!

Frau, 53 Jahre, ledig. Sie war Beamtin und verbrachte den größten Teil ihrer Tage am Schreibtisch. Die Arbeit war sehr aufreibend, und so stellte sie dann nachts fest, daß sie viel davon in Gedanken mit nach Hause genommen hatte. Die Folge war, daß sie nicht gut schlafen konnte und mit Schmerzen über den Augen erwachte; manchmal hatte sie auch Verdauungsstörungen. *White Chestnut* wurde ihr für ihre unkontrollierbaren Gedanken gegeben, dazu *Oak,* da sie trotz ihrer Schwierigkeiten nicht aufgab, sondern sich weiter bemühte. Nach dem ersten Behandlungsmonat schrieb sie: „Jetzt bin ich deutlich ruhiger, und auch die Schmerzen über den Augen sind verschwunden." Sie nahm die Blütenmittel noch einen Monat länger ein und berichtete dann, daß sowohl die Schmerzen als auch die Verdauungsstörungen vorüber seien, und die lästigen Gedanken, die ihr nachts keine Ruhe gelassen hatten, gehörten nun der Vergangenheit an.

Frau, 65 Jahre, ledig. Eine Röntgen-Untersuchung hatte ein Jahr, bevor die Patientin zu uns kam, ein Magengeschwür gezeigt, das behandelt und völlig geheilt wurde. Nun machte die Patientin sich Sorgen, es könne wiederkommen, denn sie hatte Schmerzen, Blähungen und Verstopfung. Diese nagenden Sorgen füllten ihr Gemüt vor allem nachts aus und hielten sie vom Schlafen ab. Sie sagte: „Es ist wie eine Grammophonplatte, die läuft und läuft und überhaupt nicht aufhört." Früher war sie sehr energisch gewesen, aber jetzt wurde sie schnell müde. *White Chestnut* wurde ihr gegen die unangenehmen Gedanken verordnet, *Gentian* für die Niedergeschlagenheit und das Gefühl von Hoffnungslosigkeit. Nach drei Wochen berichtete sie, daß die allgemeinen Beschwerden, aber auch die Blähungen, sehr zurückgegangen seien. Sie setzte die Einnahme der Blütenmedizin fort, und nach einem weiteren Monat schrieb sie: „Ich habe keine Verdauungsstörungen, Blähungen oder Verstopfung mehr. Ich schlafe wieder sehr gut, und keine beunruhigenden Gedanken plagen mich mehr. Ich habe auch wieder die Energie wie früher."

Frau, 60 Jahre, verheiratet. Sie trug ein künstliches Gebiß, und die untere Prothese rieb die Lippe wund, was sehr schmerzhaft war. Dieses Problem hielt die Patientin nachts wach, denn sie fürchtete, es könnte Krebs sein. Sie half zur Zeit bei der Pflege einer Freundin, der wegen eines bösartigen Tumors gerade eine Brust abgenommen worden war. Das war für unsere Patientin nicht nur ein Schock, sondern steigerte ihre Befürchtungen, selbst ebenfalls krebskrank zu sein. Sie sagte: „Mein Gemüt ist voll düsterer Gedanken.“ *White Chestnut* wurde ihr für die hartnäckig wiederkehrenden pessimistischen Gedanken verordnet, *Mimulus* für die Angst vor Krebs. Die Lippe machte ihr keine Beschwerden, solange sie die Blütenmittel einnahm, aber während sie darauf wartete, daß das zweite Fläschchen ankäme, wurde die Lippe erneut wundgescheuert. Sie nahm die Arznei einen zweiten Monat und schrieb danach: „Ich habe eine wunderbare Besserung erfahren. Ich habe mir keine Sorgen mehr wegen meiner Lippe und der Krebskrankheit gemacht. Die wunde Stelle ist nun ganz geheilt.“

Frau, 59 Jahre, verwitwet. Sie hatte sich gerade von einer schweren Mandelentzündung erholt, als sie eine Venenentzündung am linken Bein bekam. Als wir gerufen wurden, um sie zu behandeln, war sie schon seit sieben Tagen im Bett gelegen. Sie fühlte sich schwach und hoffnungslos. Sie konnte sich nicht um den Haushalt und den unverheirateten Sohn kümmern. Das machte ihr sehr zu schaffen, und sie sagte: „Gedanken und Ideen kommen wieder und immer wieder in meinen Kopf, und ich kann sie nicht fortschicken.“ Sie hatte sehr starre Vorstellungen und die Tendenz, ihren Sohn zu dominieren. *White Chestnut* wurde ihr für die wiederkehrenden Gedanken verordnet, *Vine* wegen ihres dominierenden Verhaltens, und *Hornbeam,* um ihr Kraft zu geben. Nach einem Monat schrieb sie: „Ich kann jetzt wieder einkaufen gehen. Das Bein ist völlig in Ordnung, und ich habe auch diese quälenden Gedanken nicht mehr. Meine Gesundheit hat sich allgemein sehr gebessert.“

Kapitel 37

Wild Oat – Waldtrespe

Schlüssel: Unsicherheit, Mutlosigkeit, Unzufriedenheit

Die *Wild Oat*-Menschen haben einen klaren Charakter und sind sehr begabt, aber sie scheinen unentschieden zu sein in bezug auf das, was sie tun sollten. In der Regel sind sie ehrgeizig und haben eine grobe Vorstellung von dem Kurs, dem sie folgen möchten, aber die Anzeichen sind nicht klar genug, und so neigen sie zu dem Gefühl, das Leben gehe an ihnen vorbei. Diese Verzögerung beim Finden der Lebensaufgabe sorgt dafür, daß sie mutlos und unzufrieden werden. Sie probieren vieles aus, aber nichts davon machte sie glücklich. Sie haben die Tendenz, in nicht kongeniale Umgebungen und Beschäftigungen abzugleiten, und dadurch wird ihre Frustration noch größer.

Folgender Fall ist ein typisches Beispiel für die Unsicherheit des *Wild Oat*-Typs: Ein junger Mann von 20 Jahren war am Wohl der Menschheit und an Tieren interessiert, aber er konnte sich für keine Berufsrichtung entscheiden. Nachdem er die Schule verlassen hatte, arbeitete er in allen möglichen Bereichen und meldete sich schließlich zum Militär. Bald darauf wurde er mit einem Nervenzusammenbruch entlassen. Er versuchte, Landwirtschaft zu studieren, brach aber bald ab, weil er mit den Methoden nicht einverstanden war, die gegenüber Tieren angewendet wurden. Er wurde Pfleger in einem Krankenhaus, und hier mißbilligte er den Einsatz von Medikamenten und Injektionen, da sie „gegen die Natur" seien. Er wandte sich an uns um Hilfe, als er sich in einem sehr deprimierten und unglücklichen Zustand befand, und bezweifelte, daß er je seine Lebensaufgabe finden würde. Nach einer Behandlung mit *Wild Oat* beschloß er, eine kleine Handelsgärtnerei anzufangen. Dieses Unternehmen machte ihn sowohl glücklich als auch erfolgreich.

Ein anderer typischer *Wild Oat*-Patient schrieb. „Ich weiß, daß ich gute Leistungen bringe, aber ich weiß nicht, was ich tun will. Ich bin in einem Geschäft, in dem ich gut verdiene, aber ich mag diese Arbeit nicht. Ich war schon in fünf verschiedenen Bereichen tätig. Ich habe auf jedem Gebiet Geld gemacht, aber keine Freude erlebt. Ich habe das Gefühl, kein Geschäft, keine Beschäftigung finden zu können, die mir Freude schenkte. Faul bin ich nicht. Ich arbeite lange, oft schon ab 5 Uhr morgens, und da ich allein lebe, habe ich auch noch einen Haushalt zu versorgen. Wenn ich wüßte, welcher Beschäftigung ich nachgehen sollte – ich weiß, daß ich es tun könnte und auch gut bewältigen würde."

Die Unentschlossenheit von *Wild Oat* unterscheidet sich von der *Scleranthus*–Unentschlossenheit, denn diese kann sich nicht zwischen zwei Alternativen entscheiden, während *Wild Oat* so viele Ideen und Ziele hat, daß er sich für nichts entschließen kann. Eine irische Redensart charakterisiert den Gemütszustand von *Wild Oat* sehr treffend: „Ein Ire weiß nie, was er will, und wird auch nicht glücklich, bevor er es nicht bekommt."

Dr. Bach schrieb über *Wild Oat* und *Holly* und ihre spezielle Anwendungsmöglichkeit, wenn es um die Entscheidung geht, welches Blütenmittel zu wählen sei (siehe unter *Holly,* Kp. 16).

Der positive Aspekt von *Wild Oat* zeigt sich bei jenen Menschen, die klare Ziele haben und genau wissen, was sie im Leben tun wollen. Darüber hinaus aber *tun* sie es auch und lassen sich durch nichts von ihrem Ziel abbringen. Sie führen ein von Nützlichkeit und innerem Glück erfülltes Leben.

Fallbeispiele

Frau, 53 Jahre, verwitwet. Sechs Monate, bevor sie zu uns zur Behandlung kam, mußte sie sich einer Operation unterziehen, bei der ihre Gallenblase entfernt wurde; seitdem fühlte sie sich müde und mutlos. Sie sagte, ihr Hauptproblem sei die Unfähigkeit zu entscheiden, was sie tun wollte. Sie war für ein Lebensmittelgeschäft verantwortlich und gewissenhaft und tüchtig bei ihrer Arbeit, aber sie hatte das Interesse an ihr verloren. Sie meinte, keine Entscheidungen treffen zu müssen und überließ sie anderen, dabei wurde sie unzufrieden und unglücklich. *Wild Oat* wurde ihr für diese Unzufriedenheit und den Mangel an Interesse verordnet, *Centaury* für den vorübergehenden Zustand, in dem sie anderen erlaubte, ihr Leben zu beeinflussen. Kurz nachdem sie begonnen hatte, die Blütenmittel einzunehmen, schrieb sie: „Ich bin gerade in die Situation gekommen, ein nicht geringes Problem zu erledigen, und ich bin glücklich, sagen zu können, daß ich es recht zufriedenstellend gelöst habe. Ich habe auch völlig unerwartet einen Gesangslehrer und einen Maler kennengelernt. Ich habe das Gefühl, daß hinter all diesem Geschehen ein Sinn steckt, denn ich interessiere mich für Singen und Malen." Sie erhielt die gleichen Mittel noch einmal, und nach einem Monat konnte die Patientin schreiben: „Ich fühle mich jetzt viel besser und kräftiger; ich bin wesentlich bestimmter und auch wieder glücklich."

Eine verheiratete, junge Frau, die in den Vereinigten Staaten lebte, schrieb uns folgendes: „Ungefähr vor einem Monat merkte ich, wie es mit mir immer weiter nach unten ging. Es waren so viele Dinge, die mir fehlten, daß ich wohl fünf oder sechs Blütenmittel gebraucht hätte. Dann erinnerte ich mich an *Wild Oat* und Ihren Rat, meinen Platz im Leben zu finden, und mich dieser Aufgabe mit ganzem Herzen zu widmen, wenn ich sie anginge. Letzte Woche also nahm ich *Wild Oat*. Am nächsten Morgen klärte sich eine Erkältung, die sich schon in meinem Organismus breitmachen wollte, plötzlich auf. Mein Interesse am Leben war zurückgekehrt, und ich begann mich selbst wieder zu spüren. Ich wußte, daß ich die vielen Interessen aufnehmen müßte, die ich außerhalb des Haushalts habe, und ich konnte spüren, wie die Hüllen der Bedenken abfielen, so daß ich in der größeren, weiteren Welt der Liebe sehen und mich bewegen konnte."

Frau, 49 Jahre, ledig. Sie war gebürtige Amerikanerin. Sie schrieb uns eine Reihe von Briefen, deren Inhalt im folgenden sinngemäß wiedergegeben werden soll. Von Natur aus war sie zuversichtlich, mutig und rasch in Denken und Handeln. Kürzlich aber sei es zu einer völligen Veränderung gekommen. Sie hatte alles Selbstvertrauen verloren, wurde von Ängsten verfolgt und war unruhig und verwirrt geworden. Sie fing an, Fehler zu machen und Dinge zu verlegen. Sie war von ihrem Arbeitsplatz entlassen worden, fühlte sich geschlagen und war sehr unzufrieden mit sich. Sie war eine intelligente Frau und arbeitete als Dozentin über medizinische Themen. Sie teilte uns mit, daß ihr Klimakterium vor zwei Jahren begonnen habe; jetzt fühle sie sich schwach und werde leicht von anderen Menschen beeinflußt. Sie deutete auch an, daß sie meinte, nicht den richtigen Platz im Leben gefunden zu haben. *Wild Oat* wurde ihr wegen dieses Gefühls verordnet, nicht die eigene Lebensaufgabe gefunden zu haben, dazu *Scleranthus*, das ihr helfen sollte bei der Entscheidung, was sie in Zukunft tun würde. Nachdem sie die Mittel ungefähr sechs Wochen eingenommen hatte, schrieb sie erneut: „Die Arznei hat herrlich gewirkt. Ich bin wieder ich selbst und glücklich, und alles hat sich gut ergeben. Ich bin wieder am Arbeiten, und diesmal tue ich genau das, was ich schon immer liebte."

Mann, 42 Jahre. Als er uns zu konsultieren kam, war er sehr unglücklich. Er fühlte sich frustiert, weil er – statt seiner eigenen Neigung schon früh im Leben zu folgen – sich in die Arbeit im Familienbetrieb gefügt hatte. Er hatte eine starre Einstellung, was zu Steifheit auch im Körper führte. *Wild Oat* wurde ihm aufgrund des Gefühls verordnet, daß er seine eigentliche Lebensaufgabe nicht gefunden habe, *Rock Water* wegen seiner strengen Haltung in bezug auf sich selbst. Gleich nachdem er die Behandlung begann, wurde er mit akuten Hämorrhoidalbeschwerden ins Krankenhaus eingewiesen; eine Operation war sofort notwendig. Obwohl er noch im Krankenhaus lag, nahm er die Blütenmittel weiter ein, mit erstaunlichen Erfolgen. Sowohl der Chirurg als auch der Anästhesist waren überrascht über seine Ablehnung jeglicher schmerzlindernder Medikamente nach der Operation. Offenbar hatte er sie nicht nötig, denn er schien sich wohl zu fühlen. Noch in der Klinik schmiedete er Pläne für ein neues Unternehmen und löste seine Verbindungen mit der alten Firma. Sowohl seine Gesundheit als auch sein inneres Glück wurden wiederhergestellt.

Frau, 40 Jahre, ledig, von Beruf Lehrerin. Vor kurzem hatte sie festgestellt, daß sie nicht mehr imstande war, ihre Schüler unter Kontrolle zu halten oder sich auf ihre Arbeit zu konzentrieren. Sie sagte uns gegenüber, daß sie im falschen Beruf arbeite. Obgleich sie nicht sicher war, was sie tun wollte, war sie eine talentierte Frau, der viele Möglichkei-

ten der Betätigung offenstanden. Vor einiger Zeit hatte sie sich bei einem schlimmen Sturz die Wirbelsäule verletzt und war deshalb bei einem Arzt in osteopathischer Behandlung. Er hatte ihr ein wenig geholfen, sie litt aber immer noch unter akuten Schmerzen im Bereich der Lendenwirbelsäule. Als Typenmittel wurde ihr *Wild Oat* verordnet aufgrund der Unfähigkeit, ihre Lebensaufgabe zu finden. Weiterhin erhielt sie *Olive* für ihre Müdigkeit und *Clematis* für ihre Konzentrationsschwierigkeiten. Nach zwei Wochen sagte sie, daß sie sich weniger müde fühle und die Kreuzschmerzen nachgelassen hätten. Sie nahm die Blütenmittel noch weitere zwei Monate ein. Danach meldete sie, sich wieder wohl zu fühlen und keine Rückenschmerzen mehr zu haben. Ihre Einstellung hatte sich auch verändert, und sie hatte eine Stelle an einer anderen Schule angenommen. Sie sagte, sie glaube, daß das Unterrichten schließlich doch ihre Lebensaufgabe sei.
Frau, 45 Jahre, verwitwet. Als sie zu uns zur Behandlung kam, sagte sie, daß ihre Gedanken noch ganz durcheinander seien; es gebe so viele Dinge, die sie gerne täte, sie könne sich aber nicht darüber klar werden, was ihr am liebsten sei. Sie stand vor ihrer zweiten Ehe, wußte aber nicht, ob sie wieder ins Hausfrauendasein zurück wollte oder lieber nicht heiraten und eine andere Arbeit annehmen sollte. Sie sei in der ganzen Sache recht lethargisch geworden. Manchmal meinte sie, man könne von ihr eben einfach keine Entscheidung erwarten, die so weitreichende Auswirkungen auf ihre Zukunft haben würde. *Wild Oat* war ihr Typenmittel und wurde ihr allein verordnet. Sie nahm es ungefähr sechs Wochen ein und beschloß im Laufe dieser Zeit, daß sie wieder heiraten wollte, und das tat sie auch. Einige Zeit danach schrieb sie uns: „Ich bin sehr glücklich. Ich finde, daß das Versorgen von Haushalt und Ehemann alles ist, was ich je im Leben tun wollte."

Frau, 53 Jahre, ledig. Sie war eine kluge und begabte Frau, die sich für viele Dinge interessierte, vor allem aber für das Heilen, die Kräuterheilkunst und das Malen. Sie konnte sich nie entscheiden, welches dieser drei Gebiete ihr am liebsten war. Sie erarbeitete sich die Zulassung als Kräuterheilkundige und baute sich eine gute Praxis auf, schien aber damit unzufrieden zu sein und wechselte in einen anderen Bereich des Heilens. Wieder wurde sie unzufrieden und fing an zu malen.

Sie sagte: „Das Leben geht seinen Lauf, und ich muß etwas finden, was ich wirklich tun will, und dabei bleiben." *Wild Oat* wurde ihr als Typenmittel aufgrund ihrer Unentschlossenheit verordnet. Am Ende gewann sie Klarheit: Heilen mit Farben war es, das sie am liebsten tun wollte. Sie ging nach Deutschland, um zu studieren, und nachdem sie ihre Ausbildung abgeschlossen hatte, kehrte sie nach England zurück, um zu praktizieren. Nun hatte sie ihre Berufung im Leben gefunden und ist ein glücklicher Mensch geworden.

Kapitel 38

Wild Rose – Heckenrose

Schlüssel: Aufgeben, Apathie, Resignation

Wild Rose ist das Heilmittel für jene Menschen, die sich ihrer Krankheit ergeben haben, ihrer verfehlten Arbeitssituation oder ihrem monotonen Leben. Obwohl sie sich nicht beklagen, unternehmen sie nur geringe Anstrengungen, wieder gesund zu werden, eine andere Arbeit zu finden oder die einfachen Freuden des Lebens zu genießen. Sie sind der Patienten-Typ, der dem Arzt glaubt, wenn dieser sagt: „Es ist besser, wenn sie sich an Ihr Leiden gewöhnen, denn Sie werden damit leben müssen." Solche Menschen haben das Gefühl, es sei ihr Schicksal, sich mit den Zuständen, die sie belasten, abzufinden. Sie erkennen nicht, daß die Macht, eben diese Zustände zu verändern oder auszuschalten, in ihren Händen liegt! Und so gehen sie oft ohne Freude und Vergnügen durchs Leben. Typisch für diese Haltung sind folgende Worte: „Es hat keinen Wert, ich werde nie anders sein; die Leute müssen mich eben nehmen, wie ich bin" – oder: „Ich flechte Dinge in mein Leben ein und halte sie für unveränderliche Selbstverständlichkeiten und akzeptiere sie" – oder auch: „Ich nehme an, ich muß lernen, damit zu leben." Häufig glauben sie das auch, weil einer der Eltern oder aus dem Verwandtenkreise irgendein anderes Gebrechen oder Übel an sich hatte, das man dann „natürlich" ererbt hat. Ein Mensch kann mit dieser Einstellung sagen: „Das liegt in der Familie; ich muß also damit rechnen, ebenso zu leiden." Er neigt auch dazu, es als einen unbezweifelbaren Urteilsspruch anzunehmen, daß etwas „unheilbar" sei, und zu sagen: „Da ich es mein Leben lang haben werde, werde ich es auch ertragen müssen." Der *Wild Rose*-Typ hat sich dem Leben und den Zuständen, die es für ihn mit sich bringt, ausgeliefert; wenn er es aber nur erkennen könnte, wüßte er, daß er selbst diese Zustände erschaffen hat, sie unterstützt und weiter aufrecht erhält! Solche Menschen sind immer müde und matt; ihnen fehlt die Vitalität, und als Gefährten sind sie öde. Es scheint fast, daß sie nicht nur willentlich die Flinte ins Korn geworfen haben, sondern auch noch

selbstgefällig und stolz über diese Tat sind. Sie leiden nicht unter der depressiven Hoffnungslosigkeit von *Gorse,* denn ihre Niedergeschlagenheit gründet in Resignation und Apathie.
Die positive Seite von *Wild Rose* finden wir in jenen Menschen, die ein lebhaftes Interesse an allen – auch den leichten – Dingen im eigenen Leben und im Dasein anderer haben. Es ist ihr Interesse und ihre Vitalität, die hervorragende Umstände für ihr Leben anziehen, und so erfreuen sie sich ihrer Freunde, ihrer Gesundheit und eines glücklichen Lebens.

Fallbeispiele
Mann, 40 Jahre. Von Natur aus still und zurückhaltend, neigte er in bezug auf sich selbst auch zur Geheimniskrämerei. Konversation interessierte ihn nicht, und so machte er auch keinen Versuch, sich an ihr zu beteiligen. Er sagte: „Ich bin all dieser Dinge überdrüssig, warum sollte ich mir also die Mühe machen, mit anderen zu reden?" Er hatte sich mit seiner körperlichen Situation abgefunden, „explodierte" jedoch hin und wieder, wurde reizbar und angespannt. Die letzten zwölf Monate hatte er in einer Gerberei gearbeitet, dann aber waren rote Flecken auf seiner Haut aufgetaucht, zunächst an den Ellbogen, später über den ganzen Körper verteilt. Er war drei Wochen im Krankenhaus gewesen, aber an seinem Zustand hatte sich dadurch nichts gebessert. Dann wechselte er den Arbeitsplatz. Seine neue Arbeit machte ihm Freude, und die Haut wurde auch fast wieder ganz frei, doch dann kamen die Flecken von neuem. Der starke Juckreiz ließ ihn nachts nicht schlafen. *Wild Rose* wurde ihm aufgrund seiner Resignation und der „Was soll's?"-Einstellung verordnet, *Cherry Plum* für den Verlust der Kontrolle über seine unterdrückten Emotionen, *Impatiens* für seine Reizbarkeit, und *Crab Apple* zur Reinigung des Organismus. Nach Ablauf des ersten Behandlungs-Monats berichtete er, daß er sich besser fühle und wieder gut schlafe. Die Haut heile auch allmählich, und er sei nur noch einmal „leicht explodiert". Nach insgesamt vier Monaten teilte er uns mit, daß er jetzt in jeder Hinsicht in Ordnung sei, und die Hautreizung sei völlig verschwunden. Nach vierzehn Mo-

naten schrieb er uns noch einmal; keines seiner Symptome sei wiedergekehrt.

Frau, 60 Jahre, ledig. Sie war von Natur aus ein stiller und tüchtiger Mensch; sie hatte Freude an ihrer Arbeit, obwohl sie sich hin und wieder müde und apathisch fühlte. Sie schrieb: „Ich denke, ich muß wohl weiter arbeiten, aber zuweilen scheint es, als wäre es nur eine Pflicht, die ich eben zu erfüllen habe, und meine gewöhnliche Begeisterung ist verschwunden. Das ist für mich nicht normal, denn an sich bin ich einwandfrei in Form, liebe meine Arbeit und hoffe, sie noch lange Zeit fortsetzen zu können." Gegen ihr Gefühl der Apathie wurde *Wild Rose* verordnet. Nach einem Monat schrieb sie wieder, um uns mitzuteilen, daß das Mittel bei ihr eine ausgezeichnete Wirkung gehabt habe. Das Gefühl der Apathie sei verflogen und sie selbst wieder eine ausgeglichene, glückliche Frau. Ein Jahr später schrieb sie erneut und sagte, daß es ihr seither gutgegangen sei und keine weiteren Probleme mehr aufgetreten wären.

Mann, mittleren Alters, pensioniert. Er war Bezirkskommissar in Südrhodesien gewesen, lebte nun aber in England. Er hatte schon immer das Gefühl gehabt, nicht so schlau wie andere Mitglieder seiner Familie zu sein und auch nicht so robust wie seine Kameraden. Mit dieser negativen gedanklichen Einstellung hatte er resigniert und keinen Versuch unternommen, den Mangel zu überwinden. Er gab einfach auf. Er ließ sich durchs Leben treiben, und die Entscheidungen des alltäglichen Lebens überließ er seiner Frau. Zwei- bis dreimal im Jahr wurde er von einem Fieber befallen; seine Temperatur stieg in die Höhe, und er hatte Schmerzen. Bei solchen Attacken pflegte er sich mit dem Gesicht zur Wand zu drehen und jegliche Kooperation zu verweigern. Sein Arzt konnte keine körperlichen Ursachen für solche Erkrankungs-Anfälle finden. Als der Patient sich zur Behandlung an uns wandte, litt er unter häufigen Erkältungen und starken Hustenanfällen. *Wild Rose* wurde ihm aufgrund seiner passiven Ergebenheit in das Gegebene verordnet, dazu *Hornbeam*, um ihm die Kraft zu vermitteln, die er brauchte, um seine Resignation zu überwinden. Nach den ersten beiden Monaten der Behandlung brachte er wieder genügend

Interesse auf, um bei der Organisation eines Festzuges in seinem Wohnorte mitzuhelfen. Zwei Monate später berichtete er, daß sich nun keine Fieberschübe, Asthma- und Hustenanfälle mehr einstellten. Er habe keine Erkältungen mehr und fühle sich imstande, sich den Schwierigkeiten des Lebens mutiger zu stellen und viel mehr Entschlossenheit zu zeigen als je zuvor.

Junger Mann, 19 Jahre. Er litt seit über vier Jahren sehr unter Akne im Gesicht. Die Ärzte hatten ihm die Auskunft gegeben, die Symptome würden, wenn er älter wäre, von allein verschwinden, aber statt dessen wurde die Akne immer schlimmer. Er hatte angesichts dieses entstellenden Leidens resigniert; nun war er praktisch ständig müde und verlor das Interesse an allem. Als er zu uns kam, war er ein sehr unglücklicher junger Mann. *Wild Rose* wurde ihm als Typenmittel verordnet, weil er so hoffnungslos resigniert hatte, *Crab Apple* zur Reinigung seines Organismus und *Mustard* zur Neutralisierung seiner tiefen, düsteren Depressionen. Die Mittel wirkten auf der Stelle. Nach sechs Wochen war die Akne verschwunden, und der Patient war glücklich und hatte sein Interesse am Leben wiedergewonnen. Er lernte für seinen Abschluß als Mechaniker, den er auch erreichte. Er wurde ein glücklicher, erfolgreicher Mann.

Mann, 64 Jahre. Einige Jahre, bevor er zu uns zur Behandlung kam, war seine Frau nach zwölf Jahre langem Siechtum gestorben. Viereinhalb Jahre davor hatte er einen Nervenzusammenbruch, von dem er sich nie richtig erholte; er mußte sich seitdem jeden Nachmittag hinlegen. Seine Ärzte hatten keine Erklärung für die Notwendigkeit dieser mittäglichen Ruhe, denn abgesehen von einem niederen Blutdruck schien der Patient in jeder Hinsicht bei guter Gesundheit zu sein. Er sagte uns, seit dem Tode seiner Frau habe er alles Interesse am Leben verloren, und seit damals habe er auch keinerlei Anstrengung für seine Gesundheit mehr unternommen. *Wild Rose* wurde ihm aufgrund seiner apathischen Einstellung zur eigenen Gesundheit als Typenmittel verordnet; *Honeysuckle* zur leichteren Abtrennung der Bindungen an Erinnerungen an die Vergangenheit, und *Olive* wegen seiner inneren Erschöpfung. Die Behandlung wurde sechs Monate lang durchgeführt. Dann berichtete der Patient, daß er sich sehr wohl fühle und über viel mehr Vitalität und Leistungskraft verfüge; nun spiele er auch wieder Golf.

Frau, 54 Jahre, verheiratet. Sie schrieb uns folgendes: „Ich akzeptiere das Leben einfach, wie es ist. Ich nehme die Dinge ohne Widerspruch hin und würde alles unternehmen, um den lieben Frieden zu bewahren. Mein Mann ist sehr dominierend, und ich habe kein eigenes Leben, scheine auch keine Anstrengung zu unternehmen, mir ein solches zu gestalten." Sie litt jeden Monat unter Migräne- Anfällen, die mit Erbrechen verbunden waren. Solche Attacken dauerten zwei bis drei Tage, nach denen sie sich immer schwach und erschöpft fühlte. *Wild Rose* wurde ihr wegen ihrer Resignation verordnet, dazu *Centaury,* um ihr die Kraft zu geben, die sie brauchte, um für sich selbst einzustehen. Zunächst blieben darauf die Kopfschmerzen erhalten, aber das Erbrechen hörte auf. Der Bericht nach zwei Behandlungs-Monaten gab an, daß nur noch einmal in dieser Zeit Kopfschmerzen aufgetreten seien. Nachdem sie die Mittel vier Monate lang eingenommen hatte, schrieb sie erneut, um uns mitzuteilen, daß Migräne und Erbrechen der Vergangenheit angehörten, am wichtigsten war ihr aber: „Die größte Veränderung geschah im Gemüt. Ich habe nicht mehr das dumpfe, hoffnungslose Gefühl, und ich kann nun den Umständen die Stirn bieten. Ich bin dem freiwilligen Frauendienst beigetreten und schließe jetzt Freundschaften."

Mann, 39 Jahre, Künstler. Er litt schon seit über einem Jahr an einem juckenden Ausschlag an Händen, Armen und Beinen. Die Behandlungen, die bisher versucht worden waren, zeigten keine Wirkung, und so hatte er sich mit dem Umstand abgefunden, daß sein Leiden nicht zu heilen sei. Zu der Zeit, als der Ausschlag auftauchte, war sein Vater an Krebs gestorben. Er erzählte, daß er damals noch Hoffnung besessen habe, daß er aber frustriert und irritiert über sein Schicksal gewesen sei. Inzwischen hatte er sogar das Interesse an seiner Arbeit verloren, obwohl er diese sehr liebte und auch von ihr lebte. *Wild Rose* wurde ihm aufgrund seiner hoffnungslosen Resignation und des verlorenen Interesses an der Arbeit verordnet, *Crab Apple* zur Reinigung von

Körper und Gemüt sowie *Star of Bethlehem,* da wir den Eindruck hatten, daß er durch den Tod seines Vaters einen großen Schock erlitten habe. Der Patient sprach rasch auf diese Blütenmittel an. Nach vier Wochen schrieb er: „Zuerst kam es zu einer Verschlimmerung, aber nach sechzehn Tagen war der Ausschlag völlig verschwunden. Jetzt fürchte ich nur, daß er wiederkommen könnte." Daraufhin erhielt er zu der ursprünglichen Verordnung noch *Gentian,* das ihm helfen sollte, seine Zweifel an einer dauerhaften Heilung auszuräumen. Zwei Jahre danach schrieb er uns: „Das Hautleiden ist seit der Einnahme Ihrer Tropfen seinerzeit nie wieder aufgetaucht."

Kapitel 39

Willow – Weide

Schlüssel: Zorn, Groll, Bitterkeit

Willow ist das Mittel für jene Menschen, die voll Bitterkeit auf das Leben blicken und jedermann außer sich selbst die Schuld an dem Pech oder Unglück geben, das sie erleben. Typisch sind solche Worte: „Ich habe dieses Pech nicht verdient. Warum muß das ausgerechnet mir passieren, während andere ungeschoren davonkommen?" Der *Willow*-Typ hat das Gefühl, vom Schicksal dazu erkoren zu sein, zu scheitern oder zu leiden – jedoch nie aufgrund seiner eigenen Fehler. Er glaubt, daß die Behandlung, die er empfängt, ungerecht sei, und neidet seinen Mitmenschen deren Glück, Gesundheit, Heiterkeit oder Erfolg. *Willow*-Menschen leiden unter Niedergeschlagenheit und neigen dazu, wegen ihrer Schwierigkeiten schlechte Laune zu zeigen. Sie sind die Spielverderber, die Trübsinn verbreiten und zur Verzweiflung bringen. Sie interessieren sich nicht für die Angelegenheiten anderer – außer, um voll Bitterkeit und Unfreundlichkeit über deren glücklichere Situation zu reden oder ihren Optimismus, ihr Glücklichsein herunterzumachen. *Willow*-Menschen glauben daran, daß ihre Gebete unerhört, ihre Bemühungen unbelohnt blieben; doch sie nehmen, ohne zu geben. Alle Arten von Hilfe nehmen sie als „ihr Recht" an, lernen also keine Dankbarkeit und entfremden sich derer, die ihnen gerne helfen oder ihre Freundlichkeit zeigen würden. Sie können nicht erkennen, daß sie für ihr Unglück ganz allein verantwortlich sind, daß sie selbst das hervorgebracht haben, was nichts weiter als die Verdichtung ihrer negativen Gedanken ist. Wenn sie krank sind, werden sie schwierige Patienten. Nichts scheint ihnen zu passen, scheint sie zufrieden zu stellen, und sie gestehen nur widerwillig eine Besserung ihres Zustandes ein. Oft sagen sie zum Beispiel: „Vielleicht sehe ich besser aus, aber ich fühle mich ganz bestimmt nicht besser." Von Zeit zu Zeit leiden wir alle unter diesem *Willow*-Gemütszustand. Wir geraten in Zorn, werden reizbar und niedergeschlagen, und dann fällt es uns extrem schwer, wieder „zur Vernunft zu kommen". Das ist das

„Eher würde ich verrückt“-Gefühl, und wir sind mürrisch, grübeln und fragen uns, wie andere Menschen es nur fertigbringen, so fröhlich und ausgelassen zu sein. In solchen Momenten kann *Willow* uns ausgleichen und helfen, unseren Sinn für Humor wiederzufinden und die Dinge in ihren normalen Proportionen zu sehen.
Der positive Aspekt von *Willow* zeigt großen Optimismus und gläubiges Vertrauen. Diese Eigenschaften finden wir in einem Menschen, der seine Verantwortung kennengelernt hat durch die Erlebnisse, die schon seinen Weg kreuzten. Er zieht entweder das Gute oder das Schlechte an, je nach der Art seiner Gedanken, und dabei ist ihm völlig klar, daß diese Möglichkeiten in seiner Macht liegen.

Fallbeispiele

Mann, 49 Jahre, Lehrer. Seit fünf Jahren hatte er an einer über den ganzen Körper ausgebreiteten Psoriasis gelitten. In seinem Beruf war er nicht gerade erfolgreich, aber er meinte, daß dies auf das mangelnde Verständnis seitens des Rektors und der Lehrerkollegen zurückzuführen sei. Er sagte, er habe die schwierigste Klasse zu bändigen, und die Buben würden ihm ständig irgendwelche Streiche spielen, um ihn zu ärgern; er sei darüber sehr erzürnt. *Willow* wurde ihm als Typenmittel verordnet, weil er verbittert war und die Schuld an seinem Mißerfolg anderen zuschob; *Crab Apple* erhielt er, um seinen Organismus von den Giftstoffen zu befreien, die durch seine negativen Gedanken entstanden waren. Nach den ersten vier Wochen sagte er, daß seine Haut nun fleckenweise wieder geheilt sei; zum ersten Mal seit fünf Jahren habe er den Eindruck, daß eine Besserung eintrete. Er fühlte sich sehr müde, und nachdem er nun nach den Ferien wieder in der Schule sei, werde die Besserung vermutlich nicht von Dauer sein. Er bekam die gleichen Mittel noch einmal, und nach weiteren zwei Monaten berichtete er, daß er sich gezwungen sehe zuzugeben, daß die Besserung seiner Schuppenflechte nun stetig weitergehe; es habe aber einige leichte Rückschläge gegeben, die ihn entmutigt hätten. Daraufhin erhielt er *Gentian* zur Neutralisierung dieser Art von Mutlosigkeit und der Niedergeschlagenheit aufgrund der Rückfälle. Nach weiteren drei Monaten meldete er, daß seine Haut – abgesehen von einer leichten Trockenheit und Rauheit – nun ganz rein sei. Aus manchen Gründen sei er auch zufriedener mit dem Leben und habe eine neue Sicht gewonnen, die sich auch in seiner Tätigkeit als Lehrer widerspiegele. Sein Rektor und die Lehrerkollegen seien über seine Arbeit glücklich, und die Schüler machten ihm auch keine Schwierigkeiten mehr.

Frau, 70 Jahre, verwitwet. Sie hatte das Gefühl, daß die Schläge, die das Schicksal ihr brachte, schwerer seien, als sie sie verkraften konnte. Sie erzählte uns, daß ihr Sohn – das einzige Kind – gegen ihren Willen geheiratet habe, und daß sie die Schwiegertochter absolut nicht ausstehen könne. Sie hatte ihr Haus verkaufen müssen, das sie ohne die Hilfe des Sohnes nicht halten konnte, und nun wohnte sie zur Miete in einem Ein-Zimmer-Appartement. Alles habe sie für ihren Sohn geopfert, und nun stehe sie allein da und müsse sich selbst durchkämpfen. Im Haus ihres Sohnes sei sie nicht willkommen, das empfand sie als höchst ungerecht und unverdient. Sie sagte: „Ich will meinen Sohn. Ich will mein Zuhause. Mein Sohn hat eine Mutter und Vertraute, wie ich es ihm war, nie verdient. Er kennt überhaupt keine Dankbarkeit für alle die Opfer, die ich für ihn gebracht habe.“ *Willow* war das Typenmittel, das der Patientin wegen ihrer Bitterkeit gegen den Sohn verordnet wurde; weiterhin erhielt sie *Chicory* wegen ihrer mit starken Besitzansprüchen verbundenen Anhänglichkeit. Nach drei Wochen meldete sie, daß ihre schlimme Niedergeschlagenheit fast ganz vorbei sei, und der letzte Besuch im Hause ihres Sohnes sei wesentlich angenehmer als die vorausgegangenen gewesen. Sie ärgere sich immer noch, daß sie allein leben müsse und könne sich nicht soweit bringen, ihre Schwiegertochter zu mögen. Sie erhielt *Holly* zu den beiden bereits verordneten Mitteln, um Haß und Eifersucht leichter überwinden zu können. Sie nahm die Blütenarznei einen Monat lang. Danach teilte sie uns mit, daß ihre Einstellung zur Schwiegertochter sehr viel weicher geworden sei. Sie selbst sei zu dem Schluß gekommen, daß sie wohl die Dingen annehmen sollte, wie sie sind, um das Beste aus ihnen zu machen. Vermutlich sollte sie ihren Sohn auch nicht mit allzu häufigen Besuchen stören. Dank dieser Erkenntnis kam es zu einer wesentlich harmonischeren und freundschaftlicheren Atmosphäre innerhalb der Familie.

Frau, mittleren Alters, verwitwet. Sie stammte aus Lettland und war während des Krieges mit ihrem kleinen Sohn nach England entkommen; die übrigen Angehörigen ihrer Familie und weiteren Verwandtschaft starben in Konzentrationslagern. Sie hatte eine Arbeit als Köchin in einem großen Haushalt auf dem Lande gefunden, litt aber unter ihrer untergeordneten Tätigkeit; vor dem Kriege war sie sehr reich gewesen, und nun hatte sie das Gefühl, sich durch ihre Arbeit zu erniedrigen. Sie wurde sehr unglücklich und mutlos und war erfüllt von Bitterkeit und Haß. Als wir sie zum ersten Mal sahen, war sie körperlich in schlechter Verfassung. Die meiste Zeit fühlte sie sich matt und krank, und das Haar fiel ihr büschelweise aus, so daß sie bald kahl wurde. Das verschlimmerte den Groll auf ihre Situation und die Umstände, die dazu geführt hatten, natürlich noch weiter. *Willow* wurde ihr wegen des tiefsitzenden Grolls als Typenmittel verordnet; *Holly* gegen ihren starken Haß, und *Gorse* aufgrund ihrer Hoffnungslosigkeit. Sie nahm die Mittel viele Monate lang und sprach nur langsam darauf an. Schließlich aber begannen sich ihre Einstellung und ihre Gesundheit allgemein zu bessern. Sie fand eine andere Arbeit, die ihrer Herkunft und Interessenssphäre mehr entsprach, und das war der Wendepunkt. Groll und Haß ließen langsam nach, das Haar begann wieder neu zu wachsen, zuerst spärlich, dann auf der ganzen Kopfhaut. Die Patientin berichtete uns, daß sie sich viel besser fühle und ihr Leben nun endlich wieder genießen könne.

Frau, 50 Jahre, verheiratet. Sie hatte einen unmäßigen Groll gegen ihren Schwiegersohn, der, wie sie behauptete, ihre Tochter und die zwei gemeinsamen Kinder vernachlässige. Vor kurzem war die Patientin mit ihrem Mann in eine andere Gegend gezogen, und sie litt sehr darunter, ihren alten Bekanntenkreis nicht mehr zu treffen. Sie hatte einen Haß auf ihre Nachbarin, die zu kommen und mit ihr zu sprechen pflegte, wenn sie bei der Hausarbeit war. Sie war sehr depressiv geworden, konnte nicht mehr essen oder schlafen; äußerlich war sie sehr gealtert. *Willow* wurde ihr für den Groll gegenüber ihrem Schwiegersohn verordnet, den wir für die alleinige Ursache ihrer Beschwerden hielten. Die Resultate waren so rasch wie erfolgreich. In ihrem ersten Bericht nach einigen Wochen hieß es, daß sie nun gut schlafe und auch der Appetit wiedergekehrt sei; sie war aber immer noch erfüllt von Bitterkeit. Die Patientin nahm die Blütenmittel noch weitere sechs Wochen lang ein. Danach teilte sie uns mit, daß ihr ganzer Groll verschwunden sei. Sie hatte die Angelegenheit mit ihrem Schwiegersohn durchgesprochen und konnte nun sehen, daß auch er seine Probleme hatte – ja, sie begann sogar Mitgefühl für ihn zu entwickeln! Sie sah um Jahre verjüngt aus. Ihr Antlitz hatte die Härte verloren und sich geglättet, und ihre Augen strahlten wieder. Die Wandlung in ihrer Gefühlslage hatte auch eine deutliche Auswirkung auf die Beziehung zu ihrem Mann, und so waren alle – beide Generationen – wieder einer harmonische und glückliche Familie.

Frau, mittleren Alters, verheiratet. Sie schrieb uns folgendes: „Ich bin voll Zorn und Bitterkeit wegen der Untreue meines Mannes, und ich mache mir deshalb selbst Vorwürfe. Bitte helfen Sie mir, diesen Groll loszuwerden, denn die ganze Sache kann zum Teil auch meine Schuld sein." *Willow* wurde ihr für ihren Groll verordnet, *Pine* für ihre Selbstvorwürfe. Nach zwei Monaten schrieb sie uns wieder: „Ich bin sehr glücklich, Ihnen berichten zu können, daß eine große Veränderung in meiner inneren Einstellung eingetreten ist. Obwohl die unerfreulichen Umstände seit nunmehr drei Jahren andauern, kann ich jetzt meine Ruhe bewahren."

Mann, 54 Jahre. Er war voll Verbitterung und Groll. Ständig dachte er an vergangene Tage zurück und rief sich jeden in Erinnerung, der ihm Schwierigkeiten bereitet hatte. Dann verwickelte er sich in seiner Vorstellung mit einer solchen Gestalt seiner Vergangenheit in innere Auseinandersetzungen, verfluchte sie und beschwor alle Greuel der Hölle über ihr Haupt. Körperlich war er in schlechtem Zustand; er litt unter hohem Blutdruck und Atemnot. *Willow* wurde ihm als Typenmittel für seine Bitterkeit verordnet, *Honeysuckle* für seine die Vergangenheit suchenden Gedanken. Nach den ersten Wochen der Behandlung hatte sich seine Atmung leicht verbessert, aber dann erlebte er einen entmutigenden Rückfall. Daraufhin wurde noch *Gentian* hinzugefügt, um die Enttäuschung des Rückschlages zu neutralisieren. Er machte weiter, wenn auch langsam, Fortschritte. Die ersten Veränderungen traten im Körperlichen ein. Der Blutdruck sank auf fast normale Werte, und die Atmung besserte sich auffallend; der Patient konnte nun wesentlich besser schlafen. Sein Groll gegen Personen und Erlebnisse in der Vergangenheit hielt an. Erst nach weiteren vier Monaten konnte er uns schreiben: „Meine Gesundheit ist nun in jeder Hinsicht viel besser. Mein Blutdruck ist normal, meine Atemnot ist auch verschwunden. Ich bin dankbar, denn meine bitteren Gefühle habe ich ganz verloren.“

Frau, 77 Jahre. Sie schrieb uns: „Ich hatte ein Mißverständnis mit alten Freunden, das ich nicht bereinigen konnte, und nun leide ich unter Schlaflosigkeit. Ich gehöre zu einem christlichen Gebetskreise, und diese alten Freunde und ich leiten die Gruppe. Meine Freunde habe einige meiner Vorschläge falsch ausgelegt und vor unserer Gruppe darüber gesprochen. Ich empfinde Bitterkeit und bin nun voll Selbstmitleid, das ich nicht abschalten kann.“ *Willow* wurde ihr wegen ihrer Bitterkeit verordnet, *Chicory* für das Selbstmitleid, und *White Chestnut* für die Gedanken an das Erlebnis in der Gruppe, die immer wiederkehrten und die Patientin am Schlafen hinderten. Nach drei Wochen schrieb sie erneut, um uns mitzuteilen, daß sie für die Blütenmittel zutiefst dankbar sei. Ihr Groll gegen die alten Freunde sei inzwischen einem Verständnis für ihre Einstellung gewichen, und sie selbst könne nun wieder gut schlafen. Am wichtigsten aber sei, daß sie sich mit ihren Freunden zusammengesetzt habe, und alle Schwierigkeiten gelöst werden konnten. Nun arbeite die Gruppe wieder glücklich und harmonisch zusammen.

DAS KOMBINATIONSPRÄPARAT

Kapitel 40

Rescue – das Erste-Hilfe-Mittel

Rescue[10] ist ein Kombinationspräparat, das Dr. Bach für den Gebrauch in Notfällen vorsah. Es handelt sich also nicht um „das 39. Blütenmittel“, ist auch, genau genommen, kein eigenständiges Heilmittel wie die achtunddreißig Blütenarzneien, sondern zusammengesetzt aus fünf dieser Mittel. Trotzdem und aufgrund der lebensrettenden Möglichkeiten von *Rescue* ist jeder Praktiker fast verpflichtet, *Rescue* fertig gemischt zur Hand zu haben, um es bei Bedarf sofort anwenden zu können. Dr. Bach selbst – und viele Ausübende seiner Heilkunst, Laien ebenso wie Angehörige der Heilberufe – ließ es sich zur Gewohnheit werden, ein kleines Fläschchen *Rescue* jederzeit bei sich zu tragen. Diese Arznei ist imstande, in einem Notfall Leben zu retten, wenn es auf Sekunden ankommt, bis qualifizierte ärztliche Hilfe an Ort und Stelle ist. Mit anderen Worten, und um einen Sicherheits-Slogan abzuwandeln, der in den Vereinigten Staaten geläufig ist: „Habe jederzeit *Rescue* zur Hand: Das Leben, das du damit rettest, könnte dein eigenes sein!“

Zusammensetzung

Die fünf Blütenarzneien, aus denen *Rescue* besteht, sind:
* *Star of Bethlehem* (Schock)
* *Rock Rose* (Angst, Panik)
* *Impatiens* (innere Spannung, Streß)
* *Cherry Plum* (Verzweiflung)
* *Clematis* (für das verwirrte, gedankenverlorene, ‘außerkörperliche‘ Gefühl, das oft einer Ohnmacht oder Bewußtlosigkeit vorausgeht)

[10] *Rescue* bzw. *Rescue Cream* sind die neuen, warenzeichenrechtlich geschützten Bezeichnungen der aus der Literatur über die Bach-Blütentherapie bekannten Mittel *Rescue Remedy* bzw. *Rescue Remedy Cream* (Anm.d.Ü.).

Zubereitung des Erste-Hilfe-Mittels

Man nehme *zwei Tropfen* aus der Vorratsflasche von jedem der genannten fünf Mittel in ein *30ml-Fläschchen*, das mit einer Mischung aus Wasser und Weinbrand oder Weingeist gefüllt wurde, verschließe das Gefäß gut und versehe es mit einem Etikett *„Rescue"* oder *„Erste-Hilfe-Tropfen"*.

Dosierung

Man gebe drei Tropfen *Rescue* auf ein Glas Wasser. Der Patient sollte dies schluckweise in kurzen Abständen trinken. Wenn er ruhiger wird, können die Abstände auf Viertelstunden ausgedehnt werden, dann halbe Stunden – je nach seinem Zustand. Wenn der Patient nicht imstande ist, die Medizin einzunehmen, oder wenn er bewußtlos ist, können ihm mit der Arznei die Lippen befeuchtet werden, der Gaumen, die Stellen hinter den Ohren oder die Handgelenke. Wenn kein Wasser zur Verfügung steht, kann man die Tropfen auch unverdünnt nehmen, um Lippen, Gaumen oder Zunge zu befeuchten. Wird *Rescue* als Medizin über einen längeren Zeitraum hinweg eingenommen, gibt man in der Regel viermal täglich drei Tropfen auf einen Teelöffel Wasser. *Rescue* eignet sich auch zur äußerlichen Anwendung bei Verletzungen. Man kann es in Wasser geben, um eine schmerzhafte Körperstelle zu baden; es ist aber auch als Zusatz zu kalten Kompressen oder heißen Dampfanwendungen bewährt. Zehn Tropfen *Rescue* auf einen Liter Wasser ist das übliche Mischungsverhältnis.
Setze *Rescue* in *jedem* Notfalle ein, sei er groß oder klein. Verwende es bei tiefem Kummer, zum Beispiel bei plötzlichen Trauerfällen oder schlimmen Nachrichten. Verwende es nach einem Unfall, sei er offensichtlich schwer oder scheinbar ohne Folgen, denn ein jeder Unfall – gleichgültig welcher Art – löst eine Gemütsbewegung und Emotionen aus. Der Leidende mag Schock oder Angst erleben, die sich bis zu entsetztem Schrecken oder Panik steigern können, oder Verzweiflung mit all ihren lähmenden Nebenwirkungen oder auch Verwirrung. Die Furcht des Unfallopfers zu lindern und seine Ruhe und Zuversicht wiederherzustellen, ist von höchster Wichtigkeit für sein augenblickli-

ches und zukünftiges Wohlbefinden. *Wenn* also ein Unfall geschieht, gib dem Betroffenen *Rescue*. Lagere oder bette ihn so bequem wie möglich, halte ihn warm und warte mit ihm auf kompetente, medizinische Hilfe. *Rescue* hat keinerlei schädliche Wirkungen, kann aber sehr wohl ein Menschenleben retten oder bewahren, bis ein qualifizierter Arzt eintrifft. Denke bei einem etwas größeren Notfall oder Unfall daran, daß *Rescue* eine sehr wirksame Erste-Hilfe-Maßnahme ist; es kann die fachkundige, medizinische Behandlung nicht ersetzen und war auch nie für diesen Zweck vorgesehen.[11]

Fallbeispiele

Dr. Bach gebrauchte *Rescue* zum ersten Mal im Jahre 1930 – damals noch in seiner ursprünglichen Zusammensetzung aus *Rock Rose, Clematis* und *Impatiens;* die beiden anderen Blütenmittel hatte er zu jener Zeit noch nicht entdeckt. Während eines starkes Sturmes erlitt ein kleines, mit Dachziegeln beladenes Boot vor der Küste von Cromer – dem Ort, in dem Dr. Bach seinerzeit lebte – Schiffbruch. Die Besatzung, zwei Männer, klammerten sich an den Mast, um nicht von Bord ihres sinkenden Schiffes gerissen zu werden. Wegen der mächtig aufgewühlten See mußten sie viele, lange Stunden im Wasser bleiben, bis das Rettungsboot sie schließlich aufnehmen konnte. Der jüngere der beiden Männer war inzwischen bewußtlos, sein Gesicht blau, und seine Kleidung starr vom Salz des Meeres verkrustet. Dr. Bach rannte ins Wasser hinaus, dem Rettungsschiff entgegen, als man den Schiffbrüchigen hereintrug, und befeuchtete dessen Lippen mit *Rescue*. Diese Behandlung setzte er den ganzen Weg vom Strand bis zu einem nahegelegenen Hotel fort. Noch bevor sie das Haus erreichten, erlangte der Mann das Bewußtsein wieder, und als man die Trage mit ihm dort absetzte, bat er bereits um eine Zigarette!

Der folgende Brief wurde uns aus Australien in das Dr. Edward Bach Healing Centre geschickt: „Letzte Woche kam es direkt vor meinem Haus zu einem schlimmen Autounfall. Zwei Personen wurden ver-

[11] Dieser Hinweis ist generell zu beachten. (Anm. d. Hrsg.)

letzt; ein junger Mann war am Steuer zusammengesackt, blutbedeckt von Kopf bis Fuß, und eine junge Frau saß mit einer Schnittwunde am Hals auf dem Beifahrersitz. Ich eilte mit einem Fläschchen *Rescue* hinaus und spritzte beiden Verletzten daraus in den Mund. Der Mann hatte allem Anschein nach einen schweren Schock erlitten, die Frau war in Panik geraten. Ich leistete erste Hilfe und gab jedem dreimal *Rescue,* bis der Krankenwagen hier war. Die Frau gewann ihre Fassung wieder, der Mann wurde ruhig. Im Krankenhaus stellte man fest, daß der Mann vermutlich einen Kieferbruch hatte, Fleischwunden an beiden Knien und verschiedene Schnittwunden an anderen Stellen. Sein Kopf war durch die Windschutzscheibe gestoßen, aber der Arzt konnte keine Anzeichen eines Schocks feststellen! Der junge Mann durfte noch am selben Abend nach Hause abfahren, das bedeutete eine Zugreise von rund 1600 Kilometern. Er schrieb mir noch, daß er gut angekommen sei und nach drei Tagen Ruhe wieder mit leichter Arbeit auf seiner Farm begonnen habe.

Ein weiterer Bericht aus dem Blütenmittel-Freundeskreis erreichte uns aus Devonshire: „Ich quetschte mir den Daumen zwischen dem oberen und dem unteren Teil eines Schiebefensters ein und konnte ihn nicht wieder herausziehen, bis das Fenster aufgestemmt wurde. Das war ein großer Schock; ich war in Panik und wurde fast hysterisch. Die Schmerzen waren sehr schlimm, und der Daumennagel hatte sich schwarz verfärbt. Ich eilte nach dem *Rescue*-Fläschchen, nahm einige Tropfen innerlich und gab ein paar in ein Schälchen Wasser, in das ich den verletzten Daumen eine Viertelstunde lang hielt. Fast auf der Stelle beruhigten sich meine Nerven, und zu meiner eigenen Überraschung verschwand die schwarze Verfärbung binnen einer halben Stunde; nur am nächsten Tage war der Daumen noch empfindlich. Nicht einmal den Nagel habe ich verloren."

Aus Northumberland erhielten wir folgende Mitteilung: „Ein kleines dreijähriges Mädchen bekam einen mächtigen Schrecken, als ein Stück von einem Feuerwerkskörper auf ihren Nacken herabfiel. Ein neben ihr stehender Erwachsener erstickte sofort die Flammen, und so wurde nur das Haar des Kindes angesengt, die Haut wurde nicht verletzt. Das Mädchen und ihr Retter jedoch erlitten einen Schc und die Schreie des Kindes standen in keinem Verhältnis zum Aus des Schadens. Beide erhielten *Rescue,* und nach wenigen Minuter die Kleine wieder in der gleichen Verfassung wie vor dem Unfal wollte unbedingt den Rest des Feuerwerks beobachten!"

Eine Freundin der Blütentherapie aus Berkshire schrieb uns: „A Weihnachts-Feiertagen hatte ich das Pech, daß sich eine Zahn löste, und der Nerv lag frei. In den Tagen, bis ich einen Zahnar chen konnte, pinselte ich den Zahn in regelmäßigen Abstän *Rescue,* um die rasenden Nervenschmerzen zu lindern. Die Be den hörten fast augenblicklich auf, und jede Anwendung wirk mehrere Stunden lang."

Im folgenden interessanten Brief eines schottischen Freund ahren wir von einem ungewöhnlichen Erlebnis und einer wei An-wendung von *Rescue:* „Mein Freund und ich beschlossen, die Y-Rinne auf Crutch Ardrain, einem Berg wenige Meilen vom Loch Lomond, hinaufzusteigen. Dieser Aufstieg ist für seine Schnee- und Eisverhältnisse bekannt. Die Umstände waren hervorragend, der Berg von tiefem, festem Schnee bedeckt. Der Aufstieg zum Y erwies sich als unproblematisch, wenn auch anstrengend, da sehr viele Trittstufen zu schlagen waren. Dann entschieden wir uns an der Gabelung für die rechte Seite; sie gilt als schwieriger. Diesmal machte sie ihrem Ruf alle Ehre: sie war voll steinharten Eises und streckenweise fast senkrecht. Während wir mit dem Aufstieg beschäftigt waren, wurde es allmählich immer kälter; ja es war kälter, als ich es je beim Bergsteigen in Kanada erlebt hatte. Ungefähr auf halber Strecke des letzten, schwierigen Abschnitts waren wir beide so erschöpft, daß wir selbst mit Anstrengung beider Arme unsere Eispickel nur noch etwa 20 cm zu heben vermochten; somit blieb uns nichts weiter, als kraftlos am Eis zu kratzen. Da die Sonne sich schon zum Untergehen anschickte, wollten wir nicht an einer solchen Stelle haltmachen, aber unsere körperliche Verfassung ließ uns keine Wahl. Da fiel mir ein, daß ich ein kleines Fläschchen *Rescue* in der Brusttasche meiner Jacke hatte; es mußte wohl schon seit fünf Monaten darin gesteckt haben. Vorsichtig drehte ich mich um, bis ich mit dem Rücken zum Berg stand, bohrte die Nägel meiner steigeisen-bewehrten Absätze ins Eis und erklärte meinem Kameraden, daß ich etwas bei mir hätte, das wir beide nun einnehmen müßten, wenn wir diese Tour je zu Ende bringen wollten. Nach einem guten Schluck aus dem Fläschchen sagte ich zu meinem Freund: 'Strecke dich herauf und nimm auch einen Schluck davon.' Es war eine reichlich diffizile Operation, da sein Kopf auf der gleichen Höhe wie meine Füße war. Aber das Vorhaben glückte uns. Nach der Einnahme verharrten wir zwölf Minuten bewegungslos. Dann hatten wir beide genügend Kraft geschöpft, um weiterzusteigen. Wir waren überrascht, daß wir den letzten Abschnitt in einer halben Stunde hinter uns bringen konnten, das war so etwas wie eine Rekordleistung unter den gegebenen Umständen. Ich bin ganz sicher: ohne *Rescue* hätten wir jenen Aufstieg nicht überlebt."

Schließlich soll noch ein Zitat aus dem Brief eines Freundes in Berkshire folgen: „Ich war gerade beim Mähen eines grasbewachsenen Hanges, als ich aus Versehen ein Wespennest aufscheuchte. Die Tiere waren in Panik, schwärmten aus und stachen mich in die rechte Schläfe, die Wange und in das rechte Nasenloch. Da geriet ich ebenfalls in Panik, entschuldigte mich eilends bei den Wespen für die Störung, rannte ins Haus und trug die Salbe(12) auf die Stiche auf. Alle Schmerzen vergingen innerhalb von zwei Minuten, und statt daß am nächsten Morgen Gesicht und Nase stark geschwollen waren, blieb von den Wespenstichen keine Spur zu sehen!"

(12) Das Erste-Hilfe-Mittel *Rescue* ist auch in Form von *Rescue Cream* erhältlich, die auf fettfreier, neutraler Salbengrundlage hergestellt wird.

NACHGEDANKEN

„Da eröffnet sich ein herrlicher Ausblick! Wir sehen, daß echte Heilung zu erreichen ist: nicht durch Abwehren des Falschen, sondern so: Rechtes ersetzt Falsches, Gut ersetzt Böse, Licht ersetzt Finsternis. Hier beginnen wir zu begreifen, daß wir Krankes nicht länger mehr mit Krankem bekämpfen, Leiden nicht länger mehr mit den Erzeugnissen des Leids abwehren und Gebrechen nicht länger mehr mit solchen Substanzen auszutreiben versuchen, die sie verursachen können, sondern im Gegenteil die entsprechende Tugend herbeiführen, die den Fehler ausgleichen und beseitigen wird."[13]

Edward Bach

[13] Edward Bach: *Ihr leidet an euch selbst* (in: *Gesammelte Werke,* Kp. XI)

BIBLIOGRAPHIE

Edward Bach: *Blumen, die durch die Seele heilen;* Hugendubel, München 1979

Edward Bach: *Gesammelte Werke – von der Homöopathie zur Bach-Blütentherapie;* Aquamarin, Grafing 1988

Edward Bach et al.: *Heile dich selbst mit den Bach-Blüten;* Droemer/Knaur, München 1988

Julian Barnard: *Blüten für die Seele;* Integral, Wessobrunn 1987

Götz Blome: *Mit Blumen heilen;* Bauer, Freiburg 1985

Peter Damian: *Astrologie und Bach-Blütentherapie;* Aquamarin, Grafing 1987

Mechthild Scheffer: *Bach Blütentherapie – Theorie und Praxis;* Hugendubel, München 1981

Mechthild Scheffer: *Erfahrungen mit der Bach Blütentherapie;* Hugendubel, München 1984

Gregory Vlamis: *Die heilenden Energien der Bach-Blüten;* Aquamarin, Grafing 1987

Nora Weeks: *Edward Bach, Entdecker der Blütentherapie – Sein Leben, seine Erkenntnisse;* Hugendubel, München 1988

STICHWORTVERZEICHNIS

(der seelischen und körperlichen Symptome aus den Fallbeispielen)

Auskünfte und Beratung über den Bezug und die Anwendung der original Bach-Blüten-Konzentrate, die „Dr. Bach Blüten-Seminare“ und sämtliche Angelegenheiten der Bach-Blütentherapie in Deutschland, Österreich und der Schweiz erhalten Sie vom

Dr. Edward Bach Centre
German Office
Eppendorfer Landstr. 32
D-2000 Hamburg 20
Tel. 0 40/46 10 41

bzw. vom

Dr. Edward Bach Centre
Swiss Office
Alte Landstr. 57
CH-8700 Küsnacht (ZH)
Tel. (01) 911 09 11

Dr. Edward Bach – Gesammelte Werke

Von der Homöopathie zur Bach-Blütentherapie

Wenn man in wenigen Jahren auf das 20. Jahrhundert zurückblikken wird, um die Entwicklung der „sanften Medizin" zu beurteilen, so wird ein Name mit Sicherheit an prominenter Stelle genannt werden – Dr. Edward Bach. Die überragende „Entdeckung" der nach ihm benannten Blüten-Heilkunde wird mehr und mehr erkannt. Kaum ein anderes natürliches Heilmittel wirkt so sanft und tiefgreifend auf alte Seelenblockaden und Verspannungen.
Erstmals liegt in den „Gesammelten Werken" ein Überblick über Bachs medizinisch-spirituelles Werk vor. Alle wesentlichen Aufsätze, Vorträge und Publikationen in medizinischen Fachzeitschriften vereinigt diese erste Werkausgabe. Sowohl der medizinische Experte wie auch der interessierte Laie werden aus diesem Handbuch wertvolle Anregungen schöpfen können.
Besonders beeindruckend in diesem Überblick über Bachs Denken und Wirken ist es, seine tiefe Hingabe an den Patienten und sein phänomenales Einfühlungsvermögen in die Zusammenhänge von Heilung und Krankheit zu erkennen.

Ein Buch für jede „esoterische Hausapotheke", das zeitlosen Wert besitzt.

ISBN 3-922936-64-4

Peter Damian

Astrologie und Bach-Blütentherapie

Mehr und mehr werden die außergewöhnlichen Heilerfolge der Bach-Blüten anerkannt. Vor allem die Verwendungsmöglichkeiten zur Unterstützung therapeutischer Bemühungen im geistig-seelischen Bereich gewinnen zunehmend an Bedeutung.
Mit dem vorliegenden Buch werden nun erstmals die astrologischen Bezugspunkte zur Bach-Blütentherapie untersucht, und Peter Damian gelangt zu faszinierenden Ergebnissen. Die „zwölf Heiler", die grundlegenden ersten zwölf Blüten, die Dr. Bach entdeckte, weisen eine verblüffende Korrespondenz zu den zwölf Tierkreisen auf. Offensichtlich besteht eine Verbindung zwischen Sternenweisheit und den Heilkräften der Natur, eine Einheit, die auch im Weltbild Bachs immer schon große Beachtung fand.
Mit seinen beeindruckenden Forschungsergebnissen gibt Damian dem mit Bach-Blüten arbeitenden Therapeuten eine ganz neue Diagnose und Anwendungsmöglichkeit in die Hand. In Verbindung mit der medizinischen Diagnose kann jetzt die astrologische Analyse zu einer umfassenderen Beurteilung eines Krankheitsbildes herangezogen werden.
Es wird im einzelnen erklärt, aufgrund welcher astrologischen Konstellation welche Bach-Blüten einzusetzen sind. Schon mit geringer astrologischer Sachkenntnis kann sich der Therapeut wertvolle Hinweise aus dem Horoskop seines Patienten holen.

Mit dieser Veröffentlichung tritt die Arbeit mit den Bach-Blüten in ein neues Stadium. Ein unentbehrliches Hilfswerk für jeden, der sich für die Bach-Blütentherapie interessiert!

ISBN 3-922936-51-2

Gregory Vlamis

Die heilenden Energien der Bach-Blüten

Dieses Buch soll eine Ermutigung für alle sein, die bisher bereits erfolgreich mit den Bach-Blüten gearbeitet haben, und eine Ermunterung für jene, die noch zögern, zu dieser Therapie zu greifen.
Gregory Vlamis schildert anhand zahlloser Praxisbeispiele, welche hervorragenden Heilwirkungen gerade die Bachschen „Notfalltropfen" (Rescue Remedy) besitzen. Ermutigend ist dabei die Tatsache, daß eine Fülle renommierter englischer Mediziner, die mit ihrem guten Namen dafür einstehen, bezeugen, mit welch außerordentlichem Erfolg sie die Bach-Blütenmittel in ihrer Praxis eingesetzt haben. Ermunternd sind die Erfolgsberichte von zahlreichen Laien, die meistens auf „gut Glück" mit den Notfalltropfen experimentierten und verblüffende Heilerfolge erzielten. So konnte selbst kranken Tieren und Pflanzen Hilfe zuteil werden.
Die jeweiligen Anwendungen werden genau beschrieben und setzen auch den medizinisch nicht Sachkundigen in die Lage, die vielfältigen Heilenergien der Bach-Blüten in seinem/ihrem Alltag zu nutzen.
Den Höhepunkt dieses Werkes bilden zwei bisher unveröffentlichte Aufsätze von Bach über das Wesen von Krankheit und Heilung, die zum Wertvollsten und Tiefsten gehören, das je zu diesem Thema geschrieben wurde.

ISBN 3-922936-55-5

Dora Kunz

Die verborgenen Quellen der Heilung

Ähnlich wie in der Physik am Anfang des 20. Jahrhunderts, bahnt sich in der Medizin seit einigen Jahren ein revolutionierender Umdenkungsprozeß an. Das Menschenbild einer materialistischen Epoche wandelt sich, um einer ganzheitlichen (holographischen) Anschauung Raum zu geben. Der Patient wird in seiner in sich verwobenen Dreiheit von Körper, Seele und Geist gewürdigt.
Vor dem Hintergrund dieses Paradigmenwechsels vollzieht sich die kreative Entfaltung neuer Diagnose- und Therapiemöglichkeiten. Bisher „verborgene Quellen“ beginnen zu sprudeln, setzen vielfältige neue Heilungsströme frei. Der besondere Wert dieses wegweisenden Sachbuches besteht in seiner Vielfalt. Es zeigt dem einzelnen Wege zur Selbstheilung auf und gibt dem Therapeuten eine Fülle an Indikatoren in die Hand, die ihm eine erfolgreiche Behandlung, zum Heil des Patienten, ermöglichen.
Von herausragender Bedeutung ist eine detaillierte Analyse des Phänomens „Depression“ aus esoterischer Sicht, wobei sowohl die innerseelischen Faktoren wie auch die Einflüsse der Umwelt (Energiefelder) analysiert und präzise Anweisungen zur Heilung gegeben werden.
Die Autorin und Herausgeberin, selbst seit Kindheit mit innerer Wahrnehmung begabt, erstellt erstmals ein vollständiges Mosaik eines neuen „Heilungskosmos“, der das medizinische Weltbild bis ins nächste Jahrtausend bestimmen wird. Das mit großer Sorgfalt zusammengestellte Werk von Dora Kunz dürfte die „neuen Heilweisen“ auf dem derzeit höchstmöglichen Niveau präsentieren.

ISBN 3-922936-62-8

Wally und Jenny Richardson/Lenora Huett

Die geistigen Heilkräfte der Edelsteine

Die moderne Naturwissenschaft, vor allem die Physik, konnte in diesem Jahrhundert nachweisen, daß es keine „unbelebte Materie" in dem Sinn gibt, wie es früher einmal angenommen wurde. Das Wissen der großen Mystiker und Weisen wurde bestätigt, die aufgrund ihrer Schauungen lehrten, alles Leben sei *eins*. Göttliche Energien erfüllen alles Leben der Erde, besonders konzentriert oder konzentrierbar in den Edelsteinen.
Der Edelstein ist ein Spiegel des Kosmos. Er reflektiert zum einen das Universum und zum anderen konzentriert er dessen Kräfte. Den alten Weisen war dieses Wissen bekannt, wie ein bemerkenswertes Kapitel über die edelsteingeschmückten Brustschilder der Hohenpriester ausführt – und die Zeit ist nunmehr reif, um verantwortungsbewußten Suchern diese Geheimlehre erneut zu übermitteln.

Dies ist kein gewöhnliches Schmuck-Buch, sondern ein Werk, das die verborgenen geistigen Heilenergien des Mineralreiches offenbart. Es ist für das tägliche Leben geschrieben worden, und jeder Mensch kann selber die segensreichen Kräfte erfahren, die in der Welt der Edelsteine auf ihre Entdeckung warten.

ISBN 3-922936-52-0